Kim Joong-Joung
Ulrike Hermanns

Das Dao des Ba Gua Zhang

Theorie. Praxis. Anwendung.

Alle Ratschläge und Empfehlungen in diesem Buch wurden von der Autorin und dem Verlag sorgfältig erarbeitet und geprüft. Dennoch kann keine Garantie übernommen werden. Die vorgestellten Methoden sind nicht dafür bestimmt, die Beratung oder Behandlung durch einen Arzt zu ersetzen. Eine Haftung der Autorin, des Verlages oder seiner Beauftragten für Personen-, Sach- oder Vermögensschäden ist ausgeschlossen.

4521 Schiedlberg/Austria, Waidern 42
E-Mail: office@bacopa.at, verlag@bacopa.at
www.bacopa.at

Printed in the European Union

ISBN 9783902735898
1. Auflage, 2016

Kim Joong-Joung
Ulrike Hermanns

Das Dao des Ba Gua Zhang

Theorie. Praxis. Anwendung.

BACOPA VERLAG

Inhalt

Anhang

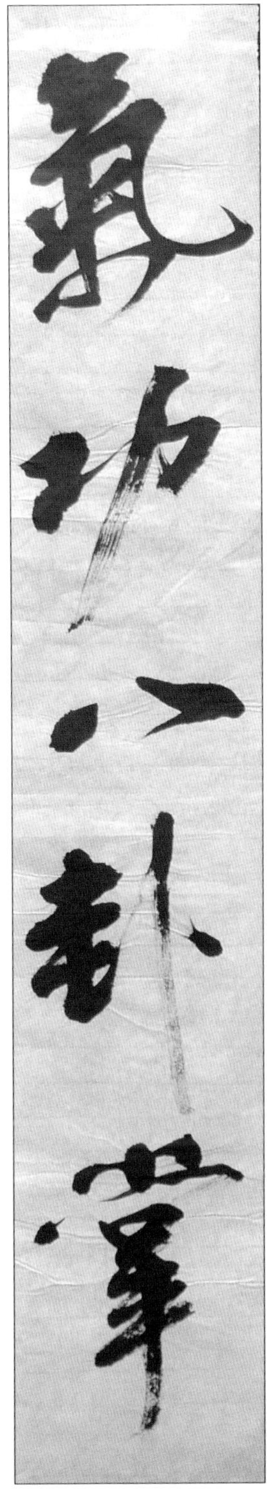
氣功八卦掌

Vorwort von Kim Joong-Joung

Die chinesische Kampfkunst Ba Gua Zhang steht in China neben unzähligen anderen Kampfkünsten. Vergleicht man innerhalb des Wushu die einzelnen Kampfkünste miteinander, so ist die Technik des Ba Gua Zhang exotisch und schwer zugleich – für mich persönlich war und ist dies immer eine besondere Herausforderung.

Nachdem ich viele Jahre Tae Kwon Do und Tai Chi Chuan bei unterschiedlichen Meistern in China authentisch erlernte, verfeinerte ich die Formen. Über Jahre spürte ich den Unterschied, wie sich mein eigenes Inneres und Äußeres entwickelte. Eigentlich hätte ich zufrieden sein können, mit meinen Meistern, mit dem, was sie mir beigebracht haben und was ich selbst an meine Schüler weiterzugeben vermochte. Aber es gab doch einen Teil in mir, der mich unzufrieden stimmte, der sich regte und mir die Signale setzte, dass ich etwas ändern sollte. Nach unzähligen Formen des Tai Chi Chuan war ich auf der Suche nach etwas Neuem, das mehr Dynamik, mehr Kreativität und Kraft in der Bewegung von mir abverlangte. Ich wollte für Geist und Körper eine völlig andere Erfahrung. Das Motiv für eine weitere Kampfkunst war geschaffen und ich begann meine Suche.

Die Entdeckung des Ba Gua Zhang lieferte mir genau das, was in mir sprach.

In Beijing stieß ich mit großem Glück auf Gao Ji Wu, von dem ich auch heute noch begeistert lerne. Ich trainierte viel und versuchte seine Lehren umzusetzen. Meine Besuche bei ihm zeigten mir immer wieder, dass ich mich weiterentwickelte. Dennoch war ich stets unzufrieden mit dem, was ich bereits erreicht hatte – ein Grund, mein Training fortwährend auszubauen. So ist es bis heute geblieben.

Gerade das ist der Reiz des Ba Gua Zhang – man lernt dazu, verfeinert Techniken, schult Geist und Körper, stärkt das Qi und vieles mehr, aber erreicht dennoch nie ein Endziel. Es ist eine ständig wachsende Arbeit, ein Modellieren, das neue Erfahrungen erbringt und Platz für weitere endlose Erfahrungen in der Zukunft lässt.

In diesem Prozess habe ich unter anderem gelernt, wie wichtig die Grundlagen sind. Viele Jahre investierte ich Zeit in einfache Schritte, richtige Fußstellungen, Arm-, Hand- und Körperhaltungen. Ich erfuhr am eigenen Körper, dass eine korrekte Basis unentbehrlich für fortgeschrittene Bewegungsformen ist. Ich nahm die Erkenntnisse meines Meisters auf und lernte, wie besonders Ba Gua Zhang ist – in den Grundlagen genauso wie in den späteren Freestyle- und reinen Kampfformen.

Die Tiefe meiner eigenen Erfahrungen lösten dann zu einem bestimmten Zeitpunkt den Wunsch aus, sie an Interessierte weiterzugeben. Ihnen zu zeigen, wie besonders Ba Gua Zhang ist, wurde zu meiner erklärten Aufgabe. Immer wieder versuche ich meine Erfahrungen zu teilen, das Konzept in seiner authentischen Form korrekt zu vermitteln, um allen Interessierten, ob AnfängerInnen oder Fortgeschrittenen, unvergleichliche Erlebnisse zu ermöglichen – geistig und körperlich.

Auf dem Weg des Lehrers begegnen mir viele Schülerinnen und Schüler mit vielen Fragen – Interesse ist das schönste Geschenk, das sie mir als Lehrer bereiten können. Außerhalb des Unterrichts war aber eine Information in Form eines Buches mit weiterführenden Informationen nur schwer möglich. Es gibt in deutscher Sprache kein umfassendes Werk, das ein Gesamtkonzept, Theorie und Praxis, in sich vereinigen würde. Informationen über das Internet bieten immer nur eine begrenzte Auswahl.

Damit war die Idee für ein erstes deutschsprachiges Werk angestoßen und Sie, liebe Leserinnen und Leser, mögen nun einen Teil meiner Erfahrungen zum Ba Gua Zhang aufnehmen.

Eines möchte ich jetzt schon vorwegnehmen: Ba Gua Zhang ist für alle geeignet, für Jung und Alt, für Sportliche und Unsportliche, für Gesunde und Kranke. Es lässt sich in ganz einfacher Form ausüben oder auch in sehr sportlicher und kämpferischer Art; jedes Individuum möge für sich wählen, was es möchte.

Die Voraussetzungen an die räumlichen Bedingungen im Training sind anspruchslos, kleine Räumlichkeiten sind ausreichend, drinnen sowie draußen. Ausgewogene Bewegungen in alle Richtungen charakterisieren Ba Gua Zhang und schaffen ein Gleichgewicht von rechts und links. Damit wird der ganze Körper in umfassenden Maße trainiert, besonders aber die Wirbelsäule.

Ich möchte jede und jeden animieren, Ba Gua Zhang auszuprobieren, ob als reine Meditation oder als intensiveres Körpertraining: Es verbessert in unschätzbarer Weise die Gesundheit und eröffnet ungeahnte Erfahrungen des Inneren wie keine andere Kampfkunst, Sportart oder Körperarbeit.

Vorwort von Ulrike Hermanns

Unser modernes Leben kennzeichnet sich durch viele technische Hilfsmittel. Sie erleichtern unseren Alltag, nehmen uns Arbeit ab, vereinfachen unsere Kommunikation, versorgen uns mit vielen wertvollen Informationen, lassen uns unkompliziert weltweit soziale Kontakte pflegen, präsentieren uns unfassbare Forschungsergebnisse auf allen Gebieten.

Das ist die eine Seite.

Die andere ist die, dass wir trotz dieser Errungenschaften immer weniger Zeit haben, mehr Zeit-, Zahlen- und Erfolgsdruck im Beruf erfahren, getrieben sind von gesellschaftlichen Gepflogenheiten; «Stress» und «Burn-out» sind gefühlt die scheinbar meist genutzten Wörter, und Krankheitsbilder aller Art beherrschen thematisch das kommunikative Miteinander.

Einen Ausweg aus diesem ambivalenten Leben suchen viele Menschen in einer bewussten Lebensweise, im Yoga, Tai Chi Chuan, Qigong und vergleichbaren Disziplinen, in einer gesunden Ernährung. Eine erfreuliche Tendenz, um die eigene, verloren gegangene Balance wiederzufinden.

Viele nehmen an den Unterrichtsstunden des Tai Chi Chuan und Ba Gua Zhang teil, um für sich selbst wieder ein Wohlbefinden herstellen zu wollen. Dieses Engagement für das eigene Ich offenbart aber gleichzeitig auch häufig das Defizit, das wir in unseren Körpern und Köpfen zugelassen haben: mangelnde Koordination und Beweglichkeit, Unruhe, fehlende Ausdauer und Geduld für das zu Übende, wenig Bewusstsein und -werdung für das, was gelehrt wird und für die Prozesse, die in unseren Körpern stattfinden.

Ba Gua Zhang als innere Kampfkunst eröffnet uns die Möglichkeit, Ungeahntes für Geist und Körper erreichen zu können.

Aber was verbirgt sich inhaltlich hinter «Ungeahntes»?

Das herauszufinden, möchte ich allen empfehlen. Jedes beschreibende Wort darüber wäre ungenau, unzureichend, vielleicht auch fremdartig, kontextlos und unverständlich. Es ist lohnenswert, Ba Gua Zhang mit allen seinen Auswirkungen und in seinem Einfluss auf das alltägliche Leben selbst zu erfahren. Niemand muss sportlich ambitioniert sein oder ist zu alt für einen Neustart in einem für unser westliches Empfinden exotischen Körper- und Geistestraining. Interesse und Neugierde sind sicher wertvolle Unterstützer und Geduld und Übungseifer von Vorteil, wenn es um ursprüngliche Körpererfahrungen geht, die wir durch unsere Lebensweise häufig zugeschüttet haben. Ich möchte alle ermutigen, Fähigkeiten der eigenen Wahrnehmung wieder frei zu legen – am Ende des Weges steht ein unaussprechlich lohnendes Ziel.

Über das Buch

Der Bekanntheitsgrad von Ba Gua Zhang in unserer westlichen Welt als eine körperliche, sportliche Aktivität und asiatische Kampfkunst kommt nicht annähernd an den von beispielsweise Fußball heran. Sie liegen so weit auseinander, dass es schon großen Mutes bedarf, sie in einem Satz zu nennen.

Ergänzen wir die innere Kampfkunst Ba Gua Zhang durch eine weitere, die des Tai Chi Chuan, dann verstehen schon mehr Leser, worum es im Groben in diesem Buch gehen könnte. Allein diese Feststellung zeigt das Ausmaß der Herausforderung, ein Buch über Ba Gua Zhang für Interessierte, Anfänger und auch Fortgeschrittene zu verfassen. Es ist für unser Kulturverständnis ein exotisches Thema der asiatischen Welt, das es verstehbar zu vermitteln gilt.

Wir haben uns das Ziel gesteckt, nicht nur bei der reinen Beschreibung ausgewählter Bewegungen zu bleiben, zu wichtig sind die damit verbundenen Bedeutungen, Wirkungen und Verbindungen zu verschiedenen philosophischen Gedanken und historischen Fakten. Alles zusammen wollen wir in ausgewählter und verständlicher Form in den Gesamtzusammenhang stellen; erst dadurch lässt sich die Tiefe und Einzigartigkeit des Ba Gua Zhang erahnen.

Dennoch fehlen trotz aller Mühen am Ende Fakten. Eine lückenlose Darstellung in jeder Hinsicht zusammenzustellen, bleibt wegen der Fülle sicher unerreicht.

Wenn uns eine Frage immer wieder beschäftigte, dann die, welche Fakten wir für ein umfassendes Verständnis von Ba Gua Zhang präsentieren möchten und auch müssen; ebenso in welcher Abfolge, damit das Gesamtverständnis gewährleistet ist. Das Ziel der Klarheit wurde dabei häufig durch verschiedene Stolperstufen erschwert.

An erster Stelle steht die andersartige Philosophie der chinesischen Kultur, ihre uns entgegengesetzte Denkweise in Mustern, Bildern, in Strukturen und deren Wirkungsweisen untereinander. Den philosophischen Hintergrund, zumindest ein kleines Fundament, wollen wir Ihnen nicht vorenthalten. Er ist unabdingbar, will man sich Ba Gua Zhang im ursprünglichen, chinesischen Sinn umfassend nähern und es damit auch in seinem Ursprung und seiner Ganzheit verstehen. Eine Herausforderung und ein spannendes Abenteuer zugleich.

Daraus ergab sich ein Folgeproblem.

Sämtliche Theorien und Gedanken wirken natürlich gleichzeitig in den zu betrachtenden Erscheinungen, müssen folglich für ein Verstehen gleichzeitig erfasst werden. Erklärend darstellen können wir sie jedoch nur nacheinander, also linear. Zwangsläufig entsteht dadurch für Sie als Leser die missliche Situation, dass wir zwischenzeitlich Begriffe benutzen, die erst an anderer Stelle erklärt werden.

Hinzu kommt die Fülle der Fakten – welche Fakten haben wir zwingenderweise für ein Grundverständnis auszuwählen, welche können unerwähnt bleiben, ohne den Sinn zu verzerren oder zu gefährden.

Darüber hinaus entstanden philologische Probleme, die sich aus den Übersetzungen des Chinesischen ins Englische bzw. auch ins Deutsche ergaben. Oft genug entfachte eine Diskussion um das passende Wort. Wie ist beispielsweise das englische «mind» im Sinne des chinesischen Kontextes zu übersetzen, mit Seele, Geist, Denkvermögen, Verstand, Bewusstsein?

Schließlich thematisierten wir die Umschrift – welche sollten wir wählen? Entschieden haben wir uns letztlich für die am meisten bekannte Schreibweise und nicht dafür, durchgängig Pinyin oder Wade-Giles zu wählen. Sinologen entscheiden hier sicher anders, aber wir sind keine und nehmen uns deshalb die Freiheit, aus Gründen der einfacheren Lesbarkeit es anders zu präsentieren.

Trotz aller Erschwernisse – oder eher sogar wegen – erfüllt es uns, ein für den europäischen Geschmack ausgefallenes Thema zu teilen. Wir würden uns freuen, wenn wir neben Neugierde den Funken des Ba Gua Zhang und des dahinter stehenden philosophischen Systems entzünden könnten, wenn Anfänger und Kampfkunstbegeisterte gleichermaßen in die Tiefe ihres Selbst und in die sie umgebende Welt steigen, um unvergleichliche körperliche und geistige Erlebnisse zu erfahren.

Abschließend haben wir an Sie, liebe Leserinnen und Leser, noch ein Anliegen ganz anderer Art. In der Rolle der Autoren sind wir nicht nur bemüht, sachliche Fakten rund um Ba Gua Zhang korrekt zu recherchieren und darzustellen, sondern sind auch bestimmten sprachlichen Grundsätzen verpflichtet. Dazu gehört unter anderem, dass wir durch geschlechtsneutralen Sprachgebrauch Männer und Frauen in gleichem Maß ansprechen möchten und nicht etwa durch ein generisches Maskulinum Frauen ausschließen. Uns liegt es absolut fern, Frauen dadurch zu diskriminieren. Um dem gerecht zu werden, müssten wir im Text beispielsweise von Kampfkünstlerinnen und Kampfkünstlern sprechen, von Chinesinnen und Chinesen, von Anfängerinnen und Anfängern. In ausnahmsloser Konsequenz würden wir zwar gendergerecht formulieren können, aber für unser Empfinden den Text aufblähen und den Lesevorgang erschweren. Das möchten wir genauso vermeiden wie Diskriminierung. Aus dem Grunde bitten wir Leserinnen höflich darum, sich auch mit maskulinen Formen ebenso angesprochen zu fühlen wie Leser – wir möchten Sie alle ausnahmslos erreichen.

Allgemeine Einführung

Einleitung

In Europa wächst das Interesse für die asiatischen Kampfkünste (Wushu) immer mehr. Die Bandbreite des Angebots in Deutschland ist inzwischen ganz beachtlich, und so kann jeder nach persönlichem Geschmack, Neigung und Interesse das ausüben, was er möchte, mit der Intensität seiner Wahl: Vom Schnupperkurs bis zum täglichen Meister-Training ist alles möglich.

In der Regel verbindet jedes Individuum sehr unterschiedliche Vorstellungen mit den Kampfkünsten – von überdreht kämpfenden Fernsehstars der Kung-Fu-Filme über die bekannten außergewöhnlichen Shaolin-Kämpfer, deren Shows sich großer Beliebtheit erfreuen, bis hin zu den Tai-Chi-Übenden in chinesischen Parks, jedem wird schon einmal in irgendeiner Weise jenseits der üblich angebotenen Trainings etwas zu diesem Thema begegnet sein.

Einen bedeutenden Trend in Deutschland erfährt dabei das Tai Chi Chuan, neben dem Ba Gua Zhang die bekanntere innere Kampfkunst. Zahlreiche Kampfkunstschulen bieten viele verschiedene Stile für jeden Kenntnisstand an, und kaum eine größere Weiterbildungsinstitution oder auch Wellnesseinrichtung lässt es in ihrem Angebot zumindest für Anfänger vermissen. Inzwischen haben anerkannte Studien belegt, dass es durch den meditativen Aspekt, das körperliche Training und die verbesserte Atmung hilft, Stress abzubauen und eine stabilere Gesundheit fördert. Ba Gua Zhang erzielt unter anderem ebenfalls eine solche Wirkung, jedoch durch seine charakteristischen Bewegungsabläufe auf eine andere Art.

Aber wie kommen dieser Trend und das Interesse besonders in der westlichen Welt zustande? Was passiert in unseren Körpern? Welche Reaktionen stellen sich ein, dass Menschen ihre Freizeit mit diesen für so viele fremdartig aussehenden Bewegungen verbringen?

Wenden wir den Blick von einem oberflächlichen, rein mechanischen Ausüben der Kampfkünste hin zu dem dahinterstehenden philosophischen Gedankengut, führt der Weg in die Tiefe von allgemein weniger Bekanntem:

- Kampfkünste charakterisieren sich durch ein Zusammenspiel von durchdachten Bewegungsmustern und führen einen meditativen Zustand herbei.
- Der dadurch erreichte ungehinderte Energiefluss im Körper verändert die Alchemie des Körpers positiv. Die Traditionelle Chinesische Medizin (TCM) und das ihr zu Grunde liegende System der Meridiane liefert dazu ein Erklärungsmodell: Entstandene Blockaden im Körper sind ursächlich verantwortlich für Krankheit und Degeneration; sie gilt es aufzulösen.
- Die Lehre des Daoismus, eine Säule der chinesischen Kultur- und Denkweise, die Lehre von Yin und Yang und Erkenntnisse des *I Ging* bilden ein theoretisches Grundgerüst, vermitteln spezifische Zusammenhänge von Mensch, Natur, Universum, und prägen durch ein intensives Training eine spezifische Geisteshaltung eines jeden Übenden.

Erst die Bündelung dieser gesamten Elemente und Aspekte gibt die Essenz und Tiefe des Ba Gua Zhang wieder.

Es ist unser Ziel zu versuchen, mehr Übersicht und Klarheit in das komplizierte und durchdachte theoretische und praktische System des Ba Gua Zhang zu bringen, um seine Tiefe, Wirkung und Bedeutung verstehen zu können.

Um diesem Anspruch in Grundzügen gerecht zu werden, ist es unablässlich, wichtige Kernbegriffe inhaltlich vorher zu erklären; sie sind das Fundament für jegliches weitere Verständnis einer komplexen Vorstellung der Kampfkunst Ba Gua Zhang als Ganzes.

Grundgedanken über den Daoismus

Der Daoismus wirkt als grundlegende Lehre mit seinen Ideen in jeder Kampfkunst. Er ist das Fundament für das Denken, Handeln und Empfinden eines jeden Kampfkunstausübenden und leitet ihn in allen Situationen zielgerichtet durch sein Leben. Um also den ursprünglichen und authentischen Kern der Kampfkunst überhaupt verstehen zu können, ist ein Grundverständnis des Daoismus unabdingbar.

Neben dem Konfuzianismus und dem Buddhismus beeinflusst die Lehre des Daoismus maßgeblich die chinesische Gesellschaft in ihrer Gesamtheit des Daseins wie beispielsweise Kultur, Politik, Medizin, Erziehung und Kunst. Dabei sind es die Werke von *Laozi*, das *Daodejing*, und von *Meister Zhuang*, das *Zhuangzi*, die grundlegend für den Daoismus anzusehen sind und seine Geschichte fundamental prägten.

Die Entstehung des *Daodejing* wird im 4. Jahrhundert v. Chr. vermutet, die endgültige Fassung *Zhuangzis* ein wenig später. Bis zu diesem Zeitpunkt war der Daoismus mit unterschiedlichen Strömungen bereits bekannt, aber erst *Laozi* und *Zhuang* erhoben ihn zu einer einflussreichen und bekannten Philosophie.

Daoismus als Religion charakterisiert sich durch andere Inhalte und spezielle Rituale. Er beeinflusst die Kampfkunst weniger und bleibt deswegen hier unberücksichtigt.

Was verbirgt sich hinter der Lehre des Daoismus? Wie lässt sie sich verständlich darstellen, ohne sowohl wesentliche Fakten auszulassen noch das chinesische Denken in seiner Wurzel gänzlich zu vereinfachen?

Wie schwierig es ist, diesen thematischen Spagat zu wagen, zeigt schon die Wortbedeutung an sich.

Das Wort Dao lässt sich aus dem Chinesischen nicht wie ein einfacher, alltäglicher und sichtbarer Gegenstand übersetzen, noch lässt er sich inhaltlich einfach erklären. Hinter Dao steckt weitaus mehr, und jede Art der Übersetzung würde immer nur einen Teilausschnitt wiedergeben und damit ein falsches Bild entwerfen.

K.O. Schmidt fasst vielzählige Übersetzungen folgendermaßen zusammen:

> *«‹Tao› wurde auf die verschiedenste Weise übersetzt: als ‹Weg› und ‹Wesen›, als ‹Geist› und ‹Weltgesetz›, als ‹Sinn› und ‹Logos›, als ‹Weltgrund› und ‹Führerin des Alls›, als ‹Absolutes Prinzip› und ‹Allbeweger›, als ‹der Erste› und ‹der Eine›, als ‹Allvernunft› und ‹Licht des Himmels›, als der ‹Unergründliche›, der ‹Ursprung› und die ‹letzte Wirklichkeit›, als ‹Urlicht› und als ‹Weltengottheit› […]»*[1]

Dass es sich hier also um einen Begriff mit sehr komplexem Inhalt und einer besonderen Erlebbarkeit handelt, stellt auch *Laozi* selbst dar:

1 Tao Teh King, Lao-tse, S. 19

> *«Der Tao / den man künden kann /*
> *ist nicht der absolute Tao.*
> *Der Name / den man nennen kann /*
> *ist nicht des Ewigen Name.»*[2]

Diese Besonderheiten machen es notwendig, Dao zu beschreiben, darzustellen, was es ist und was es nicht ist, sichtbar zu machen, wo es wirkt, zu verdeutlichen, was es umfasst und nicht mit einem einzigen Wort zu übersetzen; die Gefahr der Unvollständigkeit und Ungenauigkeit wäre erheblich.

Dao wird angesehen als die erste ursprüngliche Kraft, die jegliche Existenz angestoßen hat, als das Ursächliche für alles Seiende, das alles in Bewegung hält und sich durch stetige Wandlung charakterisiert. Es nimmt dabei nicht die Gestalt eines göttlichen Schöpfers wie im Christlichen an, sondern bleibt unsichtbar und gestaltlos. Es folgt keinem Dogma, fordert keines und beinhaltet kein Regelwerk. Als das Ursprüngliche alles Seienden wirkt es in allem, es durchdringt, durchpulst alles Entstandene. Im *Zhuangzi* heißt es:

> *«Tao macht die Dinge zu dem, was sie sind, aber es ist nicht selbst ein Ding. Nichts kann Tao erschaffen, obwohl alles Tao in sich hat.»*[3]

Das *Daodejing* drückt es so aus:

> *«Der große Tao ist all-durchdringend /*
> *All-gegenwärtig und all-wirkend.*
> *Alle Wesen leben aus ihm.*
> *Nie versagend / versagt er sich keinem.»*[4]

Es hat zwar keine Gestalt eines Schöpfers, war aber dennoch zeitlich vor allem Anderen da, stieß die Existenz jegliches Seienden an, wandelt es, hält es in Bewegung und ist ursächlich für jede Entwicklung verantwortlich:

> *«Aus Tao ward der Eine.*
> *Der Eine zeugte die Zwei.*
> *Zwei schuf Drei.*
> *Aus Drei erfloß die Vielzahl der Wesen /*

2 Tao Teh King, Kapitel 1

3 Dschuang Dsi, Kapitel 22

4 Tao Teh King, Kapitel 34

die außen Schein sind / innen Sein /
beides geeint durch den Geist.»[5]

So existiert Dao als Erstes, aus ihm geht die Zweiheit Yin und Yang, Himmel und Erde, Licht und Schatten, nach diesem Prinzip der Dualität ein ganzer Kosmos hervor, der sich wandelt, nie starr ist. Alles in ihm ist durchdrungen vom Dao, dem erzeugenden und bewegenden Prinzip, das alles miteinander verbindet.

In ihm nimmt auch der Mensch seinen Platz ein, als ein Mikrokosmos in dem großen Makrokosmos Welt, beide gleichermaßen durchdrungen vom Dao. Der Mensch und die Gesamtheit der Welt sind ein Ganzes, sind vereint durch ein Prinzip, das des Dao, sie folgen einem Weg, einem Lebensprinzip, das in allen wirkt.

Die durch das Dao tiefe Verbundenheit des menschlichen Geistes und Körpers mit dem Universum kann der Mensch entdecken und spüren, wenn er den Weg der Natürlichkeit geht. Durch ein frei gelegtes, tiefes Bewusstsein kann er das alles durchziehende Dao erleben und damit zu den Wurzeln seiner ursprünglichen Existenz vordringen. In diesem Prozess lebt er im Einklang mit der Natur, in Harmonie mit dem natürlichen Ganzen. Er stellt sich nicht dagegen, sondern folgt dem vorgegebenen Fluss ohne Anstrengung und Zwang, er akzeptiert das Yin und Yang jeder vom Dao geprägten Lebenssituation und richtet sein Handeln danach aus, lässt Spontanität zu, greift nicht ein, verändert nicht artifiziell. Er lebt dadurch im Gleichgewicht sowohl hinsichtlich seines eigenen Geistes und Körpers als auch des gesamten Universums. Er erreicht es, wenn er dem von der Natur vorgegebenen Handeln folgt, ermöglicht sich damit selbst auf diese Weise ein Leben in Balance.

Die Daoisten nennen es das Wu wei, das Nicht-Handeln, Handeln, ohne in die natürlichen Prozesse einzugreifen. Damit beschreiben sie kein lethargisches, passives Dasein, sondern ein angepasstes Handeln an die vom Dao bestimmten Situationen.

«Wirken ohne zu Handeln
Das Reich durch Handeln zu gewinnen
und zu meistern /
das ist der Weg / der zum Scheitern führt.
Denn das Reich ist ein göttlich Gefäß /
nicht zu fassen und nicht zu erhandeln.
Wer es greifen will / begreift es nicht.

5 Tao Teh King, Kapitel 42

Wer es nehmen will / verliert es:
Er glaubt voranzukommen / und bleibt zurück.
Er glaubt zuzunehmen / und schwindet dahin.
Er wähnt stark zu sein /
und enthüllt seine Schwäche.
Er wähnt sich überlegen / und unterliegt.
Anders der Weise:
er meidet Überhebung und Ungestüm.
Statt zu handeln / wirkt er durch Nicht-Tun.»[6]

Das Gleichgewicht im Leben charakterisiert sich damit durch das Annehmen der natürlichen, sich wandelnden Geschehnisse, ihrem Zulassen durch Nicht-Tun. Es gerät ins Ungleichgewicht durch falsche Aktivität, durch mit dem rationalen Geist Erdachtes, durch zwanghaftes, künstliches und unnatürliches Eingreifen in den Fluss des Dao. Es ist die Akzeptanz des von der Natur gegebenen So-Seins, das dann Unliebsames wie Stress, Streit, Ärger, andere negative Emotionen und Überfrachtung der Sinne nicht als Beeinträchtigung belastet, sondern mit einer gewissen Leichtigkeit des Lebens erleben lässt. So entsteht die Harmonie, das Gleichgewicht, in Gänze nach dem Vorbild der Natur.

Dieser Kern daoistischen Denkens sei an einem Beispiel illustriert.

Das Leben lässt sich mit einem Fluss und allen seinen Eigenschaften des fließenden Wassers vergleichen, das sich immer bewegt, nie still steht, immer gleichmäßig und stetig seinem Flussbett folgt, nicht von einer externen Kraft angetrieben wird, sondern von sich aus fließt, mal mit höheren Wellen, mal mit seichten. Der Mensch bewegt sich in diesem Fluss idealerweise nur dann mit einem geringen Energieaufwand, wenn er die Fließrichtung und Fließgeschwindigkeit nutzt, sich nicht dagegen stellt und auch nicht mit einem hohen Energieaufwand stromaufwärts schwimmt. Er nimmt den Lauf der Natur an, erkennt ihn und nutzt ihn für sein Leben, er akzeptiert hohe und seichte Wellen, versucht nicht zwanghaft, Veränderungen herbeizuführen und lebt ohne Ablenkung konzentriert die Situation, die sich ihm bietet, um sich leicht, harmonisch und mit geringem Energieaufwand fortzubewegen.

Das mit Hilfe dieser daoistischen Philosophie gewonnene leichtere Leben scheint in der Theorie einleuchtend. Wie sehen aber der Transfer und die Praxis in unserer modernen Gesellschaft aus? Lassen sich die Ideen mit unseren herrschenden gesellschaftlichen Gegebenheiten und den Auswirkungen der heutigen Moderne vereinbaren? Wie lässt

6 Tao Teh King, Kapitel 29

sich unter diesen Umständen ein harmonisches Leben im Gleichgewicht überhaupt umsetzen? Allzu groß sind die äußeren Einflüsse, die uns von diesem natürlichen Lebensfluss ablenken und ein unangestrengtes Handeln durch das Dao illusorisch erscheinen lassen.

Einen Beitrag zu seinem Erhalt leisten die Kampfkünste, im speziellen Maß das Ba Gua Zhang.

Neben dem körperlichen Effekt, Knochen, Sehnen und Muskeln zu trainieren und zu stärken, entsteht durch die konzentrierte Körperarbeit ein meditativer Effekt, ein Eindringen in die Tiefe des Bewusstseins. Das schult nach längerem Training die Fokussierung auf das Körperinnere, auf den Moment und das Bewusstsein des gegenwärtigen Zustandes ohne gedankliche Exkurse, es entsteht letztlich eine gedankliche Leere des Geistes. Erst in diesem Zustand können wir der Natur folgen, mit ihr verschmelzen, das Dao des Universums spüren. Anders ausgedrückt: Für die Vereinigung mit dem Dao des Makrokosmos ist das Bewusstsein über den eigenen Seins-Zustand, dem Zustand des Mikrokosmos Mensch, eine notwendige Voraussetzung.

Meditation und die damit unentbehrliche Konzentration auf den Körper und den Geist sind also die erste Stufe auf dem Weg zu einem harmonischen Gleichgewicht und damit der Weg zu einer umfassenden Gesundheit.

«Wendung nach innen

Zu grelles Licht gefährdet das Sehen /
Übermäßiger Lärm betäubt das Gehör /
Zu stark Gewürztes verdirbt den Geschmack /
Übergroße Erregung stumpft das Gefühl /
Gier nach Genuss tötet das Erkennen.
Darum der Erwachte:
Er wendet sich nach innen und gebietet den Sinnen.
Er lässt fahren / was vergeht /
Und ergreift / was besteht.»[7]

Qigong, Ba Gua Zhang, Tai Chi Chuan und Xing Yi Chuan ermöglichen in besonderem Maß das Bewusstsein nach innen zu entwickeln und zu vertiefen.

Darüber hinaus umfassen alle eine intensive Energiearbeit, sorgen für ein starkes und gleichmäßig fließendes Qi und schaffen eine stabile Gesundheit.

7 Tao Teh King, Kapitel 12

Zusammenfassend lässt sich sagen, dass die Daoisten mit ihren Vorstellungen Folgendes zu erreichen versuchten:

- der Natur folgen, um das Dao des gesamten Makrokosmos spüren zu können, das heißt, zu den Ursprüngen zurückzukehren.
- dadurch ein tiefes Bewusstsein für den Mikrokosmos ‹Mensch› zu entwickeln.
- die feinstoffliche Energie nach dem Vorbild der Natur zu steigern, damit das Qi ungehindert fließen kann.
- das Gleichgewicht von Qi, Shen und Jing herzustellen, damit Körper und Geist zu einer Einheit verschmelzen können.
- Meditation, Atmung, Qigong und Kampfkunst, die Theorie von Yin und Yang, der stetige Wandel des *I Ging,* die Fünf-Elemente-Lehre, die medizinische Lehre des Meridiansystems und eine spezielle Ernährung als fundamentale Elemente zur Lebensgestaltung einzusetzen.

Der Daoismus ist ein komplexes System, das sich in der Wirkung erst dann entfaltet, wenn alle seine Bausteine ineinandergreifen – nur so tritt der Zustand der Harmonie ein. Erst das Zusammenspiel aller Faktoren löst mögliche Blockaden auf, bewirkt das Gleichgewicht zwischen Geist und Körper und stellt die Gesundheit her.

Übende des Qigong oder einer Kampfkunst stellen nach einiger Zeit fest, dass der Trainingseffekt sich auch auf ihr Alltagsleben positiv auswirkt. Die weit verbreiteten Stressfaktoren unserer heutigen Zeit lassen sich damit auffangen, die Konzentration auf Körper und Geist ermöglicht gedankliche Leere, ein blockadefreies Qi, gestärktes Jing und Shen, eine Ausgewogenheit von Yin und Yang. Auf diese Weise kann eine unbeeinträchtigte Einheit von Körper und Geist entstehen – das Fundament für eine stabile Gesundheit.

> *«Intuition*
>
> *Es war einmal ein Künstler, der konnte Geräte runden, dass sie genau mit dem Zirkel übereinstimmten. Es lag ihm in den Fingern, so dass er sich gar nicht darüber zu besinnen brauchte. Darum blieb seine seelische Natur einheitlich, so dass ihr kein Widerstand entgegentrat.*
> *Wenn man die richtigen Schuhe hat, so vergisst man seine Füße; wenn man den richtigen Gürtel hat, vergisst man die Hüften. Wenn man in seiner Erkenntnis alles Für und Wider vergisst, dann hat man das richtige Herz; wenn man in seinem Innern nicht mehr schwankt und sich nicht nach andern richtet, dann hat man die Fähigkeit, richtig mit den*

Dingen umzugehen. Wenn man erst einmal so weit ist, dass man das Richtige trifft und niemals das Richtige verfehlt, dann hat man das richtige Vergessen dessen, was richtig ist.»[8]

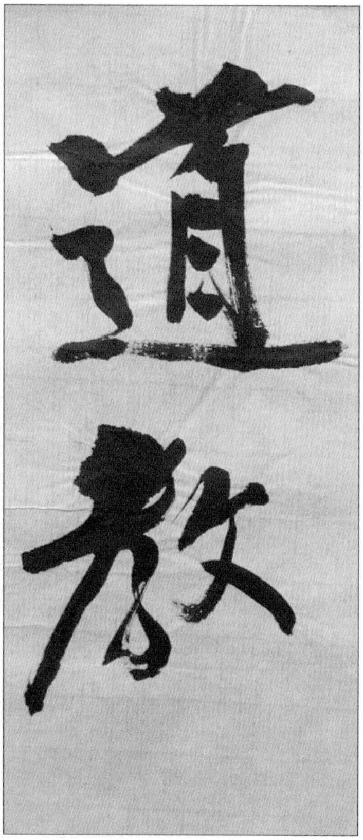

8 Dschuang Dsi, Buch XIX, Kapitel 12

Yin und Yang

Das Begriffspaar Yin und Yang nimmt einen fundamental wichtigen Platz in der chinesischen Philosophie ein und prägt nicht nur elementar die Vorstellungen der Chinesen, sondern auch der Koreaner und Japaner. Obwohl die Kultur des Westens durch diesen Dualismus historisch nicht geprägt wurde, ist es erstaunlich, dass sowohl die Bezeichnungen Yin und Yang als auch das Symbol bei uns bekannt sind.

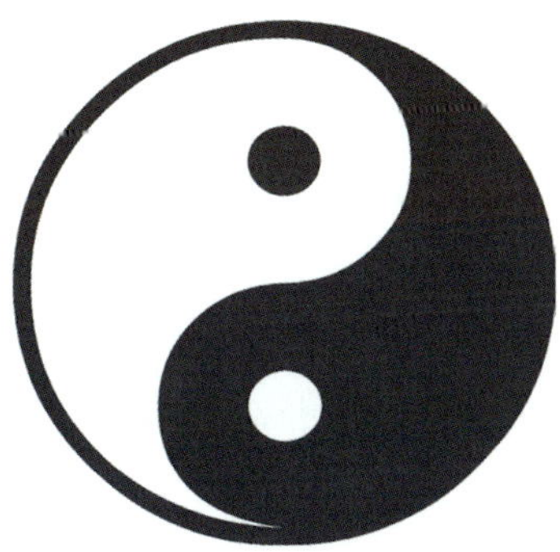

1 Taiji-Symbol

Immer häufiger findet das Taiji-Symbol in der westlichen Welt Ausdruck in zahlreichen alltäglichen Bereichen außerhalb der Kampfkünste, ja scheint geradezu faszinierende Wirkung auszuüben.

Was bedeutet und umfasst es aber genau? Und auf welche Weise beeinflusst es speziell die chinesische Philosophie?

Die chinesischen Schriftzeichen für Yin und Yang geben erste Hinweise auf eine Richtung ihrer Bedeutung:

> *«The character Yin involves graphs for hill (-shadows) and clouds; the character Yang has slanting sunrays or a flag fluttering in the sunshine […]»*[9]

Hierdurch wird die Dualität von Schattenseite als Yin und die Sonnen-/Lichtseite als Yang, also als dunkel und hell, bereits ausgedrückt und in ihrer Wichtigkeit sichtbar. Es sind Eigenschaften, die sich ge-

9 Needham, Vol. 2, S. 273

genüberstehen, einander bedingen, das Eine kann nicht ohne das Andere existieren, sondern ist von ihm abhängig. Sie sind komplementäre Gegensätze, die sich gegenseitig schaffen und die darüber hinaus auch einen Teil des Anderen in sich tragen.

Der Berg Richtung Süden, der Sonnenhang, ist Yang, die Nordseite beschattet, deshalb Yin. Jedoch kann es auf der sonnigen Seite auch schattige Teile und auf der Nordseite einige sehr dunkle und weniger dunkle Teile geben. Das heißt, das Yang enthält auch Yin und umgekehrt.

Allein dieses Beispiel illustriert, wie durch die Eigenschaften der Dinge, ihren Wandel, differenziert nach Yin und Yang, mehrere Kombinationsmöglichkeiten entstehen, um ihre Wesenhaftigkeit zu strukturieren, zu beschreiben und zu erklären.

Genau das drückt auch das Taiji-Symbol aus: Der schwarze, dunkle Yin-Teil enthält einen weißen Kreis, also einen Yang-Teil. Umgekehrt existiert in gleicher Konstellation im weißen, hellen Yang-Teil ein schwarzer Kreis, also ein Yin-Teil. Die historisch erste Nennung dieses dualen Prinzips lässt sich bereits in dem klassischen chinesischen Werk des *I Ging*, dem «*Buch der Wandlungen*», das um das 2. Jahrtausend v. Chr. vermutet wird, nachweisen. Die Namensgebung Yin und Yang erfolgte später, ungefähr im 4. Jahrhundert v. Chr.

Ein erstes kurzes Beispiel zeigt bereits, dass der Einsatz dieses binären Systems sich vor allem durch zwei Dinge hervorhebt:

- Es lassen sich unendlich viele Eigenschaften benennen, die quasi erst durch ihren Gegensatz existieren.
- Die gesamten Erscheinungen des Universums, alles Seiende, lassen sich auf diese Weise erfassen und beschreiben.

Im Vergleich zum westlichen Denken wird hier schon ersichtlich, dass die chinesische Denkweise einem gänzlich anderen Prinzip folgt. Es ist ein Ansatz, der die Welt zu erklären versucht, indem es Muster und Strukturen für die Gesamtheit der Erscheinungen schafft. Der von 1900-1995 lebende britische Sinologe *Joseph Needham* verfasste die bis heute bedeutendsten wissenschaftsgeschichtlichen Werke über China. Er charakterisiert die chinesischen Denkvorstellungen wie folgt:

> *«The key-word in Chinese thought is Order and above all Pattern (and, if I may whisper it for the first time, Organism). The symbolic correlations or correspondences all formed part of one colossal pattern. Things behaved in particular ways not necessarily because of prior actions or impulsions of other things, but because their position in the ever-moving cyclical*

> *universe was such that they were endowed with intrinsic natures which made that behaviour inevitable for them.»*[10]

Diese Vorstellung von Muster und Struktur sind deshalb von ungeheurer Wichtigkeit, da sie sehr deutlich das fundamental anders geartete chinesische Denken im Vergleich zum Westen beschreiben.

Auch die Schriftzeichen geben einen weiteren Beleg für die ordnenden Strukturen, für ein Prinzip unzähliger Muster.

Nicht anders die TCM, die Krankheitsbilder nach Disharmonien kategorisiert, nach Mustern wie Hitze, Kälte, Feuchtigkeit, Trockenheit, Wind und Sommerhitze. Zusammen mit dem Konzept von Yin und Yang, den einzelnen Organen, den Körpersäften und -substanzen wie Qi, Shen, Jing, Blut, Speichel etc. und allen Meridianen entsteht ein durchdachtes, sehr komplexes und differenziertes System von Krankheitsmustern, die die Art jeglicher Behandlung bestimmen.

Diese Kategorien und Perspektiven sind unserer westlichen Denkweise sehr fremd, für uns oft schwer zu verstehen, besonders wenn wir zum ersten Mal in die Fakten intensiver eintauchen. Anfänger der Kampfkünste werden aber mit den theoretischen Grundlagen der chinesischen Philosophie, besonders des Daoismus, durch das Training unweigerlich konfrontiert. Ba Gua Zhang im Speziellen darf bei der Ausübung deshalb nicht nur auf das Auswendiglernen der Bewegungen reduziert werden, zu viel ginge verloren, zu viel Sinn, Zweck und Ursprung bliebe den Ausübenden vorenthalten; ein authentisches Erlebnis wäre unerreichbar. Erst die Kenntnis über das chinesische Denken in Mustern und Strukturen, die sich eben auch im Ba Gua Zhang widerspiegeln, erlauben die ganze Tiefe dieser Kampfkunst, erleichtern, besonders am Anfang, die fremdartige Technik zu erlernen.

Kehren wir wieder zurück an den Anfang, die erste kurze, zusammenfassende Bedeutung der Yin-Yang-Polaritäten, der ersten Erscheinung von dunkel und hell.

Was war vor dem ersten Erscheinen dieses Konzeptes? Woher kommen zwei Begriffe, mit denen sich ein ganzes Universum ordnen und erklären lässt?

---

10 Needham, S. 281; eine deutsche Übersetzung findet sich bei Fiedeler, S. 7: «Die Schlüsselworte des chinesischen Denkens sind Ordnung und vor allem Muster (und, wenn ich es zum ersten Mal flüstern darf, Organismus). Die symbolischen Zuordnungen oder Entsprechungen bildeten sämtlich Teile eines einzigen kolossalen Musters. Die Dinge verhielten sich nicht notwendig aufgrund vorhergehender Ereignisse oder wegen der Einwirkung anderer Dinge in spezifischer Weise, sondern weil sie durch ihre Stellung in dem sich ewig bewegenden zyklischen Universum mit einer immanenten Wesensart begabt waren, die jenes Verhalten für sie unausweichlich machte.»

Die Daoisten entwickelten dazu ein eigenes Bild von der Entstehung der Welt.

Am Anfang war ausschließlich das Dao, die Urkraft für alles, was entstand, die Wurzel für alles Seiende, unsichtbar, gestaltlos, das Potential für das gesamte Leben in sich tragend.

Aus ihm entwickelte sich der nächste Zustand, das Wuji. Es beinhaltete bereits die Kräfte Yin und Yang, die aber als einzelne Pole noch nicht ausdifferenziert und manifestiert waren. Sie bildeten eine gemischte Masse, voller Energie und Kraft, vergleichbar mit den westlichen Vorstellungen der Urknalltheorie.

Für die Daoisten galt es, diesen harmonievollen Urzustand wieder zu erreichen. So schufen sie Methoden, wie intensive Meditation und ausgiebiges Kampfkunsttraining, um zum Ziel zu gelangen.

Das daoistische Denken ging davon aus, dass dieser Zustand des Wuji, der Zustand einer vollkommenen Ruhe, nicht unbegrenzt in der Form bleiben konnte. Näherte sich die Ruhe sozusagen ihrem höchsten Punkt, trat die Kraft ihres Gegenpols in Erscheinung, die Aktivität.

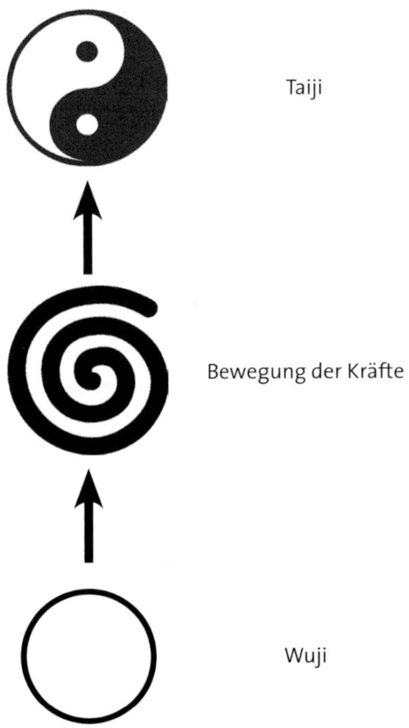

2 Entwicklung vom Wuji zum Taiji

Mit dieser ersten Bewegung differenzierten sich Yin und Yang heraus; das Taiji war geschaffen.

Laozi belegt in seinem *Daodejing* bereits diesen Entwicklungsprozess.

«Wesen des Tao

Ehe Himmel und Erde entstanden / ist der EINE.
Zweitlos / unoffenbar / vollkommen /
schweigender, unergründbarer Urgrund.
Unbewegt ist er / ohne Wechsel und Wandel /
alldurchdringend / doch undurchdringbar /
Urschoß der Welt.
Namenlos ist der EINE.
Ich heiße ihn: TAO.
Formlos ist er / ohne Eigenschaften.
Ich nenne ihn: den Grenzenlosen /
den Kreis, der in sich selbst zurückkehrt.
Tao ist unendlich / der Himmel ist unendlich /
die Erde ist unendlich / der Mensch ist unendlich.
Vier Unendliche gibt es ihrer, einer ist der Mensch:
sein Gesetz ist die Erde /
der Erde Gesetz ist der Himmel /
des Himmels Gesetz ist TAO /
TAO ist sich selbst Gesetz.»[11]

Der nach daoistischen Vorstellungen dargestellte Entstehungsprozess von Yin und Yang zeigt deutlich, dass sie als geschaffene Polaritäten nicht nur einfach Gegensätze sind. Sie sind Kräfte, beeinflussen sich gegenseitig, wirken wechselseitig, sind komplementär, voneinander abhängig hinsichtlich ihrer Existenz, das Eine ist ohne das Andere nicht denkbar. Keine Nacht ohne Tag, keine Kälte ohne Hitze, keine Aktivität ohne Ruhe. Und obwohl die Kräfte geteilt sind, stehen sie doch in einer Einheit zusammen, symbolisiert durch den geschlossenen äußeren Kreis. Sie bewegen einander, und erreicht eines seinen Höhepunkt, tritt sein Gegenpart in Erscheinung, erneut seinen Höhepunkt anstrebend, um ebenso vom Anderen abgelöst zu werden. So entsteht Bewegung, im Idealfall ein harmonisches Wechselspiel der Pole, ausgeglichen in ihrem Kräfteverhältnis, völlig in Balance. Dieses Prinzip der Bewegung und mit ihm der gegebene Rhythmus lässt

11 Tao Teh King, Kapitel 25

ein gesamtes Universum mit all seinen Erscheinungen entstehen und hält es in ständiger Bewegung. Nichts steht still, alles ist in ständiger Bewegung und im Fluss befindlich.

Yin und Yang bilden damit die Struktur, das Muster, das entsteht, wenn sie die Erscheinungen formen. Alles und jedes im Universum lässt sich nach diesem dualen Prinzip erklären und ordnen, nicht hierarchisierend, nicht wertend, ob dieses besser oder schlechter als jenes sei, sondern ausgewogen, gleichwertig und gleich wichtig.

Yin umfasst dabei dunkel, kalt, weich, passiv, weiblich, die Ruhe, die Nacht, die Erde. Yang entsprechend die Gegenteile, hell, warm, hart, aktiv, männlich, Bewegung, den Tag, den Himmel.

Das *Zhuangzi* drückt die Polarität von Yin und Yang wie folgt aus:

> *«Das dunkle Prinzip in seiner höchsten Wirkung ist ernst und still; das lichte Prinzip in seiner höchsten Vollendung ist mächtig und wirksam. Das Ernste und Stille geht aus dem Himmel hervor; das Mächtige und Wirksame entwickelt sich aus der Erde. Wenn die beiden sich vereinigen und Harmonie wirken, so entstehen die Dinge. Es ist noch eine geheime Kraft, die diese Tätigkeiten ordnet; aber man sieht nicht ihre Gestalt. Der Wechsel von Zurückebben und Ausatmen, von Fülle und Leere, von Dunkel und Licht, der Wandel der Sonne und die Änderungen des Mondes: das alles findet fortwährend statt, aber man kann nicht sehen, wie es zustande kommt. Das Leben hat einen Anfang, aus dem es hervorsprosst; das Sterben hat einen Endpunkt, zu dem es sich wendet. Anfang und Ende lösen einander ab ohne Unterbrechung, und man kann nicht erkennen die letzte Ursache.»*[12]

Welchen Wert hat dieses ordnungsschaffende Muster und ausgewogene Yin und Yang für unser menschliches Leben?

Die Daoisten setzten Kampfkunst und Meditation dazu ein, um ein Gleichgewicht zwischen Yin und Yang zu schaffen und zu halten. Immer tiefer in das Innere des Körpers vorzudringen und intensiver den Fluss des Lebens zu folgen, bringt sie näher an den Ursprungszustand des Dao heran. Sie sind in der Lage, ihre Emotionen so zu kanalisieren, dass keine dominant wird, halten die Balance zwischen den Kräften und leben so in einem harmonischen Zustand, frei von Disharmonien und Krankheit.
Fernab von diesem Idealzustand vollzieht sich das alltägliche Leben

12 Dschuang Dsi, Buch XXI, Kapitel 4

der meisten Menschen. Wir leben einen zumeist verplanten Alltag, gekennzeichnet von Hetze, Arbeitsstress, gekoppelt oft an übermäßige Negativemotionen wie Ärger, Sorgen und Angst. Besteht ein solches emotionales Ungleichgewicht über längere Zeit, herrscht also ein dominanteres Yin über das Yang oder umgekehrt, wird der Körper geschwächt und in weiterer Folge krank. Unterstützt wird dieses Ungleichgewicht häufig durch eine unangemessene Ernährung. Die bestehenden Disharmonien im Körper werden so verstärkt, das Ungleichgewicht von Yin und Yang wird immer ausgeprägter.

Das daoistische Prinzip von Yin und Yang in unser heutiges, modernes Leben zu integrieren, hieße zunächst den Körper bewusst zu beobachten und zu erleben. Körpersensibilität zu schaffen, würde ein erster Schritt sein, um das Ungleichgewicht von Yin und Yang überhaupt spüren zu können, nicht erst die Disharmonien zu Krankheit eskalieren zu lassen. Dieser Bewusstseinsprozess müsste neben den Gegenmaßnahmen auch beinhalten, Einstellungen zu Dingen nicht zu einem harmoniefressenden Faktor werden zu lassen. Wie häufig geraten unsere Emotionen ohne wirklichen Grund in die Schieflage. Die allzu oft im Westen verbreitete Ansicht, ein problemloses, friedliches und glückliches Leben ohne unerfreuliche Störfaktoren führen zu können, geht am realistischen Dasein dieser Welt vorbei. Diese unrealistische Erwartungshaltung zieht die Spirale noch tiefer in den Bereich des Unerwünschten und erschwert den Ausweg. Die Akzeptanz der Dinge, wie sie sind, das unausweichliche Auftreten beider Kräfte, des Yin und des Yang, ist eine Grundvoraussetzung für einen harmonischen Zustand. Sie kann zunächst erleichtern, aussichtslose Situationen zu meistern.

Meditation und die Kampfkünste bewirken, die eigene Geisteshaltung zu verändern und die Lebensinhalte umzugestalten. Ein Weg, den jeder Mensch für sich entdecken kann oder auch nicht.

«Erreichung des vollen Alters
Dsin Schu

Die von der Natur erzeugten Kräfte des Dunklen und Lichten, der Kälte und Hitze, Dürre und Feuchtigkeit, die Wirkung der vier Jahreszeiten, die Umwandlungen aller Dinge können eben sowohl nützlich als auch schädlich sein. Der Weise untersucht das Gleichgewicht der Kraft des Dunklen und des Lichten und unterscheidet den Nutzen aller Dinge, um das Leben zu fördern. Darum ruhen Geist und Seele in seinem Leib, und er erreicht ein hohes Lebensalter. Ein hohes Lebensalter bedeutet nicht, dass das Alter von Natur kurz

wäre und künstlich verlängert werden müsste, sondern dass die von Natur gesetzten Grenzen erreicht werden. Diese von der Natur gesetzten Grenzen werden dadurch erreicht, dass man die Schädigungen fernhält.
Was bedeutet das Fernhalten der Schädigungen? Wenn zuviel Süßes, zuviel Saures, zuviel Bitteres, zuviel Scharfes, zuviel Salziges dem Körper zugeführt wird, so entstehen Schädigungen. Wenn zuviel Freude, zuviel Zorn, zuviel Trauer, zuviel Furcht die Seele umtreibt, so entstehen Schädigungen. Wenn zu große Hitze, zu große Kälte, zu große Dürre, zu große Feuchtigkeit, zuviel Wind, zuviel Regen, zuviel Nebel die Nerven aufregen, so entstehen Schädigungen. Darum ist zur Pflege des Lebens nichts wichtiger als die Kenntnis der Grundlagen; kennt man die Grundlagen, so findet die Krankheit keinen Eingang. Die Ansammlung der Nervenkraft äußert sich notwendig in bestimmten Wirkungen. Sammelt sie sich in den gefiederten Vögeln, so ermöglicht sie ihnen das Fliegen und Schweben, sammelt sie sich in den vierfüßigen Tieren, so ermöglicht sie ihnen das Laufen und Rennen, sammelt sie sich in Perlen und Nephriten, so macht sie, dass sie fein und leuchtend werden; sammelt sie sich in Sträuchern und Bäumen, so verursacht sie üppiges Wachstum; sammelt sie sich in einem Weisen, so schafft er Größe und Erleuchtung.
Die Wirkung dieser Nervenkraft geht so vor sich, dass sie auf Grund der Leichtigkeit schweben macht, auf Grund des Gehvermögens laufen macht, auf Grund der Schönheit diese erhöht, auf Grund der Wachstumsfähigkeit diese erleuchtet. Fließendes Wasser fault nicht, die Türangeln rosten nicht; das kommt von der Bewegung. Mit der Kraft des Leibes verhält es sich auch so. Wenn der Leib sich nicht bewegt, so kommen die Nervenströme nicht in Fluss; wenn die Nervenströme nicht in Fluss sind, so stockt die Kraft. Tritt diese Stockung am Kopf zutage, so erzeugt, sie Anschwellungen und Erkältungen. Äußert sie sich in den Ohren, so erzeugt sie Ohrensausen und Taubheit. Äußert sie sich in den Augen, so erzeugt sie Entzündungen und Blindheit. Äußert sie sich in der Nase, so erzeugt sie Geschwüre und Stockschnupfen. Äußert sie sich im Bauch, so erzeugt sie Blähungen und Zuckungen. Äußert sie sich in den Füßen, so erzeugt sie Lähmungen und Krämpfe.
An Orten mit leichtem Wasser gibt es viele Kahlköpfe und Kröpfe. An Orten mit schwerem Wasser gibt es viele Was-

sersüchtige und Lahme. An Orten mit süßem Wasser gibt es viele Schöne und Liebliche. An Orten mit scharfem Wasser gibt es viel Krebs und andre böse Geschwüre. An Orten mit bitterem Wasser gibt es viele Verkrümmte und Bucklige.
Beim Essen muss man stets darauf achten, nicht allzu viele geschmackvolle Speisen und allzu scharfe Gewürze und allzu schweren Wein zu genießen, denn das sind die Bringer der Krankheit. Isst man stets zu festbestimmter Zeit, so bleibt der Körper frei von Krankheiten. Die beste Hygiene des Essens ist, weder hungrig noch übersättigt zu sein; das heißt, den Eingeweiden Ruhe zu verschaffen. Die Speisen sollen schmackhaft für den Gaumen sein, aber man muss gleichzeitig darauf bedacht sein, durch Seelenruhe und gesetzte Haltung auch geistige Kräfte dem Leib zuzuführen. Dadurch werden alle Teile des Leibes erfrischt, und alle erhalten ihren Anteil an der Kräftigung. Trinken soll man in kleinen Schlucken, dabei den Körper geradehalten, damit man sich nicht verschluckt.
Heutzutage fragen die Hochgestellten alle Arten von Orakel und veranstalten Gesundbetereien, darum mehren sich die Krankheiten erst recht. Es ist wie bei einem Schützen, der beim Schießen nicht getroffen hat und nun die Zielscheibe instand setzen wollte. Was hilft das zum Treffen? Wenn man in heißem Wasser kochendes abkühlen will, so kühlt sich das kochende erst recht nicht ab. Man muss das Feuer darunter wegnehmen, dann kühlt es sich ab. Darum galten die Zauberer und Ärzte, die Gifte und Arzneien, die die Krankheiten beschwören und heilen sollten, den Alten als minderwertig, weil sie sich nur an die Äußerungen halten.»[13]

13 Lü Schi Tschun Tsiu, Frühling und Herbst des Lü Bu We, S. 46 ff

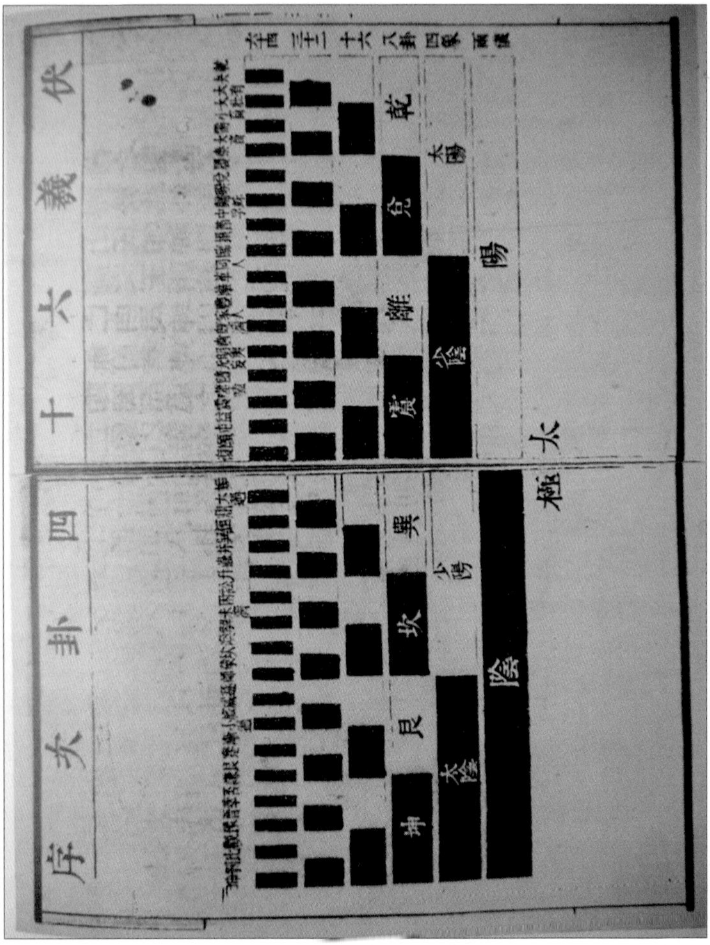

3 aus: Needham, S. 277;
«[...] Yin and Yang separate, but each contains half of its opposite in a ‹recessive› state, as is seen when the second division occurs. There is no logical end to the process [...].»

Über das *I Ging*

«Das Buch der Wandlungen, chinesisch ‹I Ging›, gehört unstreitig zu den wichtigsten Büchern der Weltliteratur.»
Richard Wilhelm, I Ging

Wenn wir in die Rolle des Lesers schlüpfen und uns ein Buch aus alten Zeiten zur Lektüre vornehmen, ein Buch antiker Philosophie oder Naturwissenschaften, entwickeln wir häufig eine bestimmte Haltung des Lesens und Verstehens.

Erstens sind wir zumeist beeindruckt von den Erkenntnissen uralter Zeiten, von dem Wissen weltbekannter Denker, sind erstaunt, was man «damals» schon wusste, wie wissenschaftliche Abläufe erklärt und Weltvorstellungen entworfen wurden, obwohl die Forschung nicht auf dem heutigen Stand war. Unausgesprochen und vielleicht auch unbewusst sind wir davon überzeugt, dass uns die heutige Moderne und ihr Wissensstand weitaus mehr Erkenntnisse bescheren. Das Wissen der Vergangenheit wird fast automatisch als überholt und ohne aktuelle Gültigkeit bewertet. Etwas provokant ausgedrückt, was alt ist, scheint antiquiert und bietet darüber hinaus nicht immer verwertbare Aussagen für unser heutiges alltägliches Leben.

Zweitens nehmen wir häufig eine bestimmte Haltung des Verstehens ein. Wir beziehen beim Lesen alter wissenschaftlicher Schriften die Fakten auf den Stand unserer heutigen Zeit, bewerten sie nach den Maßstäben des aktuellen Entwicklungsstandes, nehmen unsere Moderne als Kontrast dazu wahr und sehen uns am höheren Punkt einer gedachten Entwicklungslinie. Wir denken in gewisser Weise linear und evolutionär, sehen die menschliche Entwicklung als fortschreitend an, wie eine aufsteigende Linie, die uns immer weiter nach vorne bringt, die immer neue Erkenntnisse liefert und alte außer Kraft setzt.

Nehmen wir nun mit diesen beiden Einstellungen das *I Ging* zur Hand und versuchen, seine Inhalte zu verstehen, werden wir scheitern. Es ist unwichtig, ob wir das klassische chinesische Werk nur in Grundzügen oder in der Tiefe verstehen möchten, wir müssen bekannte, westliche Rezeptionsgrundlagen verwerfen und aufgeschlossen werden für ein ganz anderes Denken. Das soll nicht heißen, dass dies ein Garant dafür ist, das *I Ging* zu verstehen, aber zumindest stellt es eine unerlässliche Grundvoraussetzung dar und beschert uns nicht zusätzliche Verwirrnisse, die es durch die fremden Inhalte ohnehin geben könnte.

Das *I Ging* ist auch heute noch ein Buch voller Geheimnisse und Rätsel, es ist schwer zu verstehen, und das nicht nur mit westlichem Verständnis. Die Chinesen sagen, dass man das *I Ging* erst lesen sollte, wenn man das fünfzigste Lebensjahr erreicht hat.

Aber was macht es zu dem, was es ist? Welche besonderen Inhalte hat es uns mitzuteilen? Und wieso bereitet es uns so viele Verständnisprobleme?

Es sind nicht nur die Inhalte, sondern auch seine Struktur, seine gesamte, ungewöhnliche Anlage, Wissen zu vermitteln, sein numerischer Grundgedanke, sein Fundament der Hexagramme, die einzigartig sind. Folgende Analogie soll illustrieren, mit welcher außergewöhnlichen Darstellungsart des Klassikers wir konfrontiert werden.

Stellen Sie sich vor, Sie würden ein naturwissenschaftliches Buch aufschlagen, in dem Sie Formeln mit Variablen, bekannt wie aus einem Schulbuch der Physik, Mathematik oder Biologie vorfinden. Stellen Sie sich in einem weiteren Schritt vor, dass diese Formeln etwas beabsichtigen auszusagen, etwas, das Sie auf Ihr Leben übertragen können, allgemeingültige Aussagen.

In einem weiteren Schritt füllen Sie dann diese Formel mit sprachlichen Inhalten, mit Situationen aus Ihrem Alltag, aus dem Weltgeschehen, so dass Ihre mathematische Formel eine sprachliche Aussage erhält, die unterschiedlich geartet sein kann – sie kann eine Situation beschreiben, erklärend sein, sogar als Rat oder Entscheidungshilfe fungieren.

Diese Analogie gibt sehr vereinfacht wieder, welches strukturelle Modell dem *I Ging* zu Grunde liegt. Es ist ein Buch voller Symbole, zu denen nachträglich Erklärungen für die Gesamtheit der Welt mit allen ihren Phänomenen verfasst wurden, mit vergangener und zeitgenössischer Gültigkeit.

Aber wie rechtfertigt sich die Gültigkeit für heutige Geschehnisse, wenn doch ein Werk so alt ist und Aussagen von früher verarbeitet?

Dem *I Ging* liegt eine gänzlich andere Grundauffassung der Geschehnisse dieser Welt zu Grunde. Dinge und Erscheinungen entwickeln sich nicht wie in der westlichen Vorstellung fortschreitend, evolutionär, linear, sondern werden als Kreislauf angesehen. Alles wiederholt sich in einem Rhythmus, nichts ist einmalig, sondern zyklisch. Diese grundlegende Dynamik entsteht durch das Konzept von Yin und Yang als bewegende Kräfte. Die gegensätzlichen beiden Pole, mit deren Hilfe die gesamten Phänomene dieser Welt erklärt werden können, gab es unter diesen Namen zu den frühen Zeiten des *I Ging* noch nicht. Die Bezeichnungen für sie werden erst mit *Laozi* im

4. Jahrhundert v. Chr. eingeführt. Aber ihre Eigenschaften als Kräfte eines dualen Erklärungsmusters entstanden zuerst im *I Ging*. Um dieses Muster grafisch ausdrücken zu können, wurden Yin und Yang als Linien dargestellt, das Yin als unterbrochene Linie –, das Yang als durchgezogene Linie --.

Der Legende nach schuf Kaiser *Fu Xi* als Erster dieses System. Sein Amtsantritt wird 2852 v. Chr. vermutet, zu diesem Zeitpunkt ist also bereits die Vorstellung der Yin-Yang-Polaritäten entstanden. Die Natur und ihre Wandlungsprozesse beobachtend, ordnete *Fu Xi* dem Himmel die durchgezogene, obere Linie zu –, also Yang, der Erde die unterbrochene, untere Linie --, damit Yin. Anschließend beobachtete er, dass sich Tiere, Pflanzen und Menschen zwischen dem Himmel und der Erde befanden und stellte sie mit dem mittleren Strich dar. Damit war das Trigramm (Gua) ☴ geschaffen, in diesem Fall das Sun.

Alle Striche des Trigramms, mit den beiden Zuständen Yin und Yang kombiniert, ergeben genau acht (Ba) verschiedene Trigramme, das grundlegende Muster, das chinesisch Ba Gua heißt.

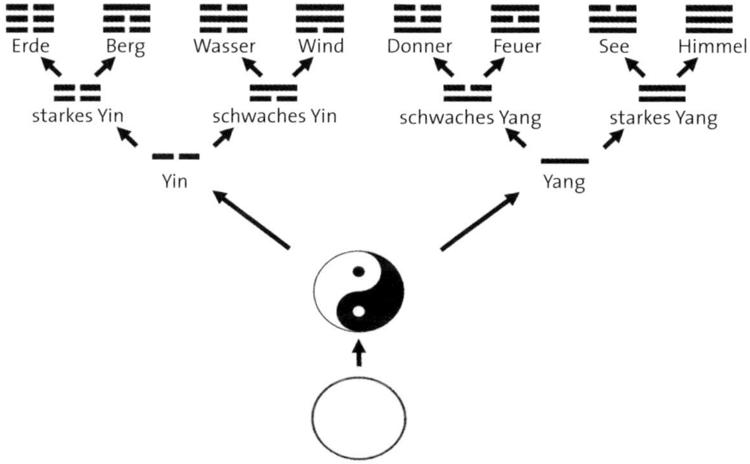

4 Entstehung des Ba Gua

Das System Ba Gua ordnet also die gesamte Welt und alle Lebewesen, die in ihr leben. Die darin wirkenden Kräfte geben dem System die Dynamik, so dass es sich hier nicht einfach um Begriffe handelt, sondern um Zustände, die sich ständig wandeln, sich anstoßen, um in die nächste Phase überzugehen.

Die kreisförmige Anordnung des vorgeburtlichen Ba Gua bezieht *Fu Xi* vor allem auf die irdischen Phänomene, auf die Energien des Himmels, der Erde, des gesamten Universums.

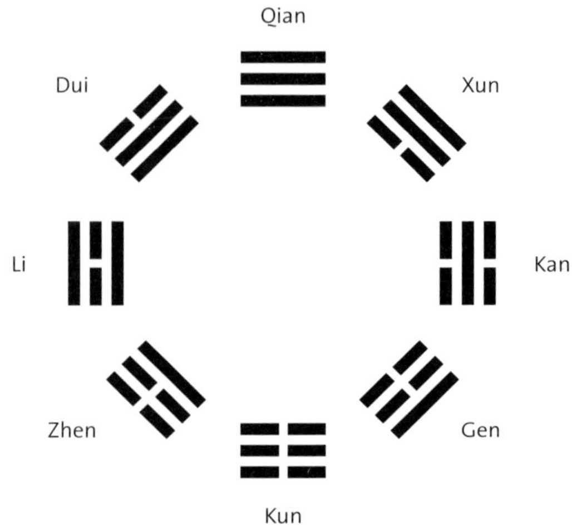

5 Vorgeburtliches Ba Gua

Ungefähr 1143 v. Chr. ordnete König *Wen* die Trigramme in einer anderen Reihenfolge an, die dann eher lebensnahe Erscheinungen, wie Tag und Nacht, Jahreszeiten, Zyklen des Menschen wie Geburt, Wachstum und Tod, betonte; sie werden nachgeburtliches Ba Gua genannt.

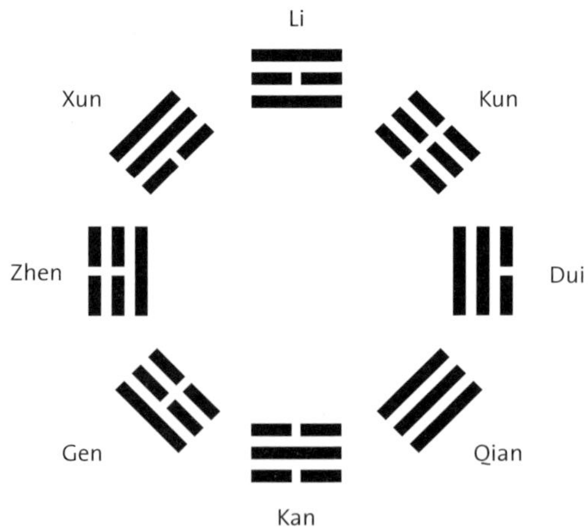

6 Nachgeburtliches Ba Gua

Die inhaltlichen Zuordnungen dieses Systems lassen deutlich erkennen, welche Kräfte, Naturphänomene, Eigenschaften und Charaktere ein und dem gleichen Trigramm zugeordnet werden; grundlegende, gleiche Eigenschaften verbinden sie miteinander.

NAME	EIGENSCHAFT	BILD	FAMILIE
☰ Kiän,das Schöpferische	stark	Himmel	Vater
☷ Kun, das Empfangende	hingebend	Erde	Mutter
☳ Dschen, das Erregende	bewegend	Donner	1. Sohn
☵ Kan, das Abgründige	gefährlich	Wasser	2. Sohn
☶ Gen, das Stillehalten	ruhend	Berg	3. Sohn
☴ Sun, das Sanfte	eindringend	Wind, Holz	1. Tochter
☲ Li, das Haftende	leuchtend	Feuer	2. Tochter
☱ Dui, das Heitere	fröhlich	See	3. Tochter

[14]

Die Variationen der Trigramme und damit der Aussagen wurden vergrößert, als König *Wen* ein zweites Trigramm hinzufügte. Auf diese Weise entstand ein neues Symbol, bestehend aus sechs Linien übereinander, das so genannte Hexagramm ䷎, das von unten nach oben gelesen wird.

Damit erweiterte er die Möglichkeiten, Erscheinungen auf der Welt nach diesem Muster noch vielfältiger, noch differenzierter und genauer zu beschreiben und zu erklären. Bei sechs Linien und zwei verschiedenen Strichen -- und — ergeben sich 64 Hexagramme, wenn alle möglichen Strichkombinationen vollzogen werden.

Das folgende Beispiel des 15. Hexagramms illustriert den Aufbau und die zugeordneten Eigenschaften, auch wenn wir einen großen Teil des Kommentars im Folgenden aussparen.

«15. Kiän / Die Bescheidenheit ䷎

oben Kun, das Empfangende, die Erde
unten Gen, das Stillhalten, der Berg
Das Urteil:
Bescheidenheit schafft Gelingen.
Der Edle bringt zu Ende.

14 *I Ging*, Wilhelm, S. 10 f.

Das Bild:
Inmitten der Erde ist ein Berg:
das Bild der Bescheidenheit.
So verringert der Edle, was zu viel ist,
Und vermehrt, was zu wenig ist.
Er wägt die Dinge und macht sie gleich.»[15]

Das Prinzip wird hier bereits klar, zuerst das Hexagramm mit den Namen der beiden Trigramme, dann ein Bild aus der Natur – der Berg mitten in der Erde. Er dient sozusagen als Modell, als abzuleitende Verhaltensvorgabe für die Menschen. Sie sind als Teil des gesamten Universums zu begreifen, durchströmt vom Dao und vom gleichen Qi, unterliegen den gleichen Regeln wie die übrige Natur und sollten sich damit nach den gleichen Erscheinungen ausrichten, ihr Handeln auf das Muster der Naturphänomene abstimmen.

Einen Teil der entsprechenden Kommentare zu diesen Symbolen sollen ebenso von König *Wen* hinzugefügt worden sein.

Der Kommentarteil des *I Ging* zu den Strichsymbolen wurde auch in späteren Zeiten immer wieder durch andere erweitert; so werden bestimmte Kommentare, genannt *«Zehn Flügel», Konfuzius* zugeordnet. Es wird offensichtlich, dass das *I Ging* kein starres, zu einem bestimmten Zeitpunkt durch einen einzigen Autor verfasstes Werk, sondern ein gewachsenes ist, das immer wieder weitere Texterklärungen zu den Symbolen erfuhr.

Inhaltlich lässt sich unschwer erkennen, dass mit jedem Strich, der dazu kam, Phänomene dieser Welt noch differenzierter erklärt werden konnten. Anders ausgedrückt, jeder Strich steht gemäß seiner Eigenschaft für einen Zustand, und zwar in Kombination mit den anderen Strichen über oder unter ihnen platziert. Darüber hinaus kennzeichnen sie sich durch eine unterschiedliche Gewichtung der Aussage. Das heißt, einige Striche sind betonter oder dominanter, andere weniger betont.[16] Jeder Strich verkörpert dabei nicht ausschließlich eine Erscheinung, sondern mit ihr die jeweilig wirkende Kraft. Das bedeutet, Yin und Yang sind nicht nur feststehende Dinge dieser Welt, sondern Kräfte, die aufeinander wirken, einander bedingen, aufeinander bezogen sind, sich beeinflussen, bewegen und sich verdrängen. Das ist elementar wichtig, denn so wird klar, dass aus einem bestimmten Zustand zwangsläufig ein anderer werden muss,

15 *I Ging*, Wilhelm, Erster Teil, Nr. 15

16 Auf die Analogie zur Biologie, speziell zum Aufbau des Erbmaterials DNA, weist Fiedeler hin. Demnach gibt es Gemeinsamkeiten zwischen den numerischen Strukturen der Hexagramme und der DNA. Fiedeler, S. 105

nichts starr ist, sondern sich alles bewegt und verändert. Genau darum wird das *I Ging* auch das «*Buch der Wandlungen*» genannt. Es erklärt nicht nur formelhaft die Phänomene dieser Welt, sondern auch ihre Veränderungen, die entstehen, weil Yin und Yang Kraftfelder sind, die eine ständige Bewegung anstoßen und aufrechterhalten.

Ob die geschichtliche Entwicklung, der Aufbau der Symbole, die zugeordneten Erklärungen und ihre Gewichtung – es ist unverkennbar, dass das *I Ging* ein gewaltiges Werk mit einer unfassbar großen Tragweite darstellt und die gesamte Welt mit ihrer Dynamik zu erklären im Stande ist. Es stellt sich immer wiederholende Prozesse dar, offenbart unsere Welt als zyklisch. Daraus ergibt sich, dass die gemachten Erfahrungen der Menschen, speziell der Weisen, innerhalb des Kreislaufsystems auch für Zukünftiges wertvoll sind. Das *I Ging* fungiert deswegen auch als Weisheitsbuch, als Ratgeber für die Suchenden, die mit den allgemeingültigen Kenntnissen, den Symbolen und Kommentaren, für ihre eigene Lebensführung eine Anleitung finden.

In sehr frühen Zeiten standen Yin und Yang für Ja und Nein, wodurch mittels entsprechender Rituale mit Schafgarbenstängeln die Zukunft vorhersagt wurde. Aus dem Grund wird das *I Ging* auch Orakelbuch genannt. Heute noch wird nach den Vorlagen des alten Klassikers versucht, die Zukunft vorherzusagen – auch in der westlichen Welt.

Zusammenfassend lässt sich sagen:

- Das *I Ging* ist ein Buch von Symbolen, bestehend aus einem unterbrochenen und einem durchgezogenen Strich, die für die Pole Yin und Yang stehen.
- Die Symbole sind durch die Beobachtung der Naturphänomene entstanden.
- Den Eigenschaften dieser Naturphänomene entsprechend werden ihnen alle übrigen Erscheinungen der Welt zugeordnet.
- Es entsteht ein unendlich großes Muster, ein Ordnungssystem, das Ba Gua und in Fortführung die Hexagramme, die sich auf jeden Bereich des Lebens, die Natur, Medizin, die menschlichen Charaktere, auf Gesellschaftliches, die Politik, Kriegsführung, Kampfkünste etc. übertragen lassen und sie erklären.
- Das gesamte, dynamische System wandelt sich durch den Kreislaufmechanismus ständig.

Die immense Komplexität des *I Ging* zwingt uns zu einer sehr bescheidenen Auswahl der Fakten. Den chinesischen Klassiker in seiner Gänze darzustellen, würde den Rahmen sprengen und unser Ziel verfehlen. So wählten wir nur die Fakten aus, die uns für ein Verständnis des Ba Gua Zhang unerlässlich erscheinen, wohl wissend, dass Fragen ungeklärt bleiben – ja vielleicht auch erst entstehen. Ein kleiner Ausschnitt zeigt aber bereits, dass sich das Ba Gua und seine Inhalte besonders im Ba Gua Zhang mehr als in jeder anderen Kampfkunst wiederfinden. Die Abstimmung zwischen dem Körper, den inneren Organen, den Meridianen und den speziellen Bewegungen erfolgt nach genau diesem Muster.

Qi, Jing, Shen

Der Daoismus bezeichnet Qi, Jing und Shen als «Drei Schätze». Als das Fundament der inneren Alchemie sollten sie gepflegt, gereinigt und als Einheit erhalten werden. Sie entstammen vor allem der daoistischen Medizin und der sich daraus entwickelten Traditionellen Chinesischen Medizin (TCM) und sorgen, wenn sie im Gleichgewicht stehen, für einen gesunden Organismus.

Wörtlich übersetzt bezeichnet Qi den Atem, Lebenskraft, Gas, Luft und wird häufig als Energie wiedergegeben. Es umfasst aber weitaus mehr als nur diese ausgewählten Begriffe, übernimmt und unterstützt unzählige Funktionen im menschlichen Körper, in der Natur, und befindet sich im gesamten Universum. Qi ist nicht sicht- und messbar, aber fühl- und wahrnehmbar. Geübte können es lenken, stärken und weitergeben, sehr geübte Kampfkunstmeister setzen unter Einsatz des Qi ungeheure Kräfte frei. Qi ist eine feinstoffliche Substanz, die vor allem folgende Funktionen übernimmt:

«Qi ist die Quelle aller Bewegung im Körper und begleitet jede Bewegung»

Mit Bewegung ist dabei nicht nur die rein physische Körperbewegung wie Gehen, Laufen etc. gemeint, sondern die Aktivität jeglicher Art, alle Prozesse, Zustände und Entwicklungen des Menschen, willkürliche und unwillkürliche Handlungen eingeschlossen. Tätigkeiten wie Liegen, Denken, Lachen, Atmen, Schlafen oder auch Veränderungen im Dasein wie Altern und Wachsen zählen zu Bewegungen und unterliegen dem Einfluss des Qi. Dabei darf das Qi nicht als deren Anstoß, Ursache oder als auslösender Motor verstanden werden, sondern ist selbst dieser Prozess und beeinflusst ihn gleichzeitig.

«Qi schützt den Körper»
Äußere negative Einflüsse können in den Körper eindringen und ihm Schaden zufügen. Dazu zählen Kälte, Wind, Hitze, Feuchtigkeit und Trockenheit. Das Qi wehrt diese Einflüsse ab und verhindert damit Krankheiten.

«Qi ist die Quelle harmonischer Transformation im Körper»
Damit die aufgenommene Nahrung in andere Körpersubstanzen wie Blut, Urin, Speichel etc. und auch in weiteres Qi umgewandelt werden kann, muss vorhandenes Qi diesen Vorgang auslösen und begleiten.

«Qi regelt die Bewahrung von Körpersubstanzen und Organen»
Erstens dürfen Körperflüssigkeiten nicht in einem Übermaß ausgeschieden werden; das Qi sorgt für ein gleichgewichtiges Maß. Zweitens bewirkt das Qi ein störungsfreies Dasein und Funktionieren der Organe und des Blutkreislaufs.

«Qi wärmt den Körper»[17]
Für die Körpertemperatur ist das Qi verantwortlich. Fließt es frei, dann wärmt es den gesamten Körper gleichmäßig und verhindert Kälte in einzelnen Körperteilen wie Füße oder Hände.

Woher kommt diese vielschichtige Substanz Qi, die wir nicht sehen, nicht messen und nicht anfassen können und die aber doch so unentbehrlich für einen funktionierenden, gesunden Körper zu sein scheint?

Es entstammt drei verschiedenen Quellen:

- Das vorgeburtliche Qi übertragen die Eltern bei der Empfängnis auf das Kind.
- Es wird aus der Nahrung entnommen.
- Durch das Einatmen gewinnt die Lunge Qi durch die Luft.

Ein freier, blockadefreier Fluss von ausreichendem Qi in den Organen, den Meridianen und den Blutbahnen ermöglicht einen gesunden Körper. Disharmonien wie ein gestautes, stagnierendes Qi oder ein Mangel sind die Wurzel aller Krankheiten an unterschiedlichen Organen. Abgesehen von den äußeren Einflüssen sind es in unserer modernen Gesellschaft vor allem Stress, übermäßige emotionale Erlebnisse, eine falsche Atmung und unangemessene Ernährung, die zu Qi-Mangel und Stagnation führen und so Krankheiten entstehen lassen.

17 Alle zitierten fünf Überschriften in: Kaptchuk, S. 50 f.

Die Kerngedanken des Daoismus, dass der Mensch als Mikrokosmos einen Teil des Makrokosmos bildet, sich folglich in ihm alle Erscheinungen des gesamten Universums im Kleinen zeigen, umfassen die Verbindung beider miteinander. Qi kommt also gleichermaßen im Makro- und im Mikrokosmos Mensch vor, beides existiert nicht ohne es. Will der Mensch diese Einheit spüren, so muss er den Weg eines naturnahen Lebens führen. Im Hinblick auf das Qi heißt dies, dass sowohl der Mensch als auch die natürliche Welt, die ihn umgibt, vom gleichen Qi durchdrungen werden. Lebt der Mensch nun bewusst, naturverbunden, nach innen gerichtet, wahrnehmend, in Stille, kurzum: Lebt er nach den daoistischen Vorstellungen, dann spürt er das Qi, das ihn und die Welt durchströmt. Das Qi der Natur oder auch Himmels-Qi genannt, beeinflusst den Menschen in seinem Dasein, es kommuniziert sozusagen mit ihm. Übt sich der Mensch in seinem Bewusstsein und seiner Wahrnehmung, erfährt er nicht nur das ihn umgebende Qi, sondern kann sein eigenes damit stärken, schafft eine Verbindung zur Natur und lebt letztlich im Einklang mit ihr. Der angestrebte Zustand der Harmonie wäre damit erreicht.

Qigong und die Kampfkünste, in besonderem Maße aber Ba Gua Zhang, befähigen die Praktizierenden, das eigene Qi und das des Universums zu spüren, Ersteres zu stärken und beide miteinander zu verbinden. Diese anzustrebende Einheit, die Verschmelzung von Mensch und Universum, ist das Ziel aller Kampfkunstausübenden.

Qi als feinstoffliche Substanz im Körper wirkt jedoch nicht isoliert für sich allein. Jing muss als grundlegende Substanz und Essenz, als das Wertvollste im Körper, begriffen werden und steht in enger Abhängigkeit zum Qi.

Die chinesische Vorstellung dieser sehr kostbaren und in geringen Mengen im Körper vorkommenden Flüssigkeit umfasst die elementaren Fortpflanzungssubstanzen wie Samen und Eizellen, durch die erst jedes Leben existent wird. Dabei beschränkt sich Jing nicht nur auf die lebensgebenden Funktionen, sondern reguliert und beeinflusst auch den gesamten, sich wandelnden Lebensprozess, das Wachstum, die Reifung und das Altern. Es ist verantwortlich für das sich in einem Leben verändernde Dasein vom jungen, sich entwickelnden Menschen, bis zu seinem Tod. Dabei entsteht das Jing aus zwei Quellen. Erstens wird es durch die Eltern vererbt, das ist das vorgeburtliche Jing, es befindet sich in den Nieren und strömt von dort zu allen anderen Organen.

Zweitens kann durch entsprechend transformierte Nahrung Jing wieder aufgefüllt werden, das ist das nachgeburtliche Jing.

Dieser Prozess gelingt, weil Qi und Jing sozusagen eine Kooperation, ein Miteinander eingehen. Aus dem Jing als Anfangspunkt allen Lebens entwickelt sich das Qi, das wiederum dafür sorgt, dass aus der Nahrung das nachgeburtliche Jing produziert wird.

> *«Nahrung kann den Körper stärken und nähren, aber die Fähigkeit des Körpers, Nahrung zu verwandeln, hängt vom Qi ab. Der funktionale Teil des Qi stammt von Jing, der Essenz. Nahrung wird zu Jing geläutert; sie stützt das Qi.»*[18]

Sind sowohl Jing als auch Qi stark genug, entwickelt sich das gezeugte Leben kräftig und gesund. Gemeinsam mit dem Blut ermöglichen sie eine stabile Konstitution eines Menschen. Diese Nachbildungsfunktion versteht sich aber nicht als endlose, unbegrenzte Mengenproduktion. Jing bleibt nach wie vor einzigartig, kostbar und wird bei einem angemessenen Lebenswandel nur in sehr geringen Mengen verbraucht. Unzureichende Ernährung, Schwangerschaften und eine ausschweifende Sexualität beispielsweise sind raubende Erscheinungen, die es so mindern und schädigen können, dass es zu Disharmonien und folgenden Krankheiten im Körper kommen kann.

Sind Jing und Qi stark genug, dann kann auch das dritte Element, das Shen, sich ausdrucksstark entwickeln. Shen wird am treffendsten mit Geist übersetzt, umfasst aber deutlich mehr als nur das. Gemeint ist das Denkvermögen des Menschen, seine Fähigkeit, Denkprozesse zu initiieren, Ideen zu entwickeln, kreativ und schöpferisch zu agieren, um damit sein Leben zu erfahren und zu gestalten. Es befindet sich im Herz und wird über das Gesicht, vor allem über die Augen, widergespiegelt. Glänzende und wache Augen sind folglich immer ein Zeichen von ausreichend Shen. Dabei wird Shen genauso als organischer Teil des Körpers verstanden wie alle übrigen Organe auch. Eine getrennte Existenz von Geist und Körper, wie sie in der Vorstellung der westlichen Welt vertreten ist, gibt es in der chinesischen nicht.

Shen wird ebenfalls von den Eltern vererbt, dann im eigenständigen Leben nach der Geburt weiter entwickelt und von Qi, Jing und den Körperflüssigkeiten genährt. Ein übermäßiges, sorgenvolles Denken schwächt das Shen und auf Dauer auch das Qi und Jing.

> *«Fehlt es dem Patienten zum Beispiel am Vertrauen, dass er die Krankheit überhaupt besiegen kann, dann welkt und zerstreut sich der Geist, und die Emotionen können die Kontrolle über sein Leben ergreifen. Der Kranke verbringt dann*

18 Der gelbe Kaiser, Kapitel 5, S. 38

seine Tage versunken in Sorgen und Begierden und erschöpft damit Jing, die Essenz, Qi und Shen, den Geist.»[19]

Erhaltung, Pflege und Mehren der drei Substanzen werden nach den daoistischen Vorstellungen der inneren Alchemie folglich fokussiert, soll der Mensch einen Zustand der Balance erreichen. Besondere Beachtung ist deshalb den drei Energiezentren, den so genannten Dantians oder Zinnoberfeldern, wörtlich übersetzt «Feld des Elixiers», zu schenken. Es sind Energiefelder, größere Bereiche und keine Punkte im Körper, in denen das Qi erstens gesammelt und zweitens transformiert wird.

Das untere Dantian befindet sich ungefähr zwei bis drei Finger breit unterhalb des Nabels und gilt als das bedeutsamste Energiezentrum. Das Qi wird hier gesammelt und verteilt sich in das gesamte Organ- und Meridiansystem. Darüber hinaus wird hier das Jing zu Qi transformiert.

Das erste Trainingsziel von Qigong und allen Kampfkünsten besteht vor allem anfangs darin, das untere Dantian zu fokussieren, das Bewusstsein für dieses Energiezentrum zu entwickeln, das Qi dort gewollt zu sammeln und das Jing zu pflegen und zu nähren. Entsprechende Atmung und Meditation als daoistisches Instrumentarium erlauben, diesen Zustand herstellen zu können.

Das mittlere Dantian befindet sich in Herzhöhe in der Mitte der Brust. Hier wird die Verbindung zum Bewusstsein, zum Geist, aufgenommen und das Qi zu Shen transformiert.

Im oberen Dantian, das zwischen den Augenbrauen über der Nasenwurzel liegt, transformiert Shen zu Dao, zu der Leere, die das höchste Ziel darstellt.

Damit diese Prozesse ungehindert und störungsfrei ablaufen können, ist ein blockadefreier Fluss des Qi unabdingbar.

Alle Drei Schätze, Qi, Jing und Shen, sind im Idealzustand als eine Einheit zu begreifen. Die Daoisten unterscheiden, um diesen Idealzustand durch die Kampfkünste zu erhalten bzw. wiederherzustellen, zwischen inneren und äußeren Kampfkünsten. Dabei erfolgt die Stärkung des Qi, Jing und Shen durch die inneren Kampfkünste, die der Muskeln, Knochen und Sehnen durch die äußeren.

19 Der gelbe Kaiser, Kapitel 14, S. 83

Einführung Ba Gua Zhang

Innere und äußere Kampfkünste

Weltweit bieten die zahlreichen Kampfkünste durch ihre verschiedenen Schulen und Stile eine nur schwer zu überblickende Vielfalt einzelner Techniken. Damit besteht nicht nur für Anfänger die Schwierigkeit, sich einen Überblick zu verschaffen und den passenden Stil auszuwählen. Die Unterscheidung zwischen innerer und äußerer Kampfkunst kann als eine erste Vorauswahl genutzt werden.

Die äußeren Kampfkünste trainieren die Muskeln, Knochen und Sehnen im Körper, fördern Schnelligkeit, Kraft und Ausdauer und schulen Selbstverteidigung und Angriff im Kampf. Sie umfassen damit vornehmlich das, was wir in der westlichen Welt unter Fitness verstehen. Dabei werden im Training so genannte Formen, festgelegte Bewegungsabfolgen, erlernt. Durch permanente Wiederholungen, sozusagen durch Auswendiglernen der Bewegung, erhält der Körper nicht nur eine bessere Konstitution, sondern reagiert im Kampf schneller und damit erfolgreicher. Übende verinnerlichen auf diese Weise nach Jahren effektive Kampfhandlungen und können sie sofort reflexartig abrufen. Erst ab einer gewissen Trainingszeit wird in der Regel mit der Arbeit des Qi begonnen.

Anders die inneren Kampfkünste, zu denen Tai Chi Chuan, Ba Gua Zhang und Xing Yi Chuan als die bekanntesten gehören.

Tai Chi Chuan charakterisiert sich durch seine langsamen, wie Wasser fließenden Bewegungen und fußt auf dem philosophischen Fundament von Yin und Yang, einem Teil der daoistischen Weltvorstellung.

Xing Yi Chuan kennzeichnet sich durch explosive, nach vorne raumgreifende Arm- und Beinarbeit. Seine Bewegungen spiegeln die Ideen der Fünf-Elemente-Lehre wider.

Ba Gua Zhang dagegen wird hauptsächlich im Kreis gelaufen und berücksichtigt die acht Trigramme und den unablässlichen Wandel des Daseins.

Ihnen allen ist gemeinsam, dass sie Formen trainieren, durch die vor allem die innere Arbeit fokussiert wird. Ziel ist hier nicht die Kampfhandlung, sondern die Kultivierung des Qi, um letztlich den Körper gesund zu erhalten. Vor allem die Daoisten entwickelten Techniken der Meditation und Atmung, durch die die Körperwahrnehmung sensibilisiert und der Geist zur Ruhe gebracht werden soll. Durch das so genannte Nei-Gong-System der Daoisten erlernen Übende spezielle Atemtechniken, erste Wahrnehmung, Stärkung und Steuerung des Qi, Öffnen und Schließen der Energiekanäle und -punkte, Blockaden zu spüren und sie aufzulösen. Sie lernen durch die innere Arbeit, die totale Entspannung von Körper und Geist herzustellen, dadurch bedingt beide miteinander zu verbinden und das Qi mit der äußeren Umgebung zu verschmelzen. Damit sind Kampfkunstausübende in der Lage, das zu erfüllen, was die Daoisten als Kerngedanke formulieren: den Mikrokosmos Mensch mit dem Makrokosmos Universum über das gemeinsame Qi zu vereinen.

Durch die intensive innere Arbeit erhält der Körper die Grundlage, sein starkes, kultiviertes Qi in den äußeren Formen des Kampfes einsetzen zu können.

Erkennbar wird damit, dass beide Arten der Kampfkunst letztlich auf einen Ursprung zurückgehen und sie nur durch unterschiedliche Wege zum Ziel führen. Die äußeren Kampfkünste gehen von außen nach innen, schulen zuerst den Körper und danach das Qi, die inneren Kampfkünste genau umgekehrt.

Ba Gua Zhang trainiert die innere Arbeit auf eine besondere Weise. Angefangen beim einfachen Kreisgehen, lernen Übende durch die langsame, teilweise haltende Bewegung, sich auf den Körper zu konzentrieren, arbeiten meditativ und üben sich in Entspannung. Gleichzeitig schulen sie die körperlichen Fähigkeiten hinsichtlich Koordination, Gleichgewicht und Beweglichkeit. In weiteren Übungsfortschritten, bei der Form der einzelnen Hand und bei den *Acht Händen*, wird dieser Prozess fortgesetzt und durch Richtungsänderungen in immer schnellerem Tempo erweitert. Durch die spiralförmigen Bewegungen, die sowohl zum Himmel als auch zur Erde hin ausgerichtet sind, nimmt der Körper die Energie auf und erhöht sie mit zunehmendem Training.

Darüber hinaus werden durch die Bewegungsmuster die Meridiane und die damit verbundenen Organe mit einbezogen und Muskeln und Sehnen beansprucht. Der ganze Körper, nicht nur einzelne Körperteile, wird als Einheit gefordert.

Erst nach sehr vielen Übungseinheiten des Kreisgehens und der

Form der *Acht Hände* sollten Lernende die lineare Form der *64 Hände* trainieren. Sie betont im Gegensatz zu den grundlegenden Kreisübungen überwiegend die äußeren Elemente der Kampfkunst.

Nachdem die Phase der inneren Schulung ein gewisses Maß erreicht hat, wird an diesem Beispiel offensichtlich, wie die innere Kampfkunst Ba Gua Zhang auch die äußeren Kampftechniken trainiert. Übende sollten beim Training deshalb immer erst den Geist, das Qi und fundamentale physische Fähigkeiten schulen, um diese dann später im Kampf erfolgreich mit starker Dynamik und gezielter Technik einsetzen zu können.

> *«Bei sich selber anfangen»*
> *Siän Gi*
>
> *[...] Die Grundlage aller Dinge ist es, dass man zuerst den eigenen Leib in Ordnung bringt und ihn als kostbares Gut zu schätzen weiß. Man muss stets neue Kräfte benützen und die veralteten abstoßen, so werden die Nervenbahnen gute Leiter der Lebenskraft. Wenn man die Lebenskraft täglich erneuert und die störenden Kräfte alle entfernt, so wird man seines Lebens Jahre vollenden. Wer das kann, heißt ein wahrer Mensch.*
> *Die weisen Könige des Altertums vollendeten sich selbst, und das Erdreich wurde vollendet; sie brachten sich selbst in Ordnung, und das Erdreich kam in Ordnung. So achtet der, der ein gutes Echo hervorbringen kann, nicht auf das Echo, sondern auf den Ton. Wer einen schönen Schatten werfen kann, achtet nicht auf den Schatten, sondern auf den Körper. [...]*[20]

20 Lü Schi Tschun Tsiu, Frühling und Herbst des Lü Bu We, S. 48

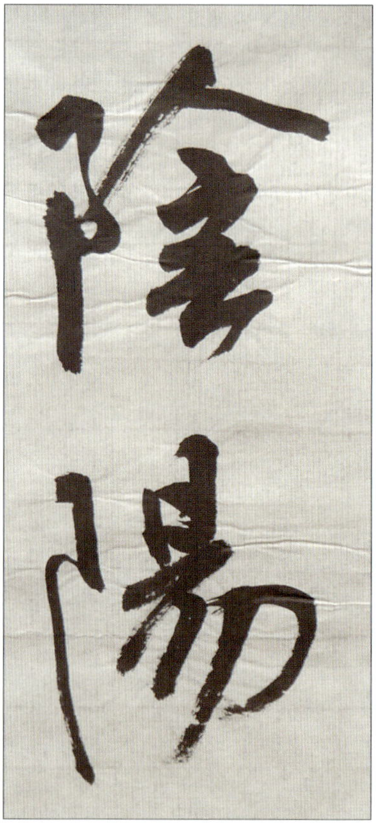

Technische Grundlagen des Ba Gua Zhang

Als innere Kampfkunst grenzt sich Ba Gua Zhang bereits mit der Bedeutung seines Namens von Tai Chi Chuan und Xing Yi Chuan ab. «Ba» bedeutet acht, «Gua» Trigramm, der Bezug zum *I Ging* und den acht verschiedenen Richtungen und Erscheinungen wird hier ausgedrückt. «Zhang» ist die Handfläche und gibt erste Hinweise auf die Art, wie praktiziert wird. Verständlich ist deshalb auch, dass die frühere, erste Bezeichnung «Zhuan Zhang» lautete, was mit «drehenden Händen» übersetzt werden könnte.

Im Vergleich zum Xing Yi Chuan lässt sich Ba Gua Zhang als weniger hart charakterisieren, jedoch kraftvoller und explosiver als Tai Chi Chuan. Es wird hauptsächlich kreisförmig und nicht linear ausgeübt und setzt die offene Handfläche und keine Faustschläge ein. Dennoch enthält es auch Merkmale der beiden anderen Kampfkünste und prägt auf seine ganz eigene Art die speziellen, variationsreichen Bewegungen.

Angelehnt an die acht Trigramme des *I Ging* geht der Praktizierende im Kreis, der mit acht Schritten gleichmäßig in abwechselnden Richtungen gelaufen wird. Die Fußarbeit übernimmt dabei eine fundamental wichtige Aufgabe. Aufgesetzt wird die ganze Sohle, in Laufrichtung nach vorne geschoben, ähnlich dem Gleiten auf Eis, abwechselnd mit dem rechten und linken Fuß. In der Schrittfolge wird der Fuß flach am Boden gehalten, kaum gehoben und nicht abgerollt. Diese Technik ermöglicht einen langen und schnell zu erreichenden Bodenkontakt und schafft damit einen stabilen Stand trotz schnell ausgeführter Drehbewegungen.

Unterstützt wird diese Fußtechnik durch die Beinarbeit. Die abgesenkte, tiefe Gangart schafft durch das Kraftpotential der Beine genau das stabile Moment, das im Kampf nötig ist. Ziel ist, im Zusammenspiel der Füße und Beine eine verwurzelte Stabilität zu erreichen, um dann mit dem übrigen Körper wechselnde Drehbewegungen in alle Richtungen ausführen zu können. Die ausgeprägte Drehung in der Hüfte zum Inneren des Kreises bringt den Körper sozusagen in eine Position, die einem gedrehten Tau gleicht. Auf diese Weise wird die Kraft, die durch die Fuß- und Beinarbeit entsteht, enorm gesteigert und kann durch die Arm- und Handbewegung in explosiver Form nach außen freigesetzt werden.

Die Körperhaltung und Mobilisierung der Kraft, vereint mit den Bewegungen des Kreisgehens und schnellen Richtungswechseln, Drehungen und Gegendrehungen, machen das Ba Gua Zhang zu einer unvergleichlich komplexen und sehr variationsreichen Kampfkunst. Schnelle Bewegungsfolgen in alle Richtungen erfordern und fördern eine schnelle Reaktion, Flexibilität, sich ständig wechselnden Situationen anzupassen, und eine ausgeprägte Koordination. Dabei sind die Bewegungen der Handflächen, des Oberkörpers, der Beine und Füße vielfältig: stoßen, schieben, heben, voranschreiten, zurückziehen, drehen, blockieren, haken, werfen, greifen, schlagen, abfangen, um nur einige zu nennen.

Unerlässlich ist dabei die Koordination des gesamten Körpereinsatzes. Unterschieden wird hier wieder zwischen Innerem und Äußerem.

Der emotionale Verstand unseres Denkvermögens (Xin) nimmt beispielsweise die Kampfsituation wahr, interpretiert sie und löst dabei eine bestimmte Handlungsreaktion oder Absicht (Yi) aus. Diese Absicht aktiviert das Qi, das einen Schlag oder Vergleichbares hervorbringt und ihn damit effektiv werden lässt. Die zu erreichende Koordination wäre folglich, Xin, Yi und Qi in einem Zusammenspiel zu trainieren. Erst ihre gegenseitige Beeinflussung lässt eine Körperreaktion wirkungsvoll werden.

Auf diesen inneren Fluss muss zwangsläufig die Koordination des Äußeren abgestimmt sein. Beim Ba Gua Zhang bedeutet dies, dass Schulter und Hüfte, Ellenbogen und Knie und letztlich Hände und Füße harmonisch zueinander eingesetzt werden müssen.

Im Kampf wird Ba Gua Zhang durch diese durchdachten, koordinierten Körperbewegungen im Angriff und in der Verteidigung für den Gegner unberechenbar. Bis jedoch derartige Kampffähigkeiten ausgebildet sind, bedarf es eines intensiven und langjährigen Trainings.

Ba Gua Zhang muss jedoch nicht zwangsläufig als Kampf ausgeübt werden. Der Weg zu diesem Ziel schult bereits, ähnlich wie im Tai Chi Chuan, unzählige Fähigkeiten, die lohnenswert zu trainieren sind; an erster Stelle steht der Nutzen für die Gesundheit. Selbst im Ursprungsland China wird Ba Gua Zhang heutzutage eher nicht als Kampf eingesetzt.

Neben den körperlichen, äußeren Fertigkeiten komplettieren die inneren das Gesamtbild von Ba Gua Zhang. Bei Beginn müssen Übende durch ein ausgewogenes Training vor allem lernen,

- effektiv und entspannt über den Bauch zu atmen,
- das Qi wahrzunehmen, zu lenken und zu stärken,
- Geist und Körper durch Meditation in einen entspannten Zustand zu versetzen,
- die Konzentrationsfähigkeit auszubauen.

Erst wenn diese inneren Fähigkeiten gut entwickelt sind, sollte mit dem äußeren Kampfkunsttraining begonnen werden.

Damit lassen sich folgende wichtige Erkenntnisse über Ba Gua Zhang zusammenfassen:

- Die Bewegungen und speziellen Techniken trainieren am Anfang vor allem die inneren Fähigkeiten.
- Die Art der Bewegung verbessert den gesundheitlichen Zustand und zielt auf Langlebigkeit.
- Nach längerem Training verbessert sich die Konstitution des Körpers. Kraft, Ausdauer, Beweglichkeit, Reaktion und Koordination werden gesteigert.
- Der ständige Wechsel und die entstehenden Kräfte sind bei Angriff und Verteidigung im Kampf besonders wirkungsvoll.

Welchen Bezug aber hat Ba Gua Zhang zum Daoismus? Warum gilt es als die «daoistischste» unter allen inneren Kampfkunstarten?

Rekapitulieren wir den Kerngedanken des Daoismus: Das Dao ist die ursprüngliche Kraft, die alles Seiende angestoßen hat und sich in jedem kleinsten Teil wiederfindet. Damit entspricht der Mikrokosmos Mensch in seiner Ganzheit dem Makrokosmos, der ihn umgibt. Er ist ein Teil des Universums, ihn durchfließt die gleiche Energie, alles ist durchdrungen von dem einen Dao. Aus dem Urzustand des Nichts, des Wuji, entwickelte sich das Taiji. Aus ihm gingen Yin und Yang hervor und damit alles weitere Seiende nach dem Muster der beiden gegensätzlichen Pole.

Mit der Geburt entfernt sich der Mensch mit jedem Moment mehr vom Ursprung des Dao – durch seine Lebensführung, seine Entwicklung, seine Erziehung. Aus Sicht der Daoisten gilt es nun, Techniken zu entwickeln, um diesen ungetrübten Urzustand – den Zustand, mit dem Dao vereint zu sein – wieder herzustellen und zu spüren.

Die Kampfkünste ermöglichen diesen Weg, Ba Gua Zhang in ganz besonderem Maß. Es legt sozusagen die ursprünglichen Energien in unseren Körpern frei, um das Gefühl der Einheit mit dem Ganzen erlebbar zu machen.

Aber wodurch wird dieser Vorgang in Gang gesetzt? Welchen Anstoß brauchen wir, um so eine Einheit eingehen zu können?

Die wichtigste Grundlage ist ein ungehinderter Qi-Fluss, der nur möglich ist, wenn Blockaden abgebaut sind.

Eine tiefe, ruhige Bauchatmung in das untere Dantian ist die erste Grundvoraussetzung für einen entspannten, blockadefreien Körper. Gleichzeitig ist es unabdingbar, durch Meditation den Geist zu beruhigen und einen leeren und konzentrierten Zustand herzustellen.

Ba Gua Zhang trainiert durch seine charakteristischen Bewegungen, kennzeichnend sind Eigenschaften nach dem Yin-Yang-Muster wie hoch und tief, hart und weich, rechts und links, ruhig und explosiv, vor allem zuerst diese notwendigen Voraussetzungen. Es fokussiert damit hauptsächlich, das Qi zu kultivieren. Das gestärkte, ungehindert fließende Qi folgt dann dem Prozess der inneren Alchemie. Es wandelt sich in Jing, das wiederum weiteres Qi erzeugt. Schließlich nähren beide Shen, den Geist. Am Ende des Prozesses stehen ein ungestörter Energiefluss, der Kreislauf der natürlichen Kräfte, die Verschmelzung von Geist und Körper, das Bewusstsein und die Wahrnehmung der ursprünglichen Kräfte, die Einheit mit dem Dao.

Alle einzelnen, aufeinander abgestimmten Bewegungen des Ba Gua Zhang, ob beim einfachen Kreisgehen oder bei den *64 Händen*, fördern diesen Prozess und erlauben Übenden, unvergleichliche Erlebnisse ihres inneren Daseins wahrzunehmen.

Historische Entwicklung

Wenn es um den Ursprung, die Entwicklung, Stile und Formen von Ba Gua Zhang geht, lässt sich mühelos zusammenstellen, was es darüber nicht gibt: einen genauen zeitlichen Anfangspunkt und geographischen Ursprung, exakte Entstehung, einen einzelnen Begründer, klare Entwicklungslinien, Grundgesamtheit aller Meister, die von ihnen entwickelten unübersehbar vielen Stile, deren Unterschiede und die daraus resultierenden Formen. Dies scheint vielleicht für den einen oder anderen unbefriedigend, aber die vagen Informationen sind erklärbar.

Wenn es um chinesische Kampfkünste, ihre Entstehung und Verbreitung geht, darf man nicht vergessen, über welche Größe sich China erstreckt – das bedeutet auch immensen Raum für unzählige Kampfkunstarten. Seine Geographie und die Tatsachen, dass frühere Zeiten nicht über heutige Medien verfügten, Menschen beschwerlicher reisten und weniger flexibel waren, Analphabetismus eine Verschriftlichung von Wissen erschwerte, politische Verhältnisse zeitweilig Kampfkünste verboten hatten, Meister häufig Kampfkunstinhalte als Geheimnis hüteten und auch oft in Einsamkeit lebten und lehrten, erschweren eine geordnete Übersicht. Darüber hinaus füllen unzählige Legenden und Geschichten über Meister und ihre Fertigkeiten ganze Bände, die die Leselust durchaus befriedigen, aber gleichzeitig natürlich tatsächlich Stattgefundenes nicht immer eindeutig entschleiern. Ein Faktum, das nicht automatisch negativ sein muss. So manche Legende bereichert mit ihren Inhalten und lässt die Neugierde auf Zahlen und Fakten einfach unerheblich erscheinen. In Summe wird damit ersichtlich, dass ein ganz spezieller Rahmen geschaffen ist, innerhalb dessen die Kampfkünste näher betrachtet werden können.

Als ziemlich gesichert gilt, dass Dong Hai Chuan (1797-1882), der Hebei Provinz entstammend, Ba Gua Zhang nach Beijing brachte. Ihm wird eine außerordentliche Begabung nachgesagt. Vielleicht waren es auch seine Fähigkeiten, die so zahlreiche Legenden und

Geschichten über ihn anstießen – eine von ihnen erzählt Folgendes:

> *Ein alter Mann rettet einen kleinen Jungen, der sich verirrt hat und nimmt ihn mit zu sich nach Hause, wo er ihn versorgt. Auch gibt er dem Jungen viele Bücher über Wushu zu lesen, ebenso das I Ging. Der Junge studiert wissbegierig und fleißig und beherrscht schon bald in jungen Jahren die Kampfkünste. Arbeitslosigkeit bestimmt sein Leben als jungen Erwachsenen und so beschließt er, an den kaiserlichen Hof in Beijing zu gehen und als Eunuch dem Prinzen dort zu dienen. Er trifft auf einen kampfkunstbegeisterten Prinzen, der immer wieder Wettkämpfe veranstalten lässt. Eines Tages während eines Wettkampfes befiehlt der Prinz dem jungen Dong Hai Chuan, für sein leibliches Wohl zu sorgen und ihm einen Tee zu holen. Dem Befehl folgend geht er und kehrt mit dem Tee zurück. Der Zugang zum Prinzen wird ihm jedoch durch die vielen Zuschauer verwehrt und so sucht er nach einer anderen Möglichkeit, seinen Befehl untertänig auszuführen. Er springt über einen hohen Zaun, ohne auch nur einen Tropfen Tee zu verschütten. Fasziniert von dieser außergewöhnlichen Fertigkeit fordert der Prinz Dong Hai Chuan auf, ihm seine Kampfkunst zu zeigen. Elegant, aber dennoch schnell wie ein Blitz und gewandt bewegt er sich in Kreisen, führt kunstvoll seine Bewegungen aus, fließend wie Wasser und kraftvoll wie ein tanzender Drachen. Er begeistert den Prinz, der so zum ersten Mal Ba Gua Zhang kennen lernt und es von dem Tag an bekannt werden lässt.*

Neben dieser Legende gibt es auch gänzlich andere Darstellungen darüber, wie Dong Hai Chuan und Ba Gua Zhang zusammengehangen haben sollen.

Sehr wahrscheinlich hat er, zusammen mit zwei anderen, heute weniger bekannten Schülern, von dem daoistischen Meister Dong Men Lin in den Bergen der An Hui Provinz gelernt.[21] Interessante Erkenntnisse darüber stellt der chinesische Historiker und Kampfkünstler Kang Ge Wu[22] zusammen. Seine Forschungen haben ergeben, dass Dong Hai Chuan von den Daoisten ausschließlich das Kreisgehen erlernte, aber keine technischen Fertigkeiten des Ba Gua Zhang. Aus den Aufenthaltsorten Dong Hai Chuans, dem damaligen Stand der Kampfkünste und dem Wirken anderer Kampfkünstler kommt er zu

21 Liang Shou Yu S. 44; er stellt akribisch viele Meister und Linien übersichtlich zusammen

22 Pa Kua Chang Journal, Vol. 4, Nr. 6, S. 4 ff

dem Schluss, dass Dong Hai Chuan selbst die Technik des Ba Gua Zhang entwickelt haben muss. Auf dem Fundament des Kreisgehens, seine spezielle Fuß- und Beinarbeit, die Fähigkeit des verwurzelten Standes, die dadurch möglichen, sehr schnellen Drehungen und explosiven Kraftstöße, entwickelte er die bekannte Technik des Kreisgehens zur Kampfkunst Ba Gua Zhang weiter.

Welche Version von den vielen nun der Wahrheit entsprechen mag, bleibt sicher unbewiesen. Allerdings ist eines unumstößlich: Dong Hai Chuan war ein Ausnahmekampfkünstler und gab sein umfassendes Wissen und seine Erfahrung ausschließlich an ausgewählte Schüler weiter, die als Voraussetzung langjährige Erfahrung in anderen Kampfkunstarten mitbringen mussten. Vier sehr bekannte und einflussreiche Schüler, die in der Entwicklung des Ba Gua Zhang ihre Spuren hinterlassen haben und die «Großen Vier» genannt werden[23], sind Yin Fu (1842-1911), Cheng Ting Hua (1848-1900), Ma Wei Qi (1851-1880) und Liang Zhen Pu (gestorben 1900).

Die nach ihnen benannten Stile Yin, Cheng und Liang sind Grundlage für die unübersehbar vielen Stile, die sich aus dieser Zeit bis heute entwickelt haben.

Dong Hai Chuan hat dabei mit seinem Training die Neigungen und Vorkenntnisse seiner Schüler in anderen Kampfkünsten berücksichtigt; gemäß ihrem Können lernten sie die Formen mit unterschiedlichen, individuellen Schwerpunkten.

Yin Fu wurde nicht nur zeitlich Dong Hai Chuans erster Schüler, er war auch hinsichtlich seiner Fertigkeiten die Nummer Eins der Kampfkunstgruppe.[24] Aus einer armen Familie stammend, verließ er als junger Mann sein Dorf, um in Beijing seinen Lebensunterhalt zu bestreiten. Die Kampfkünste waren für ihn nicht nur ausschließliche Passion, sondern wegen seiner untergewichtigen Statur auch ein probates Mittel zur Selbstverteidigung. Dem charakterlichen Idealbild eines Meisters entsprechend galt er als besonnen, gleichmütig und ruhig und trainierte mit unermüdlicher Disziplin und Ausdauer am Hofe des Prinzen Su Wangs in Beijing unter Anleitung seines großen Meisters.

Als vierter Schüler kam Cheng Ting Hua zu Dong Hai Chuan. Er gilt neben Yin Fu als der zweite große, einflussreiche Name in der direkten Nachfolgelinie, war aber von ganz anderer körperlicher Gestalt.

23 Frantzis S. 511 ff; neben Daten weiß Frantzis auch charakteristische Eigenheiten dieser Meister weiterzugeben.

24 Die folgenden Informationen entstammen von Tina Chunna Zhang S. 10ff; sie stellt auf spannende Weise zahlreiche Meister mit ihrem Können detailliert biographisch vor.

Er war klein, untersetzt, dennoch kraftvoll. Charakterlich galt er eher als streitlustig und offensiv, gleichzeitig aber auch als wohlwollend und gesellig.

Im Alter nahm Dong Hai Chuan einen letzten Schüler an, es war Liang Zhen Pu. Als junger Mann erfuhr dieser dann nicht nur die Erkenntnisse des alten Meisters; seine erfolgreichen Schüler Yin Fu und Cheng Ting Hua bereicherten den jungen Dong Hai Chuan ebenso mit ihrem Wissen. So verwundert es nicht, dass sich sein Stil als ein Konglomerat der Kampfstile der drei Meister kennzeichnet.

In der Reihe der Schüler nimmt Ma Wei Qi eine etwas andere Position ein. Er wurde zwar als zweiter Schüler von Dong Hai Chuan aufgenommen, aber aus welchem Grund dies geschah, blieb bis heute verborgen. Bereits als junger Mann fiel Ma Wei Qi mit seinen grobschlächtigen, impertinenten und lauten Umgangsformen auf. Selbst ein meisterliches Training vermochte sein unsoziales Verhalten nicht zu beeinflussen und zu ändern. Sein ebensolches Kampfverhalten in Wettkämpfen bereitete ihm mehr Feinde als Freunde, wenn er Gegner mit Schlägen des Ba Gua Zhang organisch derart schädigte, dass sie nach mehreren Tagen verstarben. Mit diesem gezielten, trickreichen Kampfeinsatz und den verzögerten Todesfolgen entfiel natürlich jede Verantwortlichkeit, zu der er sonst hätte gezogen werden können. Damit löste er im Laufe der Zeit die Wut vieler Menschen aus, an erster Stelle die der Angehörigen verstorbener Kampfkünstler. So beauftragten sie einen Kräuterarzt, der Ma Wei Qi im Alter von 29 Jahren vergiftete. Sein kurzes Leben hatte für die Kampfkünste zur Folge, dass seine Linie eine nur kurze in der Geschichte des Ba Gua Zhang darstellt.

Zu Lebzeiten Dong Hai Chuans wurde Ba Gua Zhang nicht so bekannt, wie es vielleicht wünschenswert gewesen wäre. Erst durch das Wirken von Yin Fu und Cheng Ting Hua als Lehrer verbreitete sich die Kampfkunst erfolgreicher.

Als Dong Hai Chuan 85-jährig in Beijing verstarb, beerdigte Yin Fu ihn auch dort. Das durch die später folgende Kulturrevolution schwer beschädigte Grab konnte Li Zi Ming 1980 mit Hilfe von 442 anderen Ba-Gua-Zhang-Kämpfern zu einem entfernteren Friedhof verlegen. Durch die hinzugekommenen Gräber anderer bekannter Ba-Gua-Zhang-Meister wurde dieser Friedhof zu einer berühmten, historischen Stätte für Ba-Gua-Zhang-Interessierte.[25]

25 Chunna Zhang, S. 8

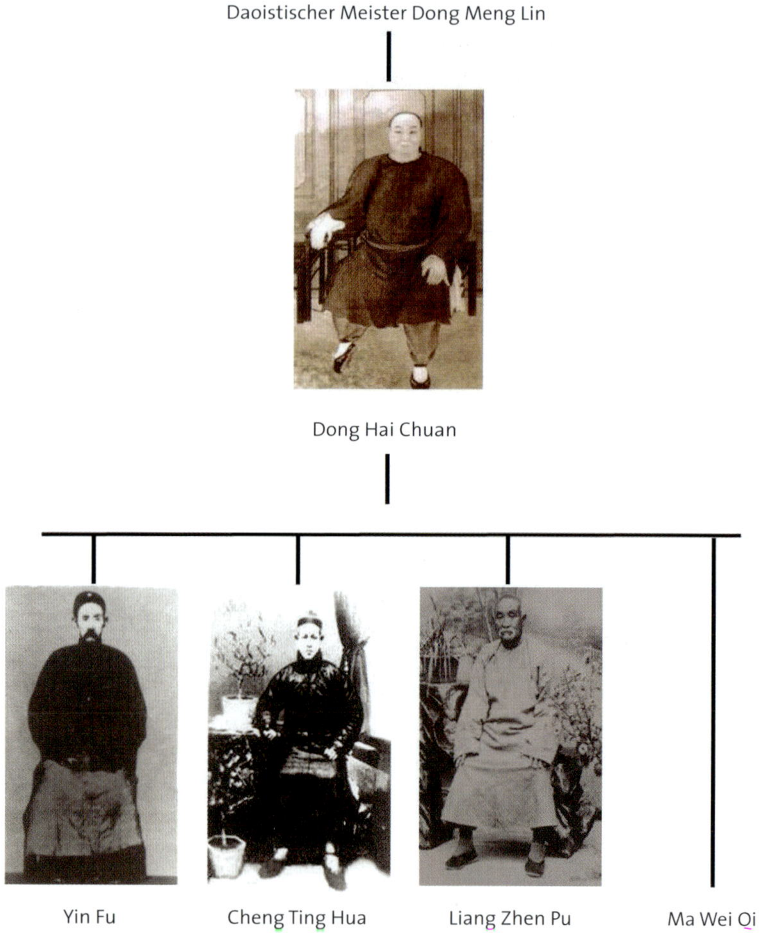

7 Die ersten bekannten Linienhalter von Dong Hai Chuan

Daoistische Elemente im Ba Gua Zhang

Erinnern wir uns an die wesentlichen Gedanken des Daoismus.

Der Urzustand, das Wuji, kennzeichnet sich durch eine vollkommene Ruhe, in dem alle Kräfte bereits vorhanden, aber noch nicht sichtbar ausdifferenziert sind. Das Qi ist rein, völlig unbeeinträchtigt und durchströmt alles. Es ist der ungetrübte Zustand, der auch vorgeburtlich oder «Vor-Himmel» genannt wird. Keine Einwirkungen unserer bekannten gegenwärtigen Welt beeinflussen diesen Zustand.

Bewegen sich die Kräfte, entsteht der Zustand des Taiji, in dem Yin und Yang sich voneinander abgrenzen und sichtbar werden. Das Prinzip der Dualität ist geschaffen, lässt Himmel und Erde entstehen und kennzeichnet von nun an jede Erscheinung (Liang Yi). Indem diese beiden Kräfte wirken, entstehen alle Eigenschaften der Welt, charakterisiert durch ihre gegensätzliche Dualität. Die so geschaffenen Erscheinungen beeinflussen das ursprüngliche Qi und nehmen ihm seine unbeeinträchtigte, reine Eigenschaft. Damit entrückt der Urzustand des Wuji immer weiter, die entstandene Welt gehört nicht mehr zur Phase des Vorgeburtlichen, sie büßt ihre Reinheit ein. Die nach dem Yin-Yang-Muster geschaffenen Eigenschaften eröffnen die neue Phase des Nachgeburtlichen, die auch «Nach-Himmel» genannt wird.

Da sich Yin und Yang als einfaches Gegensatzpaar -- und — (Liang Yi) auch selbst wiederum nach Yin und Yang aufteilen lassen, entsteht eine weitere Differenzierung: ein starkes Yang ⚌, ein schwächeres Yang ⚎, ein starkes Yin ⚏ und ein schwächeres Yin ⚍ (Si Xiang). Diese Zustände werden auch mit den Begriffen der vier Phasen ausgedrückt und darüber hinaus den Organen des Körpers zugeordnet.

- starkes Yang ⚌, Feuer, Herz
- schwächeres Yang ⚎, Holz, Leber
- starkes Yin ⚏, Wasser, Niere
- schwächeres Yin ⚍, Metall, Lunge

Eine weitere Differenzierung lässt die acht Trigramme nach dem Vorbild des *I Ging* hervorgehen – damit sind die Kernelemente für das Ba Gua Zhang geschaffen.

Wie sind nun die fundamentalen Begriffe Wuji, Taji, vorgeburtlich und nachgeburtlich im Ba Gua Zhang wiederzufinden? Welche Rolle spielt diese Vorstellung, dieses Muster der Weltentstehung, für die Bewegungsabläufe und deren Sinn beim Ba Gua Zhang?

Schaffen wir zunächst einen Transfer des vorgeburtlichen und nachgeburtlichen Konzepts der Welt auf den Menschen. Der Mensch ist als Mikrokosmos in Anlehnung an den Makrokosmos des gesamten Universums zu begreifen; in ihm vollziehen sich Vorgänge nach dem gleichen Muster und ihn durchströmt das gleiche, ungetrübte Qi.

Nach der daoistischen Vorstellung wächst der Fötus im Mutterleib mit einem unbeeinträchtigten, reinen Qi heran. Er kommt mit negativen Einflüssen seiner Umwelt nicht in Kontakt, wird durch die Mutter mit Qi, Blut und Nahrung in optimaler Weise versorgt. Darüber hinaus nimmt er nach daoistischer Vorstellung das Qi des Universums in sich auf und verfügt deshalb über ein gleichmäßig fließendes und reichlich vorhandenes Qi, das nicht stagniert. Damit entspricht er dem Bild der weichen und sanften Natur, folglich in seiner Ganzheit dem natürlichen Zustand des Wuji. Nach der Geburt bewegt sich das neue Leben mit jeder Minute von diesem reinen Urzustand weg. Der Säugling nimmt andere Nahrung zu sich, atmet selbstständig die ihn umgebende Luft, erfährt emotionale Erlebnisse. Der Prozess der inneren Alchemie, die Umwandlung von Luft und Nahrung in Qi, eine wechselseitige Beeinflussung von Qi und Jing und die Umwandlung von Qi in Shen, werden in ihrem Prozess störanfällig. Anders ausgedrückt, die inneren Abläufe nehmen durch die äußeren Einwirkungen Schaden, Yin und Yang geraten aus der Balance. Damit verursacht der nachgeburtliche Zustand, dass der Mensch sich mit jedem Lebensmoment weiter vom harmonischen Urzustand entfernt. Durch seine Lebensweise, seine Art der Nahrungsaufnahme, seine emotionalen Erlebnisse, seine körperliche Entwicklung und dem natürlichen Alterungsprozess, der mit dem Tod endet, beginnt der Mensch mit dem Zeitpunkt der Geburt sich immer weiter vom Zustand des Reinen wegzubewegen und fügt seinem Leben immer mehr Schaden zu. Sein Qi ist längst nicht mehr das der vorgeburtlichen Phase, es ist ein beeinträchtigtes Qi der nachgeburtlichen Phase, das mit jedem Tag mehr seine Ursprünglichkeit verliert.

Der Mensch entwickelt sich somit nach dem gleichen Muster wie das des Universums, vom Idelazustand Wuji zum Taiji, also vom Dasein im Mutterleib zu der darauf folgenden Geburt. Er erfährt in seiner Außenwelt nach dem Prinzip des Yin und Yang Beeinträchtigungen und büßt somit seinen ursprünglichen reinen Zustand immer mehr ein.

Genau an dieser Stelle ermöglichen Qigong und die inneren Kampfkünste, also auch Tai Chi und Xing Yi, das Leben auf den richtigen Weg, den des Vorgeburtlichen, der Balance von Yin und Yang, zurückzuführen; Ba Gua Zhang bewirkt dies durch seine besondere Art der schnellen Bewegungen im Kreis in sehr intensiver und effektiver Weise.

Um die daoistischen Vorstellungen nicht rein philosophisch abstrakt darzustellen, illustrieren wir diese Entwicklung an dem Beispiel eines Anfängers des Ba Gua Zhang.

Welchen Weg müssten er oder sie gehen, welches Training durchlaufen, um das vorgeburtliche, harmonische Dasein zu erreichen?

Der körperliche Ausgangszustand befindet sich anfänglich zumeist weit entfernt vom ursprünglichen, vorgeburtlichen Dasein. Die nachgeburtlichen Charakteristika des Körpers kennzeichnen sich einerseits durch eine untrainierte Konstitution, also schwache Muskeln und Sehnen, und gleichzeitig andererseits durch die Spuren seines alltäglichen Lebenswandels, beispielsweise durch Stress, falsche Bewegungen und eine dauerhaft unangemessene Ernährung. Das Qi stagniert, dadurch bedingt werden Muskeln und Sehnen hart, der Körper unbeweglich und steif; er ist alles andere als der weiche und unbeeinträchtigte Körper eines Säuglings. Wichtig ist hier also, den physischen Teil des Individuums zu trainieren, sein Äußeres einerseits durch die Bewegungen des Ba Gua Zhang zu kräftigen und andererseits, nach dem Vorbild des Säuglings, weich und beweglich werden zu lassen. Anders ausgedrückt, der Körper, also Yang, muss vom nachgeburtlichen in den vorgeburtlichen Zustand zurückgeführt werden.

Damit verbessert das nachgeburtliche oder auch äußere Training die physische Konstitution. Es beinhaltet keine Meditation, sondern ist letztlich zielgerichtet auf Kampfanwendungen. Eine intensive, technische Arbeit, das Einüben der Bewegungsmuster und -folgen, Schrittfolgen, Fußarbeit und korrekte Positionen werden damit unabdingbar. Sie sind das Fundament für später folgende, richtig auszuführende Bewegungen.

Gleichzeitig zum körperlichen Training muss eine intensive Qi-Arbeit stattfinden. Ein Anfänger wird zumeist sein Qi nicht spüren, nicht wissen, wie es zu lenken, zu erhalten und zu vermehren ist. Weit entfernt vom vorgeburtlichen Zustand hat sein Qi im Laufe des Lebens Beeinträchtigungen erfahren müssen. Durch ein ausgewogenes Ba-Gua-Zhang-Training sollten Übende vorab lernen, den ganzen Körper in einen entspannten Zustand zu führen und eine ruhige, tiefe Bauchatmung ausüben zu können. Auf dieser Grundlage werden sie leichter das Bewusstsein für das eigene Qi entwickeln und fähig werden, es zu spüren.

Im zweiten Schritt wird ein Anfänger lernen, das Qi in das untere Dantian abzusenken, es später durch den Körper zu leiten, zu stärken und zu vermehren. Diese innere Arbeit, also Yin, führt das nachgeburtliche, beeinträchtigte Qi mit der Zeit zurück zum vorgeburtlichen, reinen und starken Qi, das ohne Stagnation durch den Körper fließen kann.

Damit unterscheidet sich das vorgeburtliche oder innere Training erheblich vom nachgeburtlichen. Meditative Fähigkeiten werden besonders durch das Kreisgehen fokussiert und leisten den wesentlichen Beitrag zur Qi-Kultivierung. Die Daoisten wollten damit vor allem eine stabile Gesundheit und ein langes Leben erreichen. Das vorgeburtliche Qi freizulegen und zu stärken, um in Kampfhandlungen erfolgreich zu bestehen, war für sie eher ein sekundäres Ziel.

Dabei ist bemerkenswert, dass unser Körper das vorgeburtliche Qi trotz eines beeinträchtigenden Lebenswandels erhält. Es ist vorhanden, weil wir es durch das reine Qi des Universums bei der Zeugung aufgenommen haben und immer in uns tragen. Überdeckt durch unsere Lebensweise haben wir uns aber den Zugriff zu ihm selbst verbaut, es sozusagen zugeschüttet. Innere Kampfkunst und Qigong befähigen uns dieses ursprüngliche Qi freizulegen, zu ihm vorzustoßen, es zu stärken und zu kultivieren.

Der Weg des Trainings, den äußeren Körper und das Qi zum vorgeburtlichen Zustand hinzuführen, ist der erste Schritt im Ba Gua Zhang. In einem zweiten erfolgt konsequenterweise, Körper und Qi, Yang und Yin, miteinander zu vereinigen. Beide Kräfte werden dann nicht mehr als zwei verschiedene Elemente erlebt, sondern als Einheit. Das gelingt jedoch nur, wenn beide zuvor auf den reinen Zustand des Vorgeburtlichen zurückgebracht worden sind. Diese Ursprünglichkeit erlaubt Körper und Qi, Inneres und Äußeres, Yang und Yin, sich an der Wurzel harmonievoll zu vereinigen. Der nun unbeeinträchtigte, vorgeburtliche Zustand bildet die Ausgangssituation für einen neuen Weg, der Körper und Qi vereint und rein erhält, der den Schaden des nachgeburtlichen Lebens abhält. Es ist der Weg für ein gesundes Dasein und ein langes Leben.

Um das Endziel erreichen zu können, bedarf es eines umfassenden, intensiven Trainings, dessen Anfang immer auf einem stabilen Fundament fußen muss. Anfänger werden also für das körperliche Training und die Bewusstwerdung des Qi sinnvollerweise Qigong *(Stehende Säule / Zhan Zhuang)* ausüben und lange Zeit das einfache Kreisgehen üben, bevor sie weitere Formen erlernen. Nur ein intensives Basistraining führt zum erwünschten Vereinigungsprozess von vorgeburtlichem und nachgeburtlichem Zustand, von Yin und Yang in Balance.

Wie unabdingbar die Basisarbeit für den Lernprozess des Ba Gua Zhang ist und welche späteren Körpererfahrungen aus ihr erwachsen, lässt sich am ehesten an Beispielen aus dem Alltagsleben illustrieren.

Motorische Fähigkeiten wie Schwimmen, Fahrrad fahren oder Auto fahren erlernen wir zumeist über einen längeren Zeitraum. Dabei üben wir bewusst einzelne Tätigkeiten aus, wie Schalten beim Autofahren oder Ausbalancieren beim Fahrradfahren. Mit fortschreitender Übung verschmelzen automatisch mehrere Tätigkeiten, Schalten, Lenken und mehr können wir ohne bewusste Denkprozesse gleichzeitig ausüben.

Eher künstlerische Fertigkeiten wie Musizieren oder Tanzen, erlernen wir ebenso zunächst erst technisch. Auch wenn sie anfänglich im Idealfall bereits Freude bereiten, so muss sich ein Anfänger vornehmlich auf seine Technik konzentrieren und wird weniger das Gefühl des virtuosen Musizierens oder der weichen, fließenden Tanzbewegungen wahrnehmen können. Hat der Körper die technischen Voraussetzungen internalisiert, ist er befähigt, Bewegungen von innen heraus ohne Einsatz von Denkvorgängen ablaufen zu lassen. Erst in dieser Phase spüren wir den Fluss unserer Tätigkeiten, erst dann stellt sich genussreiches Empfinden ein.

Das Ba-Gua-Zhang-Training verläuft für das Erlernen der äußeren Bewegungsmuster ähnlich. Zuerst bereiten oft einfache Bewegungen des Kreisgehens Schwierigkeiten. Längeres Üben ermöglicht die meist fremden Bewegungen der Füße, der Beine, des Oberkörpers, des Kopfes und der Arme koordiniert und ohne nachzudenken auszuüben.

Im Gegensatz zu den alltäglichen Tätigkeiten ist jedoch das Endziel des Ba Gua Zhang ein besonderes. Die Vereinigung von Vorgeburtlichem und Nachgeburtlichem, von Yin und Yang und das frei fließende Qi lassen sich als Erlebnisse erfahren, die nicht mit anderen Fertigkeiten vergleichbar sind. All das eröffnet uns einmalige, ungeahnte Erfahrungen, körperlich und geistig, die nicht in Worte zu fassen sind und die uns den Weg für ein gesundes Leben bereiten.

Einflüsse des *I Ging*

Greifen wir die von den Daoisten erdachte Entwicklungslinie Wuji, Taiji, Yin und Yang (Liang Yi) und die vier Phasen starkes Yang ⚌, schwächeres Yang ⚎, starkes Yin ⚏ und schwächeres Yin ⚍ (Si Xiang) auf. Ein zusätzlicher Strich erschafft das Trigramm (Gua), das die Interpretationsmöglichkeiten vervielfacht und zu mehr detaillierten Erklärungen der Welt und allem, was in ihr besteht, verhilft. Sie sind elementarer Bestandteil des *I Ging*. Ihre Verdoppelungen zu Hexagrammen charakterisieren das *Buch der Wandlungen* als ein unvergleichliches Instrument, das Dinge dieser Welt zu erklären und prophezeien versucht.

Es offenbart wie kein anderes Werk, dass sich das chinesische Denken durch Muster kennzeichnet, die als Erklärungsprinzip für alle weltlichen Erscheinungen genutzt werden. Politik, Kultur, Sprache und vieles mehr ist von dieser dem westlichen Denken ferne Art geprägt.

Die Kampfkünste sind in logischer Konsequenz davon nicht ausgenommen. Sie folgen mit ihrem philosophischen Gehalt, ihrer Art der Bewegungsabläufe und ihrem Bezug zum menschlichen Körper den Mustern des Ba Gua (acht Trigramme kreisförmig angeordnet) und werden durch sie inhaltlich erklärt. Ba Gua Zhang beansprucht für sich als Kampfkunst am meisten von allen inneren Kampfkünsten das Konzept des *I Ging* widerzuspiegeln.

In welcher Weise finden sich diese Muster im Ba Gua Zhang wieder? Anders ausgedrückt, welche Elemente im Ba Gua Zhang lassen sich mit Hilfe des *I Ging* detaillierter erklären?

Vorweggenommen sei der Hinweis, dass je nach Stil, Linie und auch Zeit der Transfer vom *I Ging* auf Ba Gua Zhang unterschiedlich ausfallen kann; es ist kein starres System, das einmalig entworfen worden ist, sondern ein flexibles, vom Zeitgeist und zahlreichen Meistern geprägtes, das auf die unterschiedlichsten Bewegungsmuster anwendbar ist. Exemplarisch seien die wichtigsten Eigenschaften, die im *I Ging* vom Ba Gua abgeleitet werden, genannt:

☰	Qian	Himmel	Süden	schöpferisch, stark, kämpfend
☷	Kun	Erde	Norden	empfangend
☵	Kan	Wasser	Westen	abgründig
☲	Li	Feuer	Osten	schnelle Bewegung, festhaltend
☳	Zhen	Donner	Nordost	erregend
☴	Xun	Wind	Südwest	sanft, beweglich
☶	Gen	Berg	Nordwest	ruhig, entschlossen
☱	Dui	See	Südost	ausgeglichen

Allgemein ausgedrückt werden die Bewegungen des Ba Gua Zhang den Eigenschaften des Ba Gua insgesamt oder auch den einzelnen Guas zugeordnet. Daraus ergibt sich beispielsweise, dass einzelne Bewegungen, die hart und energiegeladen sind, durch das Gua Qian charakterisiert werden, diejenigen, die weich und sanft sind durch das Gua Xun. Die von den Guas abgeleiteten Eigenschaften typisieren demnach die Art und Weise der Bewegungen des Ba Gua Zhang; von ihnen als Muster wird die Bedeutung auf die Kampfkunst transferiert. Sichtbar wird dieses Prinzip an mehreren Beispielen.

1. Der offensichtlichste Einfluss besteht in dem kreisförmigen Ba Gua; jedes Gua entspricht einer Himmelsrichtung. Diese geographische Ausrichtung bildet die Grundstruktur für jede Bewegung im Ba Gua Zhang. Praktisch werden beim Kreislaufen acht Schritte in acht Himmelsrichtungen gegangen, im Kampf wird in acht verschiedene Richtungen agiert. Somit wird auch verständlich, warum mit Ba Gua Zhang möglich wird, gegen acht Gegner zu kämpfen.

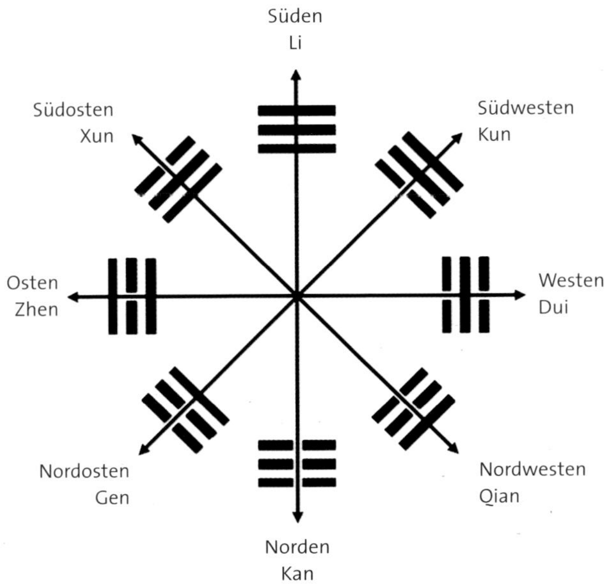

8 Nachgeburtliches Ba Gua mit allen Laufrichtungen

Durch die Laufrichtungen vorne, hinten, rechts, links und alle vier Diagonalen, zusätzlich die Variante den Körper nach unten abzusenken oder nach oben zu strecken, ergeben sich unzählige Möglichkeiten, sich fortzubewegen. In Kombination mit Schnelligkeit entstehen ständige Wechsel, die das Ba Gua Zhang unberechenbar und einzigartig werden lassen. Fortwährende Bewegung bedeutet laufende Wandlungen in den Positionen und ihren Auswirkungen auf den Körper und auch Gegner – Wandlung bildet gleichsam den alles tragenden Grundgedanken des *I Ging*.

2. Die Organe und Körperteile können gemäß ihrer Eigenschaften durch die entsprechenden Guas erklärt werden. Das gilt ebenso für Bewegungen, die durch Ba Gua Zhang gezielt Organsysteme ansprechen und auf sie wirken. Besonders die einzelnen, acht, fix gehaltenen Figuren beim Kreisgehen – sie sind die Grundlage für die *Acht Hände* – werden jeweils einem Meridian zugeordnet, beeinflussen ihn und das ihm zugeordnete Organsystem. Blockaden können auf diese Weise aufgehoben werden und das Qi kann ungehindert durch den Körper fließen.

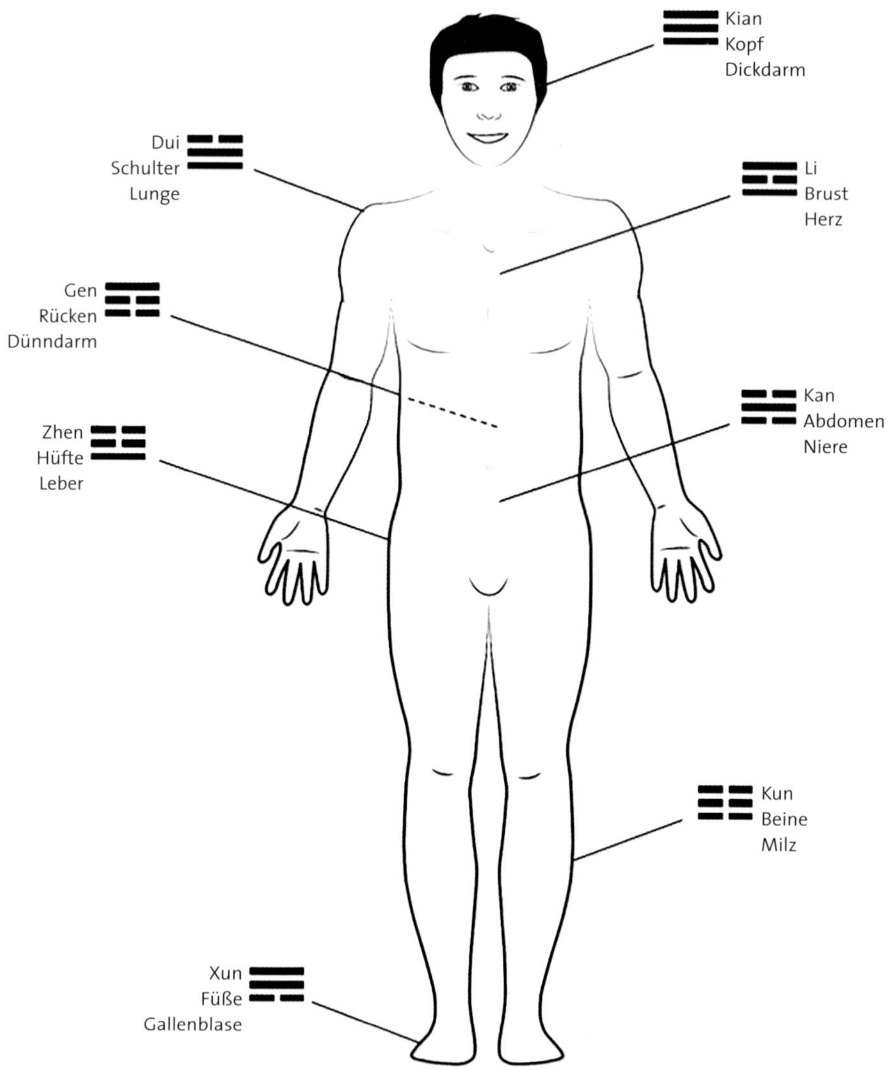

9 Zuordnung der Guas zum Körper und Organsystem

Der Transfer des Ba Gua auf den Körper begründet sich auch hier durch gleichgeartete Eigenschaften.

Qian ☰ ist im vorgeburtlichen Ba Gua ganz oben platziert; daraus ergibt sich die logische Konsequenz, dieses Gua auf den Kopf des menschlichen Körpers zu beziehen.

Kun ☷ liegt Qian im Ba Gua gegenüber, die gleiche diametrale Position nehmen die Beine des Menschen im unteren Körperbereich ein. Beim Ba Gua Zhang wird den Beinen eine besonders wendige und bewegliche Funktion abverlangt. Physisch wird dies durch den biologischen Bauplan von Oberschenkel, Unterschenkel und Fuß und deren auf einander abgestimmte Koordination ermöglicht. Auch das drückt sich im Kun aus; drei unterbrochene Yin-Linien stehen für Flexibilität, drei durchgezogene Yang-Linien wie im Qian hingegen für Stabilität.

Der Rumpf wird mit zwei verschiedenen Guas gleichgesetzt.

Li ☲ steht für den Brustkorb, dessen Inneres leer und blockadefrei sein muss, um eine ungehinderte Atmung gewährleisten zu können. Die durch die Atmung gewonnene Luft wandelt der Körper in Qi um; damit stärkt er sein Äußeres. Die Linien zeigen entsprechende Beweglichkeit durch den unterbrochenen Strich Yin und die Stärke durch die durchgezogenen Striche Yang.

Dem gegenüber stehen die Eigenschaften des Guas Kan ☵ und zwar sowohl im Ba Gua als auch im Körper. Kan wird auf den abdominalen Körperbereich bezogen. Die Stärke des mittleren Yang-Striches entspricht dem unteren Dantian, in dem Qi gesammelt wird. Im Gegensatz dazu stehen die vier Gliedmaßen, denen Beweglichkeit abverlangt wird, im Gua ausgedrückt durch zwei geteilte Yin-Striche.

Zhen ☳ wird den Hüften zugeordnet. Sie müssen wie der unterste Yang-Strich stabil sein, somit ein festes Fundament für den Oberkörper bilden, der flexibel in alle Richtungen reagieren muss. Er wird deswegen durch zwei Yin-Striche repräsentiert.

Der Rücken entspricht Gen ☶, das sich im oberen Bereich durch den Yang-Strich als stabil wie der Rücken erweist, im unteren Bereich flexibel wie die Beine.

Die Füße schließen den Körper ab und entsprechen damit der Stellung des untersten Strichs im Xun ☴. Sie ermöglichen die Fortbewegung des Körpers und sind so in der Lage, schnell und richtungsändernd zu agieren. Die darüber liegenden Yang-Striche drücken die Stärke und Stabilität des gesamten Körpers aus.

Dem gegenüber liegt das letzte Gua Dui ☱. Es symbolisiert durch den oberen Yin-Strich die Schultern, die locker, entspannt und beweglich sein müssen. Auf einem festen und starken Körper ruhend, ausgedrückt durch die Yang-Striche, können sie ihre Aufgabe erfüllen.

Die transferierten Ideen des Ba Gua, entlehnt aus dem *I Ging*, werden hier an mehreren Stellen unverkennbar. Sie beschreiben nicht nur die Körperbeschaffenheit, sondern auch die Art und Weise, wie der Körper sich im Ba Gua Zhang folgerichtig zu bewegen hat. Um eine korrekte Technik im Kampf anwenden zu können, legt das Ba Gua fest, wie und inwieweit Körperteile koordiniert und bewegt werden müssen. Berücksichtigen Übende dieses Konzept nicht, so entspricht ihr Bewegungsablauf einer gymnastischen Übung, ganz sicher aber nicht dem Kern des Ba Gua Zhang.

3. Für eine korrekte Technik ist eine präzise Körperhaltung unerlässlich. Die Guas werden dabei als Muster benutzt, um wichtige Elemente und Vorstellungen auszudrücken. Die Ausrichtung und Koordination der Körperteile sowie deren Versorgung mit Qi zu beschreiben, gehört mit dazu.

☰

Qian besteht aus drei Yang-Strichen und symbolisiert die Stärke. Für die grundlegende Körperhaltung des Ba Gua Zhang bedeutet dies, dass der Blick nicht von der Hand des ausgestreckten Arms weicht. Dessen Ellenbogen steht immer im Kontakt mit der Hand des anderen Arms, der wiederum nicht die Rippen verlässt. Damit entsteht die Grundhaltung der Position des *Mühlstein schieben*, die in allen Formen eine immer wiederkehrende Figur bildet.

Es wird aber auch auf die Koordination von Scheitelpunkt und Schultern bezogen. Diese sind entsprechend der Yang-Striche aufeinander bezogen.

☷

Kun steht für die unteren Gelenke Hüfte, Knie und Fuß, deren drehende Bewegungen in die linke und rechte Laufrichtung analog zu den drei unterbrochenen Yin-Strichen zu sehen sind.

☳

Zhen drückt aus, dass die Schultern kraftvoll zusammengezogen werden müssen, das Becken gerundet nach unten gekippt und der Anus hochgezogen wird. Damit wird die graphische Gestalt des Guas, das einem nach oben gerichteten Gefäß entspricht, auf den Körper transferiert.

☶

Gen entspricht graphisch dagegen der Vorstellung eines nach unten umgedrehten Gefäßes. Analog zum Körper bezieht es sich auf den nach oben ausgestreckten Hals und die Zunge, die an den oberen Gaumen nahe der Zähne gelegt wird.

☲

Li drückt mit seinem Yin-Strich in der Mitte aus, dass der Brustkorb beim Ba Gua Zhang leer und ohne Spannung zu sein hat. Dabei wird der obere Rücken gleichzeitig nach oben gezogen.

☵

Kan bildet mit seinem Yang-Strich in der Mitte die gegenteilige Aussage zu Li. Es symbolisiert eine starke Mitte des Körpers, das heißt, das Qi muss in das untere Dantian abgesenkt und dort gesammelt werden.

☱

Dui transferiert die Schwäche seines obersten Yin-Striches auf die entgegengesetzte Position von Fingern und Ellenbogen in der Position *Zum Himmel zeigen und zur Erde runterziehen*. In dieser Haltung der Arme sinken die Schultern, die Hüfte bleibt beweglich, um den Körper in schnelle Bewegungen versetzen zu können.

☴

Xun verweist mit seinem Yin-Strich auf die Aufgabe der Knie. Durch die unterschiedlichen Schrittfolgen, gerade und hakenförmig nach innen, berühren die Knie einander und schützen damit das Becken.

4. Einen verblüffenden Transfer der Hexagramme auf den Körperbau schafft Sun Lutang, dessen Erkenntnisse wir nicht unerwähnt lassen möchten.

> *«To speak of your own arms and legs, the abdomen is Wuji, the navel is Taiji, the two Kidneys are Liang Yi, and the two arms and two legs are Si Xiang. The two arms and two legs*

each have 2 divisions, this is Bagua. The two hands and two feet altogether have 20 fingers and toes. The four thumbs/ big toes, each have 2 divisions, together having 8 divisions total. The remaining sixteen fingers each have 3 divisions, together 48 divisions total. Add to this the 8 divisions of the two arms and two legs, the 8 divisions of the four big toes and thumbs, together there are 64 divisions, the same as the 64 hexagrams of the I Ching. This means Wuji gave birth to Taiji, Taiji gave birth to Liang Yi, Liang Yi gave birth to Si Xiang, Si Xiang gave birth to Bagua, eight and eight gave birth to 64 hexagrams. Here the four limbs have the name of Bagua. The above mentioned are related to close to the body."[26]

Sun Lutang stellt hierbei nicht nur den Bezug der Hexagramme zum menschlichen Körper her, sondern setzt diesen Transfer auch noch in Beziehung zum daoistischen Weltverständnis.

Für die Daoisten entstand die Welt durch verschiedene, aufeinanderfolgende Phasen: Wuji, Taiji, Liang Yi, Si Xiang, Ba Gua. Es ist die endlose Differenzierung des Yin und Yang, an deren Anfang Wuji steht und aus der die nächste Phase erwächst.

Übertragen auf den Körper sieht Sun Lutang den Abdomen als Wuji an, den Nabel als Taiji, die beiden Nieren als Liang Yi, die vier Gliedmaßen als Si Xiang.

In logischer Konsequenz lassen sich die Gliedmaßen in weitere Abschnitte, analog zum *I Ging* und den Hexagrammen, unterteilen. Arme und Beine haben zwei große Abschnitte, insgesamt also acht; dies entspricht dem Ba Gua. Die einzelnen Abschnitte, für Daumen und Großzehen jeweils zwei, ergeben insgesamt auch acht; die übrigen Glieder bestehen jeweils aus drei Teilabschnitten und ergeben die Summe 48.

Sun Lutang addiert nun die acht Abschnitte der Gliedmaßen, die acht Abschnitte der Großzehen und Daumen und die 48 Abschnitte der übrigen Zehen und Finger und erhält die Summe von 64 – die Zahl der Hexagramme des *I Ging*.

5. Die Guas des *I Ging* als Erklärungsmodell zu nutzen, kann auch auf indirektem Wege umgesetzt werden. Dabei werden die Kerneigenschaften der Guas den jeweiligen Charakteren realer und mythologischer Tiere zugeordnet. Besonders in den *Acht Händen* spielt diese Art der Übertragung eine Rolle; ihre Bewegungsmuster spiegeln die

26 Sun Lutang, The Study of Bagua Quan, S. 16

angenommenen Eigenheiten der Tiere wider. So steht beispielsweise Qian als Ausdruck geballter Stärke für den Löwen; entsprechend ist die Bewegung in den *Acht Händen* gleichsam kraftvoll.

Folgende Beziehungen bestehen:

Qian	Löwe
Kun	Einhorn
Kan	Schlange
Li	Sperber
Zhen	Drache
Gen	Bär
Xun	Phönix
Dui	Affe

6. Die verschiedenen Formen des Ba Gua Zhang sind alle auf unterschiedliche Weise durch die Ba Guas geprägt. So entspricht die erste Figur der *Ersten Hand*, dem Qian ☰, das für Stärke und damit für Yang steht. Bei der Ausübung konzentrieren sich die Ausübenden auf eine Hand, versuchen gemäß des Guas Energie aufzunehmen und sie zu bündeln.

7. Die *Zweite Hand* wird in Beziehung zum Gua Kun ☷ gesetzt. Es entspricht durch seine drei Yin-Striche der Sanftheit. Beim Kreislaufen wird bei dieser Figur versucht, beide Hände harmonisch Eins werden zu lassen und damit die Yin-Energie zu stärken.

8. Die Form der *Acht Hände* kennzeichnet sich durch die abgeleiteten Eigenschaften der Guas entweder direkt oder über die Illustration der oben genannten Tieranalogien. Anders ausgedrückt spiegeln sich die charakteristischen Inhalte der Guas in dem Bewegungsmuster der Form wider.

9. Die in den Punkten fünf bis sieben genannten Analogien finden sich schließlich auch in dem letzten wieder; die *64 Hände* entspricht nicht nur ihrer numerischen Struktur dem *I Ging*, sondern auch der Art der Bewegungen. Ausgeübt werden acht Figuren linear und nicht kreisförmig, um dann nach einer 180°-Wende die nächsten acht Figuren anzuschließen. Auf insgesamt acht Bahnen mit jeweils acht Figuren umfasst diese Form 64 Figuren, die Anzahl der Hexagramme im *I Ging*. Die Art der einzelnen Bewegungen ist an die Eigenschaften der einzelnen Hexagramme angelehnt, letztere dienen sozusagen als Modell.

Zusammenfassend lässt sich feststellen, dass das *I Ging* als gigantisches Erklärungswerk nicht nur einfach numerische Strukturen liefert, sondern Eigenschaften aus den Naturphänomenen ableitet. Diese werden wiederum als charakterisierendes Fundament benutzt, um daran angelehnte Eigenschaften im Kampf des Ba Gua Zhang einzubringen. An dieser Darstellung wird offensichtlich, wie durchdacht und kategorisiert jede Bewegung des Ba Gua Zhang ist und welcher philosophische Gehalt ihm damit gleichzeitig zu Grunde liegt.

Die Übertragung der Guas auf das Ba Gua Zhang illustriert dabei nicht nur einfach eine Parallele mit graphischer Beliebigkeit; sie sind von unentbehrlichen Inhalten durchdrungen, die sich zwingenderweise in der Technik niederschlagen müssen. Für die Übenden sind sie damit gewissermaßen unter anderem ein technischer Leitfaden. Nur wenn dieser berücksichtigt wird, gestaltet sich Ba Gua Zhang zu dem, was es ist, und bleibt nicht in einer willkürlichen, aussagelosen Körperertüchtigung stecken.

Technik an Hand der *36 Songs*

Die bisherigen Darstellungen, inwieweit der Daoismus und die Ideen des *I Ging* die Kampfkunst Ba Gua Zhang prägen, zeigen bereits ohne in jede Tiefe zu gehen, wie durchdacht jede einzelne Körperbewegung entworfen wurde. Sie alle lassen sich nach dem Yin-Yang-Prinzip kategorisieren und berücksichtigen die daoistischen Vorstellungen der verschiedenen Phasen Wuji, Taiji, Liang Yi, Si Xiang und Ba Gua.

Praktizierende sind an eine präzise Ausübung der technischen Vorgaben gebunden, wollen sie Ba Gua Zhang mit seiner ursprünglichen Wesensart erfahren, in früheren Zeiten genauso wie heute auch.

Jedoch kennt der Unterricht unserer Moderne zahlreiche Medien, um Schülern technische Fakten zu illustrieren und ihnen zu erleichtern, die Erkenntnisse dauerhaft in die Bewegungen einzubauen. Die Vergangenheit konnte einzig und allein auf die mündliche Überlieferung vertrauen. Zum einen war Analphabetismus ein Hindernis und zum anderen hielten viele Meister Details als wohlgehütetes Geheimnis zurück; nur sehr vertraute Schüler wurden eingeweiht und konnten Familienlinien original erhalten.

Um die umfangreiche Technik dennoch in merkbarer Form weiterzugeben, wurden Details zur Körperhaltung und zu Bewegungsabläufen in Form von reimenden Gedichten verfasst. Der lyrische Text erleichterte im Gegensatz zum prosaischen Erzählstil, die umfangreichen Inhalte dauerhaft und korrekt zu behalten und sie darüber hinaus einfacher mündlich weiterzugeben.

Für Unkundige der chinesischen Sprache hat dies allerdings weitreichende Folgen. Eine Übersetzung in eine andere Sprache bedeutet immer, Kompromisse einzugehen und stellt an den Übersetzer oftmals Entscheidungsfragen, welche Bedeutung die zutreffendere ist. Dass darüber hinaus die Reimform einen weiteren Schwierigkeitsgrad darstellt und so gut wie nie einzuhalten ist, versteht sich fast von selbst. Übersetzer und Leser müssen zwangsläufig auf ein Stück Originalität verzichten.

Übertragen auf die *36 Songs* dürfen Leser also nicht verwundert sein, wenn verschiedene Autoren inhaltlich unterschiedlich übersetzen. Eine Tatsache, die leicht die Gefahr der Ungenauigkeit in sich birgt; Kernideen des Ba Gua Zhang könnten damit unter Umständen verzerrt dargestellt, technische Details fernab vom Original überliefert werden.

Mögliche Abweichungen potenzierten sich, wenn Übersetzungen nicht vom chinesischen Originaltext ausgingen, sondern von einer bereits verfassten Übersetzung in eine andere Sprache – ein ungenaues Unternehmen. Bei den *36 Songs* liegt genau diese Situation vor; es gibt englischsprachige Übersetzungen, leider keine professionelle deutsche.

Trotz dieses Missstandes finden wir es unabdingbar, Einblick in die überlieferten Techniken zu geben. Auf Grund dessen haben wir uns entschlossen, die englische Quelle zu zitieren und diese auf Deutsch zu erklären und zu kommentieren.

Vielleicht dürfen alle deutschsprachigen Ba-Gua-Zhang-Begeisterten darauf hoffen, dass eines Tages ein fachkundiger Übersetzer mit sinologischem Sachverstand, der gleichzeitig mit der Tiefe des Ba Gua Zhang vertraut ist, sich den *36 Songs* widmet.

Die so wichtigen technischen Vorgaben sind für Anfänger des Ba Gua Zhang in den Gedichten der *36 Songs* verfasst, für Fortgeschrittene mit Kampfabsicht in den *48 Songs* – beide werden Dong Hai Chuan zugeschrieben. Sie sind umrahmt von einem kurzen einleitenden Text, der eine gewisse Vorwortfunktion erfüllt, und einer Abschlussstrophe, die Übende mit Nachdruck auf die Tiefe und Wichtigkeit der *36 Songs* hinweist.

Song of Appraise
The meaning of the 36 songs is real and accurate. (If one) only talks and talks, practices and practices, (then he) will not be able to reach its spirit (essence). (If) wish to obtain these secrets and achieve the real Gongfu, one will have to spend (at least) three years to experience its depth.[27]

Die Bedeutung der *36 Songs* ist von ursprünglichem, wahrhaftigem Charakter und gibt die Technik präzise weiter. Wollen Übende den Kern und die Tiefe des authentischen Ba Gua Zhang verstehen und seinen Geist erfahren, ist es unabdingbar, wenigstens drei Jahre hart zu üben; die Geheimnisse dieser Kampfkunst bleiben ansonsten unerreicht.

First Song
Empty the chest, pull (up) the head, and settle down the waist. Firm the thighs, control the knees, and grab the ground strongly. Sink the shoulders, drop the elbows, and extend the front palm. Both eyes must look out through the tiger's mouth.

Der erste Song führt in die Grundhaltung ein. Der Brustkorb muss leer und leicht nach innen gewölbt sein, so wie bereits durch das Gua Li ☲ ausgedrückt. Gleichzeitig wird der Kopf hochgezogen und die Hüfte nach unten abgesenkt. Um einen festen Stand zu erlangen, werden die Oberschenkel nach innen gerichtet, die Knie kraftvoll geschlossen und die Zehen in den Boden gekrallt, als würden sie einen Gegenstand aufnehmen wollen. Die Schultern und Ellenbogen müssen locker abgesenkt sein, dabei ist gleichzeitig der vordere Arm mit der Handfläche ausgestreckt. Die Finger sind gespreizt, zeigen nach oben und stehen im Abstand zum Daumen. Der Blick fokussiert den so entstehenden Zwischenraum zwischen Daumen und Fingern, die so genannte Haltung des Tigermauls.

In Versform wird hier das ausgedrückt, was auch das Gua Qian ☰ wiedergibt, eine stabile, aber entspannte Haltung, um flexibel gehen und drehen zu können, durchlässig zu sein für ein fließendes Qi.

Second Song
The rear elbow first folds and it covers the heart. The hands then turn and collaps (i.e., settle the wrist) to follow the front.

27 Sämtliche Übersetzungen zitieren wir nach Liang Shou-Yu und Yang Jwing-Ming; die Autoren geben an einigen Stellen ergänzende Übersetzungen in Klammern an, um den Sinn klarer zu verdeutlichen; das gilt ebenso für englische Wörter, die unübersetzte chinesische Begriffe erklären.

Follow to the front elbow with the embracing power. Both the front and the rear hands have a sole gathered Shen (spirit).

Fortgesetzt wird die Haltung der Arme, so wie auch das Gua Qian ☰ es beschreibt. Der hintere Arm ist gewinkelt, schützt dabei den Oberkörper, speziell die Herzregion durch die Hand. Die Hüfte wird nach unten abgesenkt, die Finger werden nach oben gerichtet. Die hintere Hand folgt dem Ellenbogen des ausgestreckten Arms und bildet mit dem Brustkorb zusammen ein umschlossenes Energiefeld. Gelenkt werden beide Arme durch die gleiche Quelle der Energie, das Shen.

Third Song
Step with curve and extend forward with straight leg. (When) walking (the body) is erect like pushing a grindstone. Bend the knees and follow (i.e., coordinate and match with) the thighs, the waist must be sufficiently twisted. The eyes reach the three directions without swaying the body.

Nachdem die ersten beiden Strophen die Körperhaltung beschreiben, beginnt die dritte mit den Anweisungen für den korrekten Bewegungsablauf. Bei den acht aufeinander folgenden Schritten werden die Füße nacheinander, nach innen gerichtet, aufgesetzt, damit eine Kreisform entsteht. Das Bein wird dabei gestreckt nach vorne geschoben und der Körper wird gerade nach oben gezogen. Die Gesamtbewegung von Beinen und Oberkörper muss so stabil sein, als würde man einen Mühlstein schieben wollen. Diese Stabilität wird durch das Zusammenspiel von Knien, Oberschenkeln und Hüfte verstärkt. Die Knie werden zusammengezogen, die Oberschenkel folgen der nach innen gewendeten Richtung und die Hüfte wird gedreht. Es entsteht eine spiralförmige Position, die einem gedrehten Tau gleichkommt. Der Blick erfasst die drei Richtungen rechts, links und vorne, ohne den Körper in eine instabile, schwankende Lage zu versetzen.

Fourth Song
(Grabbing the secret of) the sole posture of »Single whip" is not marvelous. It is appropriate that (if you can apply it) left and right repeatedly. (If you can) change the left to right and right to left, (then you may) withdraw the body and step backward at the proper opportunity.

Zum korrekten Bewegungsablauf gehört nicht nur die detailgetreue Anwendung, wie im dritten Song beschrieben. Die Fähigkeiten müssen sich auch auf den Wechsel in verschiedene Richtungen erstrecken.

Die einzelne Position zu stellen, macht die Bewegung noch nicht zur Kunst – sie in rechter und linker Richtung gleichermaßen ausführen zu können, rechtfertigt erst, von Können zu sprechen. Im Kampf bedeutet es dann, flexibel in alle Richtungen erfolgreich ausweichen oder angreifen zu können, je nach Anforderung der Situation.

Fifth Song
The steps turn and the hands follow (i.e., coordinate with the steppings). The rear palm bores out and the front palm returns. To and fro, fro and to, without two goals. (It) must be like an arrow on a crossbow leaving the string.

Die Koordination von Händen und Füßen ist elementar wichtig. Stoßen die Füße eine Drehung an, so folgen die Hände in Abstimmung dazu. Die hintere Hand wird nach vorne gestoßen (im Sinne von durchbohren), während die vordere nach hinten gezogen wird. Der ständige Wechsel erfolgt synchron, ist verbunden mit dem Gefühl der Einheit und erfolgt koordiniert und schnell wie ein Pfeil, der den Bogen verlässt.

Sixth Song
When boring, the palm moves straight forward closely along the elbow. The rear shoulder will take the place of the front shoulder. Do not separate and do not hesitate. The foot enters the (opponent's) thighs is the correct rule (i.e., right way).

Die Hand, die nach vorne gestoßen wird, kennzeichnet sich durch eine bohrende, durchdringende Bewegung. Um diese korrekt auszuüben, wird sie gerade und dicht am Ellenbogen des anderen Arms entlang geführt, die Finger sind vorwärts gestreckt. Der Wechsel der Hände vollzieht sich unter Einsatz der Schultern, die vordere wird zurückgezogen und die hintere nach vorne geschoben, einheitlich, zeitgleich und ohne Verzögerungsmoment. Dies geschieht in Koordination mit den Füßen. Wie oft beim Ba Gua Zhang versuchen auch hier die Ausübenden, sich in eine strategisch günstige Position zu bringen, um den Fuß zwischen den Beinen des Gegners zu platzieren.

Seventh Song
The chest must be empty and the Qi is led to sink (to the Dantian). The back is tight, the shoulders are dropped, and the arms are extended forward. (When) Qi is led to Dan Tian, the »Grain Path« is withdrawn. Pull the head straight upward to fill up the spirit of vitality.

Für einen unblockierten Qi-Fluss sind bestimmte Körperhaltungen notwendig. Der Brustkorb muss leer und entspannt sein, damit die Atmung ungehindert fließen kann. Gleichzeitig ist der Oberkörper leicht gewölbt, die Schultern werden fallen gelassen und die Arme sind nach vorne ausgestreckt. Beim Einatmen wird dann der Anus hochgezogen, beim Ausatmen wieder entspannt. Mit dieser Gegenbauchatmung lässt sich das Qi beim Einatmen leichter in das untere Dantian absenken und beim Ausatmen durch das Öffnen in die Gliedmaßen weiterleiten. Der Kopf ist gerade nach oben gezogen, um die Lebenskraft zu mehren.

> *Eighth Song*
> *When (you) walk, the entire body should not sway. All (of this) relies on the two (calves) under the knees crossing each other firmly). Though the (stability) of the lower section (of the body) concerns the balanced waist and thighs, the middle section (of the body) also needs the legs and waist.*

Während des Gehens darf der mittlere (von den Knien bis zum Solarplexus) und obere (vom Solarplexus bis zum Kopf) Körperabschnitt nicht schwanken. Er ist stabil, nur der untere Abschnitt (von den Knien bis zu den Füßen) ist in Bewegung. Hüfte und Oberschenkel müssen trotz der Bewegungen des unteren Bereichs stabil gehalten werden. Diese feste Haltung ermöglicht erst die ausbalancierte, koordinierte Bewegung von Hüften und Beinen.

> *Ninth Song*
> *Kiss (i.e., lightly touch) the lips, close the mouth, the tongue touches the roof of the mouth. In the breathing, (the air is) all entered from the nose. When manifesting the Li to its maximum, use the Hen and Ha sounds to emit. Unite the whole Original Qi as one; it is called «Gaining».*

Während der Mund geschlossen ist, die Lippen entspannt aufeinander liegen, wird die Zunge locker an den oberen Gaumen nahe der Zähne gelegt. Diese Position der Zunge wird Elsterbrücke genannt, verbindet die Meridiane Du Mai und Ren Mai miteinander und ermöglicht einen ungehinderten Qi-Fluss durch den ganzen Körper. Das Einatmen erfolgt durch die Nase. Werden beim Ausatmen die Laute Hen und Ha eingesetzt, verstärkt sich das Ji, die Kraft des Kampfes, die aus Qi umgewandelt wird. Nur wenn dieser Umwandlungsprozess gelingt, erfährt ein Übender die eigentliche Essenz der Kampfkunst.

Tenth Song
The shapes of the palms and the tiger mouth areas should be extended and round. The gaps between the ten fingers – (especially) the ring finger – must be opened and extended. First poke, then strike using the wrist bone. Loosen the shoulders and grow the waist, drill in following the stepping.

Die Form der Hände, speziell ihre Haltung des Tigermauls, ist gerundet, die Finger gestreckt. Es sollte das Gefühl entstehen, einen Ball zu halten. Die Zwischenräume zwischen den Fingern sind zu öffnen, ganz besonders zum Ringfinger. Beim Schlag zeigen die Finger erst nach vorne, als wollten sie sich in etwas hineinbohren. Dann wird das Handgelenk abgesenkt, die Finger zeigen nach oben, und der untere Teil des Handgelenks setzt zum Schlag an. Währenddessen sind die Schultern entspannt und der Oberkörper nach oben gezogen. Gefolgt von einem Schritt erreicht man den gegnerischen Körper.

Eleventh Song
Step forward with closed knees and step backward with controlled (root). (When) exchanging the palms and exchanging the stepping, the body skeleton should be low. Forward and retreat, retreat and forward according to the opportunity. This can be skillfully arranged merely with the waist and the thighs.

Bei vorwärts und rückwärts ausgerichteten Schritten müssen die Knie geschlossen gehalten werden, um den Körper so in einer stabilen Lage halten zu können. Beim Hand- und Schrittwechsel erreichen Ausübende dies durch eine abgesenkte Körperhaltung. In welchen Situationen Schritte vorwärts und rückwärts ausgeführt werden müssen, hängt von der jeweiligen Kampfsituation ab. Angepasst reagieren zu können, erfordert einen gekonnten Einsatz von Hüfte und Oberschenkel.

Twelth Song
This palm (i.e., Baguazhang) has a great difference from others. Stepping forward with moving front (leg first) is able to achieve success. Still, (when) stepping backward, the rear foot should retreat first. (When) stepping, try to keep on the outside (of the opponent) and away from the center (line).

Im Gegensatz zu den übrigen inneren Kampfkünsten ist die Schrittausübung beim Ba Gua Zhang eine völlig andere. Bei vorwärts ausgerichteten Schritten wird zuerst das Bein gestreckt nach vorne geschoben. Bei einem Rückwärtsschritt wird zuerst der rückwärtige Fuß zurückgezogen. Nur auf diese Weise gelangt man zu einer stabilen Position. Wichtig ist dabei, die Schritte abseits vom Gegner und fern der Mittelachse zu setzen; sie ist während der Bewegung die gefährlichste Zone.

> *Thirteenth Song*
> *This palm (i.e., Baguazhang) has a great difference from others. Before moving the hands, first the thighs attack. Before extending forward, first withdraw backward. (When) withdraw enough then emit, the effort is only half.*

Hier wird der Einsatz von Jin angesprochen, die eigentliche Kraft im Kampf, die aus dem Qi gewonnen wird. Bevor der Angriff mit den Händen gestartet wird, muss der Angreifer einen stabilen Stand mit den Oberschenkeln einnehmen; nur so kann auch die Kraft wirkungsvoll umgesetzt und Jin gekonnt ausgestoßen werden.

> *Fourteenth Song*
> *This palm (i.e., Baguazhang) has a great difference from others. The power (Li) of the front palm and the rear palm is connected. (If you) wish to use the endings, first move its root. Every form like this do not treat lightly.*

Um Jin auch wirkungs- und kraftvoll einsetzen zu können, muss jede Körperbewegung erstens von der Wurzel aus erfolgen und zweitens koordiniert sein. Der Einsatz der Hände geht auf die Schultern zurück, der des Körpers auf die Füße; dabei müssen beispielsweise die Hände als Einheit agieren, nicht jede für sich, und immer unter starkem Krafteinsatz.

> *Fifteenth Song*
> *This palm (i.e., Baguazhang) has a great difference from others. Before striking the west, first attack the east. Pointing upward and strike downward, nobody is able to know. Rolling the pearl and reversing the current are more supernatural ubiquitously.*

Der Haltung der Hände eröffnet dem Gegner nicht zwangsläufig die Chance, den Kampfablauf vorherzusehen. Der Angriff kann also erst nach oben angedeutet, aber nach unten ausgeführt werden; der Gegner wird die Taktik nicht erahnen können. In alle Richtungen bewegen und drehen wie eine rollende Perle, die Bewegungen augenblicklich in eine andere Richtung fortsetzen, gibt dem Gegner im Ba Gua Zhang das Gefühl, allgegenwärtig angegriffen zu werden.

> *Sixteenth Song*
> *(Even) the natural refined techniques (i.e., skillful martial techniques) are afraid (of the) three «Borings». If not walk from external door, it is still in vain. (If) the opponent walks from outside, walk inside. (Then) it is not difficult to extend my hand and gain.*

Dieser Song betrifft die bereits erfahreneren Kampfkünstler. Selbst wenn sie die Technik, wie original vorgesehen, verfeinert haben, fürchten sie die drei «bohrenden Angriffe», San Chuan. Es kommt auch darauf an, ob der Kämpfende weiß, von welcher Seite her er seinen Gegner angreifen muss oder wohin er ausweichen kann. Beherrscht er San Chuan und weiß sich nicht angemessen seinem Gegner zu nähern, kann er diese Technik nicht erfolgreich einsetzen.

> *Seventeenth Song*
> *(If) using only one side of the palm (i.e., one palm attacks one side), the goal cannot be achieved. At least, it will need two sides (i.e., two palms from two sides) to attack. One sideways one forward will become triangle hands. This will make the opponent being controlled just like held in my chest (i.e., a certainty).*

Mit nur einer Hand von einer Seite aus anzugreifen, wird nicht erfolgreich zum Ziel führen. Erst der Einsatz beider Hände von zwei Seiten verspricht eine wirkungsvolle Attacke. Dabei schlägt eine Hand seitlich vorne vor dem Brustkorb und die andere geradeaus, so dass beide zusammen die Form einer Triangel bilden. Wird diese Technik beherrscht, dann kann man den Gegner so sicher kontrollieren, als würde man einen Gegenstand in der eigenen Brust hüten.

> *Eighteenth Song*
> *(When) high, desire to be low and (when) low, wish to raise. Diagonal body, circle stepping, do not hurry. Diagonal turning or reversed turning, the waist should conduct the power. When turning to the ultimate, the power must be hard.*

Das einfache Kreislaufen ist beim Ba Gua Zhang die grundlegendste Fähigkeit überhaupt. Dieser Song weist nochmals auf die korrekte Technik hin. In Anpassung an die gegnerische Strategie und Gestalt muss der Angreifende seine Position flexibel ändern können, von hoher, gestreckter Haltung zur abgesenkten, tiefen. Beim Kreisgehen muss der Oberkörper zum Kreiszentrum gedreht werden, die Schritte müssen stabil, gleichförmig und langsam gesetzt werden. Aus dieser spiralförmigen Haltung heraus entsteht eine besonders starke Kraft, die über die gedrehten Handwechsel potenziert und abgegeben wird.

> *Nineteenth Song*
> *People say that the winning of the palm technique is decided by the hard (Jin). The First Classic has also said that the soft (Jin) should be hidden within. In martial arts society, someone has discovered its taste (i.e., essence or secret). The mutual assistance of the hard and the soft should be raised (i.e., emphasized, cultivated, or practiced).*

Die im Kampf verwendete Kraft, Jin, kann hart oder auch weich sein. Die Anschauungen über ihre Beschaffenheit und den Einsatz scheint in Diskussionen unterschiedlich bewertet zu werden. Im Ba Gua Zang ist es unabdingbar, dass beide Eigenschaften, hart und weich, im wechselseitigen Einsatz geübt und verfeinert werden sollten.

> *Twentieth Song*
> *(If) the hard is first, then the soft should be hidden behind. (If) the soft is first, then the hard is manifested later. (To defeat) other people's soft, from the waist and the hands. (If) I am able to receive (my) waist (i.e., control and direct my waist) with steady stepping, then (I) will be winning.*

Wird zuerst hartes Jin eingesetzt, muss das weiche im Verborgenen bereit sein, auch eingesetzt zu werden. Sollte nämlich ein Angreifer mit hartem Jin antworten, muss weiches Jin vor dieser Härte schützen können. Im Umkehrfall sorgt weiches Jin, wenn es zuerst eingesetzt wird, dafür, den Gegner in eine ungünstige Position zu lenken. Das wäre der Moment, in dem hartes Jin den Gegner zu Fall bringen könnte. Unabdingbar sind dabei der Einsatz der Hüfte und Hände, die aus einem stabilen Stand während des Gehens, Jin hervorbringen, lenken und neutralisieren.

> *Twenty-First-Song*
> *When the application (of a technique) has reached its limit, the body must be turned. Escape the body, and change into shadow without leaving a trace. The key to change and*

variety is in the stepping. Exiting, entering, advancing, and retreating, the waist extends first.

Wird mit einer Bewegung das Äußerste erreicht oder zwingt einen die Kampfsituation, die Position zu ändern, muss der Körper weggedreht werden. Erfolgreich zu entweichen heißt, wie ein Schatten zu sein, in dem man spurlos verschwindet und der Gegner dies nicht wahrnehmen kann. Technisch wird das nur möglich, indem man die Laufrichtungen wechselt. Sie werden zuerst durch die Drehung der Hüfte eingeleitet, der übrige Körper folgt der Bewegung.

Twenty-Second-Song
The spirit of the turning palm (i.e., Baguazhang) is manifested from the neck bone. (When) turning and twisting the head, the hands should (move) first. When changing (the techniques), the head withdraws and when emitting, the head extends. (It) must be like a spiritual dragon connecting the head and the tail.

Die Wesensart des Ba Gua Zhang offenbart sich auch in der Haltung des Kopfes. Bei Körperdrehungen gehen die Hände voran, der Kopf folgt ihnen nach. Wird der Bewegungsablauf geändert, so wird der Kopf in Koordination zum übrigen Körper bewegt. Agiert der Körper mit Rückzug oder sammelt Jin, wird auch der Kopf zurückgezogen und ist entspannt. Wechselt die Bewegung zum Angriff, wird auch der Kopf gestreckt. Damit lässt sich die gesamte Körperhaltung mit der eines Drachen vergleichen, der Kopf und Schwanz, aufeinander abgestimmt, bewegt.

Twenty-Third Song
When striking the opponent, the upper arms must be used as the root (of Jin). The upper arms on the shoulder area should not extend completely. That means if (you) desire to advance, step forward with front leg. If (you) step forward with the rear leg, then the spiritual effort is in vain.

Im Angriff gilt es, die Kraft zu maximieren. Dazu müssen die Arme als Wurzel des Jin eingesetzt werden. Sie entspringen den Schultergelenken, die locker, abgesenkt und nicht komplett ausgestreckt sein sollen. Erfordert es die Kampfsituation, sich nach vorne zu bewegen, setzt das vordere Bein den ersten Schritt und nicht das hintere. Sowohl die Arm- als auch die Beinarbeit sorgen für einen festen und stabilen Stand und erhöhen damit die Kraft.

Twenty-Fourth Song
The abundant power (i.e., strong Jin) is emitted from tendons and bones. The hard (Jin) originates from bones and must coordinate with tendons. The big tendon on the heel is connected with the chest and spine (i.e., the entire body is united into one unit). When emitting techniques with following stepping, the power is able to smash.

Die eigentliche Kraft, das Jin, wird über die Sehnen und Knochen ausgestoßen, nicht über die Muskeln; über sie geleitet würde die Kraft träge und langsam sein. Das kräftige Jin entstammt den Knochen und muss mit den Sehnen koordiniert werden. Die Achillessehne steht in Verbindung mit dem Brustkorb und dem Rückgrat, der Körper agiert folglich als eine Einheit. Wird diese Art der Schlagkraft mit der Technik der Vorwärtsschritte koordiniert, entsteht eine niederschmetternde, durchschlagende Kraft.

Twenty-Fifth Song
The eyes arrive, the hands arrive, and the waist and the legs arrive. The Xin (i.e., emotional mind) is real the spirit is real, and the power is also real. The three «Reals» and the four «Arrives» combined into one place. There is a surplus to defend yourself, and (it) is able to defeat the opponent.

In der Kampfsituation müssen Augen, Hände, Hüfte und Beine in äußerster Reaktionsbereitschaft sein. Durch ein starkes Qi wird dies letztlich ermöglicht; Verteidigung und Angriff können erfolgreich ausgeführt werden. Um dieses Endergebnis zu erzielen, ist durch viel Training notwendig, die Reihenfolge der einzelnen Elemente zu schulen und zu vertiefen: Die Wahrnehmung einer Situation geschieht durch den emotionalen Geist (Xin). Die Information wird dann durch den Teil des Geistes, der über Lebenserfahrung (Yi) und Intellekt verfügt, geprüft. Letztlich stößt er wiederum das für den Kampf nötige Qi an.

Twenty-Sixth Song
The power should be hard, and even more, should also be soft. Too much of hard or soft, the power is hard to withdraw (i.e., control). (When it is) too hard, it is easy to break, (this is) the real object theory (i.e., natural theory). Too much of the elegant softness is equivalent to truce (i.e., useless).

Die Kraft Jin muss sowohl hart und als auch weich sein. Wenn Jin zu hart ist, kann es stocken und niedergeschlagen werden, und wenn es zu weich ist, kann es zu schwach und nutzlos im Kampf werden oder ihn wie mit einer Waffenruhe beenden.

Twenty-Seventh Song
What is the saying of the mutual supporting of the hard and the soft? It has never known difficulty if the hard and the soft mutually assist (each other). Hard and soft should use the Qian (i.e., Yang) and Kun (i.e., Yin) hands. This enables (one) to open the heaven, expose the earth, and cause the great wave in the ocean.

In diesem Song wird erneut die Beschaffenheit des Jin aufgegriffen. Beide Eigenschaften, das Harte und das Weiche, müssen sich gegenseitig unterstützen. Wenn das harte und das weiche Jin in der Ausübung der «Hände» mit dem Qian ☰, also reines Yang, und mit dem Kun ☷, also reines Yin, kombiniert werden, entsteht eine ungeheure Kraft. Sie einzusetzen kommt dem gleich, den Himmel zu öffnen, die Erde aufzudecken und eine große Welle hervorzurufen.

Twenty-Eighth Song
(When) the opponent is hard and I am soft, (this) is the right way. (However), if I am soft[28] *and the opponent is hard, the method is also good. The hard and the soft mutually coordinate and win (i.e., control) from the waist. The conflict (i.e., battle) is decided on whose stepping is better.*

Der Einsatz von weichem und hartem Jin ist situationsbedingt. Wenn der Gegner hartes Jin einsetzt, sollte man angemessenerweise nur mit weichem Jin antworten. Wenn der Gegner das weiche Jin verwendet und die Situation es zulässt, entgegnet man mit hartem Jin und bringt ihn damit in eine wehrlose Situation. Die Kunst besteht darin, den passenden Augenblick zu erkennen und mit Hilfe der Technik in der Kampfsituation entsprechend zu reagieren. Das Harte und das Weiche ergänzen sich gegenseitig; entscheidend ist dann, wer technisch das Jin effektiv aus der Hüfte heraus lenken kann und wer die Schritte für seinen eigenen Vorteil gezielt setzen kann.

Twenty-Ninth Song
When stepping, the waist is raised first. (If) retreating and withdrawing are appropriate, the marvelous (result) can be

28 Wir zitieren hier im Original, jedoch halten wir es für denkbar, dass die Adjektive vertauscht wurden

demonstrated. (If) the feet desire to move but the waist does not move, the stepping will be slow and unsteady and the opportunity will be delayed (i.e., lost).

Vor dem ersten Schritt wird zuerst die Hüfte aufgerichtet. Als Zentrum ist sie maßgeblich daran beteiligt, den Körper zu stabilisieren. Sie ist dabei locker und ermöglicht ein Vor- oder Zurückschreiten in Stabilität. Bringt man die Hüfte nicht in diese Position und ist der Körper nicht in Balance, werden die Füße nur langsame und unsichere Schritte setzen können. Eine günstige Chance im Kampf bliebe damit ungenutzt.

Thirtieth Song
(When) turning the body and changing the techniques, the stepping should not be long. Wiping the ground while walking; do not lose self-possession. Accurately look at the coming postures (i.e., attacks) then extend your hands. (Like) a cute girl threading a needle, be steady, soft, and hard (i.e., firm).

Die Schritttechnik ist beim Ba Gua Zhang von elementarer Wichtigkeit. Bei Drehungen und wechselnden Techniken darf die Schrittlänge nicht zu groß sein, sie muss auf den gesamten Körper abgestimmt sein; dadurch wird die Stabilität fester und die Geschwindigkeit der Fortbewegung schneller. Jeder Schritt wird so gesetzt, als berühre die ganze Sohle einen schlammigen Untergrund. Die Körperbeherrschung muss dabei gewahrt werden. Die bevorstehenden Angriffe des Gegners müssen erkannt werden, erst dann dürfen die Hände ausgestreckt werden. Die ganze Situation gleicht einem klugen Mädchen, das einen Faden einfädelt: exakt, weich und stabil.

Thirty-First Song
(When) the opponent carries a sharp weapon, I am not busy (i.e., alarmed). The flying sword reaches my side from distance. Watch its coming and use the Hen and Ha (i.e., the sounds of emitting and neutralizing Jins) to avoid. It is a good rule that evil cannot defeat the righteous.

In diesem Song wird die mentale Haltung beschrieben, die bei bedrohlichen Situationen einzunehmen ist. Sollte der Gegner mit einer spitzen Waffe angreifen, darf man nicht vor Panik erstarren. Durch genaue Beobachtung und die Anwendung der erlernten Trainingstechniken lässt sich die Gefahr abwenden. Dass die Gerechtigkeit immer das Böse besiegen kann, ist ein zuverlässiger Grundsatz.

Thirty-Second Song
It seems hard to protect (yourself) when the short weapons are contacting (i.e., battle with short weapons). (I will) not be scared even (if the weapons are) as sharp as the Yu Chang sword. Extending (my) hands to seize it (i.e., to handle the situation) is just like picking up an object in a bag. Pointing (to) the mountain and striking the grind stone, the marvel is hidden within.

Im Kampf mit Waffen scheint es zunächst schwer zu sein, sich zu schützen. Aber selbst wenn die Waffen so scharf wären wie das Yu Chang Schwert (es gehört zu den zehn bekanntesten Schwertern in China und steht insbesondere für Tapferkeit und Mut), gibt es keinen Grund, sich zu fürchten. Streckt man die Hände aus, um es zu ergreifen, so ist es nichts anderes als einen Gegenstand aus einer Tasche zu nehmen. Das Wunder besteht darin, dass man zum Berg zeigt, aber auf den Schleifstein schlägt. Täuschen, ablenken und dann den Gegner überwältigen ist die Strategie, die in diesem Song zur Kernaussage wird und auch der gefährlichsten Situation die Gefahr nimmt.

Thirty-Third Song
The opponents are many, it is hard to fight against (them) with strength. Do not forget that the tricks (i.e., strategy) is able to break (i.e., defeat) a thousand pounds. One hand (i.e., a single person) cannot defeat (the opponent) depending solely on strength. Though the ox (is strong), yet it still fears the extension of the reverse bow.

Wenn mehrere Gegner angreifen, dann ist es schwierig, sie nur mit Kraft zu besiegen. In der Kampfsituation darf man nicht vergessen, dass Strategie und Überlegung kraftvoller wirken können als tausend Pfund. Ein Einzelner kann den Gegner nicht einzig und allein durch Kraft besiegen. Am Beispiel des Ochsen sieht man, dass nur Stärke keinen Sieger hervorbringt. Obwohl der Ochse von kräftiger Statur ist, fürchtet er sich vor der Peitsche. Im Kampf gegen mehrere Gegner muss man folglich Klugheit und überlegte Strategien einsetzen, versuchen, der gegnerischen Kraft zu entgehen, ihre Schwächen zu erkennen und sie für sich zu nutzen.

Thirty-Fourth Song
(When) extending hands, (you) cannot see the opponent in front of (your) palms. Again, there is no oil lamp to illuminate the opponent's body. Withdraw the eyelids (i.e., relax)

and strive to see. (Then, you can firm) the ground portion (i.e., of the body) and manifest your palms marvelously.

Der Kampf in der Dunkelheit unterliegt besonderen Strategien. Beim Ausstrecken der Hände kann man den Gegner nicht vor den eigenen Händen sehen. Keine Öllampe wird den gegnerischen Körper beleuchten. Man muss die Augenlider entspannen und sich bemühen, etwas zu sehen. Entspannt, aber aufmerksam und fest auf dem Boden verwurzelt sein, ermöglicht es, trotz der beeinträchtigten Sichtverhältnisse Kampfanwendungen in erstaunlicher Weise umzusetzen.

Thirty-Fifth Song
Icy sky (i.e., cold weather), snowy ground (i.e., ground covered with snow), (again it is) raining, it is slippery. Do not hesitate to place the front foot sideways. When turning the body, must not spin like a screw. It is good if aware of these carefully either high or low.

Bei kaltem Wetter und schneebedecktem Untergrund und zusätzlich gefallenem Regen wird der Untergrund rutschig. Wichtig ist hier, die Körperbewegungen diesen Gegebenheiten anzupassen. Man kann also ruhig den vorderen Fuß seitwärts aufsetzen. Bei Körperdrehungen darf man nicht zu stark drehen, sondern nur vorsichtig und langsam. Unter diesen ungünstigen Wetterbedingungen ist Vorsicht geboten und auch ohne Belang, ob die eigene Position hoch oder tief ist.

Thirty-Six Song
When used (i.e., to fight), the most important (key) is the spirit of vitality. When spirit of vitality is brilliant and luminous (i.e., scintillating), the ears and the eyes are real (i.e., alert). (It) does not matter if the opponent's hands are (as fast as) a flying swallow, an ant's shouting to my listening is like a tiger's roaring.

Als ein erfahrener Kämpfer ist die Wesensart der eigenen Lebenskraft das Entscheidendste. Sie wächst stetig mit zunehmender Kampferfahrung. Wenn sie außerordentlich und funkelnd ist, sind Ohren und Augen aufmerksam. Sie sind dann in der Lage, Situationen auf naturgegebene Weise und sehr schnell wahrzunehmen. Es ist dann auch nicht von Bedeutung, wenn die gegnerischen Hände so schnell wie Schwalben sind, die Augen werden sie sehen; genauso das Gehör, es wird das Geschrei der Ameise als das Gebrüll eines Tigers wahrnehmen können.

Ending Praise Song
The palmes techniques, the fist techniques, gathered from teacher's pondering. Do not forget after long days of passage. Our songs, our secrets, there are thirty-six. Word, word, sentence, sentence, has deep meaning.

Alle Techniken des Ba Gua Zhang sind die Ergebnisse aus den Erfahrungen und des Nachsinnens des Meisters – von Dong Hai Chuan. Praktizierende sollten diese Geheimnisse der *36 Songs* nicht vergessen. Wort für Wort und Satz für Satz eröffnen sie ihnen die Tiefe ihres Sinns und werden für sie zu einer unverzichtbaren Lektüre, wenn sie die tatsächliche Essenz des Ba Gua Zhang begreifen wollen.

Praktischer Teil

Formen

Die historische Entwicklung des Ba Gua Zhang ist geprägt durch zahlreiche Meister, ihre unterschiedlichen Stile, deren Verbreitung und, dadurch bedingt, deren Änderungen. Die geradezu unübersehbar vielen Stile erfahren eine weitere Variation durch ihre verschiedenen Formen. Diese sind festgelegte Bewegungsabläufe, die sowohl reale Kampfsituationen nachbilden als auch die Muster der Trigramme des *I Ging* berücksichtigen. Jede einzelne Bewegung unterliegt also einem völlig durchdachten Prinzip und ist alles andere als willkürlich.

Wieso kann sich aber eine einzige Kampfkunst so unterschiedlich darstellen? Verdienen alle Stile und Formen dann noch den Namen Ba Gua Zhang? Lässt sich trotz der Vielfalt annähernd eine Übersicht schaffen?

Die gemeinsame Wurzel der Technik, die praktische Ausführung des Kreisgehens, die schnellen Wechsel, die Bewegungen in alle Richtungen und vor allem die dahinter stehende philosophische Theorie lassen keinen Zweifel daran, die entsprechenden Stile und Formen dem Ba Gua Zhang zuordnen zu dürfen. In vielen Fällen sind einfach nur Hand- oder sogar Fingerhaltungen unterschiedlich, Fuß- oder Schrittstellungen leicht abweichend oder kleinere Änderungen im Wechsel festzustellen; manchmal wird der Kampfcharakter mehr betont als der meditative. Diese Unterschiede entstanden unter anderem dadurch, dass viele Meister über Generationen hinweg ihren Schülern auch gerne eine individuelle Prägung ihrer eigenen Formen mit auf den Weg gaben.

Dennoch gibt es grundlegende Bewegungsformen, die in jedem Stil wiederzufinden sind. Sie schaffen eine Grundlage für alle Übenden und werden in einer dem Lernfortschritt angepassten Abfolge gelehrt:

- Die Vorbereitung für Geist und Körper ist die entspannte Standposition in hüftbreiter Schrittstellung ohne jegliche Bewegung.
- Ihr folgt die Standposition mit gehobenen Armen und geöffneten Händen, die Position *Stehender Baum* oder *Zhan Zhuang*. In

diesen ersten Positionen bereiten Übende sich mental auf die Ba-Gua-Form vor, der Geist wird ruhig, die Gedanken weichen, das Qi fängt an zu fließen.

- Die erste Bewegungsform besteht aus dem *Kreisgehen* oder *Ding Shi.* Es ist die grundlegende Bewegung des Ba Gua Zhang in Richtung und Gegenrichtung des Uhrzeigersinns, die immer geübt werden muss; dies oft Jahre lang als einziges Bewegungsmuster. Auf dieser Basis können Übende die dann folgenden Bewegungen korrekt aufbauen.
- Um die charakteristische Art des Gehens zu üben, kann die Form der *Neun Paläste* eingesetzt werden.
- Das Kreisgehen kann mit acht verschiedenen, fixen Armhaltungen variiert werden.
- Aus dem einfachen Kreisgehen in beide Richtungen folgt das nächste Übungsstadium: die Wechsel. Sie sind nahezu die Hauptbestandteile des Ba Gua Zhang. Besonders durch sie erfährt das Ba Gua Zhang seine Variationen. Anfangs wird der einfachste Wechsel geübt, die *Erste Hand (Single Palm Change, Dan Huan Zhang)*.
- Ihr schließt sich mit weiterem Üben der Wechsel der *Zweiten Hand (Double Palm Change, Shuang Huan Zhang)* an.
- Der nächste Übungsschritt führt dann weiter zu den *Acht Händen*. Sie werden auch oft die *Acht Alten Hände* oder *Acht Mutterhände (Old Eight Palm Changes, Eight Palm Changes, Eight Motherhands, Lao Ba Zhang, Ba Da Mo Zhang)* genannt.
- Haben Übende dieses Stadium erreicht, dann sind sie in der Lage, auch Freestyle-Wechsel ausführen zu können.
- Ergänzend zu den einzelnen Entwicklungsstadien des Ba Gua Zhang kommen Waffenformen hinzu, die es zu sämtlichen Stilen gibt. Dazu zählen Schwert, Doppeltes Mondsichelmesser/Deer Horn Knife, Säbel und mehr.
- Mit weiterem Übungsfortschritt können auch die reinen Angriffsformen wie beispielsweise die *64 Hände* für den Kampf erlernt werden.

Diese Reihenfolge der aufeinander aufbauenden Übungsformen ist nicht willkürlich geschaffen worden.

Erstens entspricht die Abfolge der Formen dem individuellen, fortschreitenden Können, angefangen von den Standpositionen und der Notwendigkeit, das Qi aktivieren und lenken zu können, bis hin zu den komplexen Formen mit ihren variationsreichen Wechseln.

Zweitens bilden sie eine Analogie zu den Entwicklungsphasen der Welt, wie sie in den Vorstellungen der Daoisten existieren. Das bedeutet, dass sich die Bewegungsabfolgen des Ba Gua Zhang auf die Phasen der Weltentstehung transferieren lassen. So entspricht die einfache Standposition dem Wuji, die meditative Haltung *Zhan Zhuang* dem Taiji, das einfache Kreisgehen dem Liang Yi, die *Erste Hand* dem Si Xiang und die *Zweite Hand* dem Ba Gua.

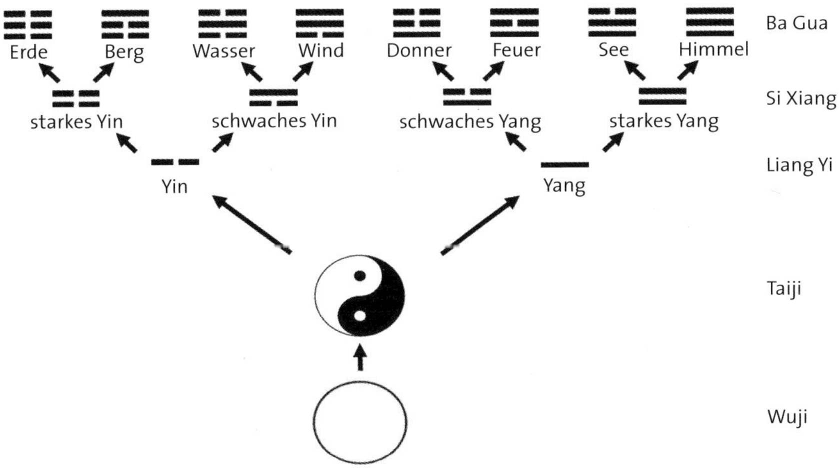

10 Entstehung des Ba Gua mit allen Phasen

Am Beispiel der Kampfkunst Ba Gua Zhang wird erneut sichtbar, inwieweit die Daoisten den Makrokosmos Welt zum Mikrokosmos Mensch und seinem Dasein in Beziehung setzen.

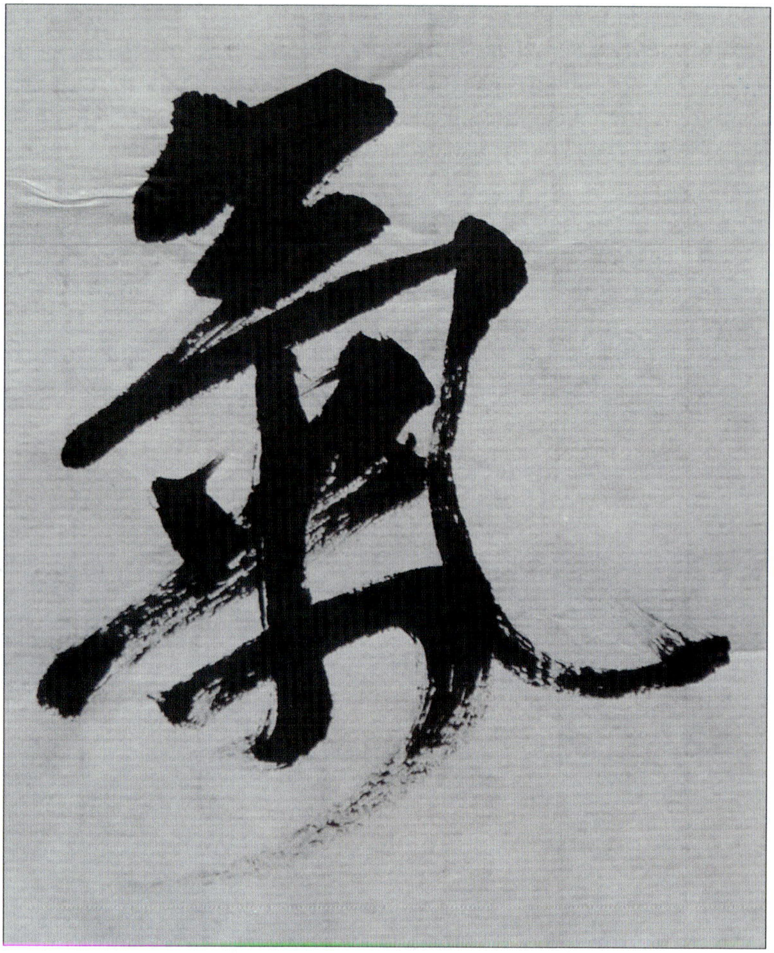

Vorbereitende Übungen

Ba Gua Zhang und alle anderen Kampfkunstarten verlangen nach einer spezielleren Vorbereitung, als dies für alle übrigen bekannten Sportarten nötig ist.

Natürlich müssen Muskeln und Sehnen vorab aufgewärmt und das Herz-Kreislauf-System mobilisiert werden, damit ein Training ohne Verletzungsrisiko absolviert werden kann und eine gewisse Leistungsfähigkeit geschaffen ist. Der Effekt eines Kampfkunsttrainings ist aber viel umfassender als der anderer Sportarten, da die elementaren Prozesse der inneren Alchemie eine wesentliche Rolle spielen. Das heißt, die Vorbereitung muss dies berücksichtigen, Geist und Körper müssen gleichermaßen eingestimmt werden.

Sinnvollerweise beginnt ein Training mit einer Entspannungsphase. Sie ermöglicht eine langsame, tiefe, ruhige und gleichmäßige Atmung; dadurch kommt der Geist zur Ruhe, die Gedankenflut wird eingedämmt, Spannungen lösen sich, die Konzentration auf Körper und Geist steigt und wird kontrollierter. Damit ist eine Voraussetzung für die internen Prozesse, die innere Alchemie, wie ein ungehinderter Qi-Fluss, geschaffen.

Danach kann eine zweite Phase eingeleitet werden, in der Muskeln erwärmt, gedehnt und gekräftigt werden, das Herz-Kreislauf-System auf Leistung eingestellt wird.

Eine dritte Phase umfasst die auf Ba Gua Zhang abgestimmte Trainingseinheit, die natürlicherweise durch unterschiedliche Lehrer inhaltlich variiert. Sie wird die speziellen Übungen der Ba-Gua-Zhang-Techniken trainieren, Hand- und Fußtechniken vorbereiten, verwurzeltes Stehen, Gehen und Drehen üben, Fähigkeiten wie Schnelligkeit, Kraftaufbau, Koordination, Beweglichkeit und schnelle Reaktion einüben.

Unmittelbar vor dem eigentlichen Ba Gua Zhang muss zwingenderweise die Übung *Stehen wie ein Baum* einen festen Platz im Trainingsplan einnehmen. Sie wird auch *Stehen wie eine Säule* oder *Zhan Zhuang* genannt und ist eine unentbehrliche, sehr wichtige Übung in jeder Kampfkunstart. Sie entstammt ursprünglich dem Qigong und ist in unzähligen Variationen zu finden.

Übende stehen in der Ausgangsstellung, Füße geschlossen, Arme liegen locker an der Seite des Körpers, die Handinnenflächen sind zum Oberschenkel gedreht. Mit dem linken Fuß wird ein Schritt nach links gesetzt, um dann aus der hüftbreit stehenden Grundstellung heraus die Arme zu heben.

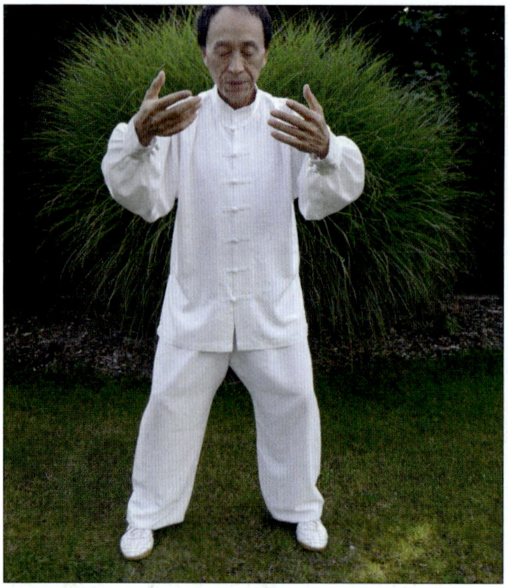

11 Zhan Zhuang Grundhaltung

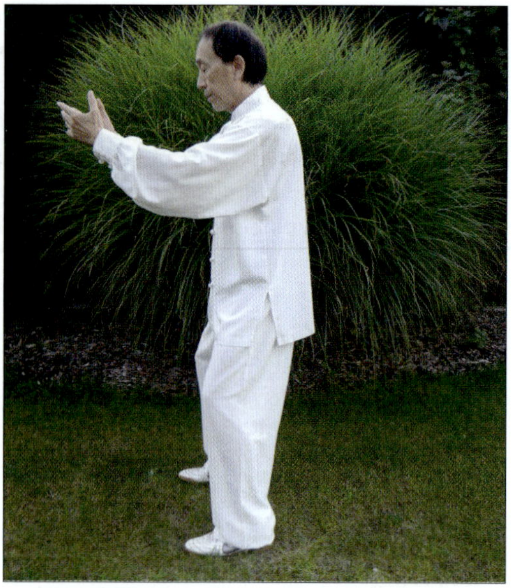

12 Zhang Zhuang Grundhaltung Seitenansicht

Die Arme nehmen die Form ein, als würden sie einen Ball umarmen, sind locker, die Schultern gesenkt, die Hände aufeinander gerichtet, die Finger in leichtem Abstand zueinander. Das Gewicht ist auf beiden Füßen gleichmäßig verteilt, die Knie sind gebeugt und das Becken nach hinten unten gekippt. Der Kopf ist leicht nach vorne geneigt, das Kinn zeigt Richtung Brustkorb, die Augen sind geschlossen.

Der Oberkörper ist leicht nach vorne gebeugt, so dass die Wirbelsäule eine gerade Linie ergibt und kein Hohlkreuz bildet. Die Haltung gleicht dem Gefühl, als würde der Nabel die Wirbelsäule nach außen schieben wollen.

Der ganze Körper muss entspannt sein, damit in dieser optimalen Haltung das Qi frei fließen kann. Um den Fluss nicht zu unterbrechen, liegt die Zunge locker am oberen Gaumen oberhalb der Zähne, es ist die Haltung der so genannten Elsterbrücke. Sie schafft die Verbindung zwischen dem Du Mai, dem Meridian, der auf der Körperrückseite mittig verläuft, und dem Ren Mai, dem Meridian, der dem gleichen Verlauf auf der vorderen Körpermitte folgt.

Diese Grundhaltung in absolut entspannter Form sorgt zusammen mit einer tiefen und langsamen Atmung in das untere Dantian für die notwendige Meditation. Blockaden öffnen sich, ermöglichen den freien Fluss des Qis und setzen damit den inneren Energiekreislauf in Gang.

Anfänger sollten mit wenigen Übungsminuten beginnen und die Übungseinheit auf eine halbe Stunde ausdehnen.

Eine zweite Übung stellt eine weitere Variation des *Zhan Zhuang* dar, sie entstammt der inneren Kampfkunst Xing Yi Chuan. Ihr Einsatz ist deshalb lohnend, weil sie nicht nur einen meditativen Effekt mit sich bringt, sondern auch die nötige Beinkraft für das Ba Gua Zhang verbessert.

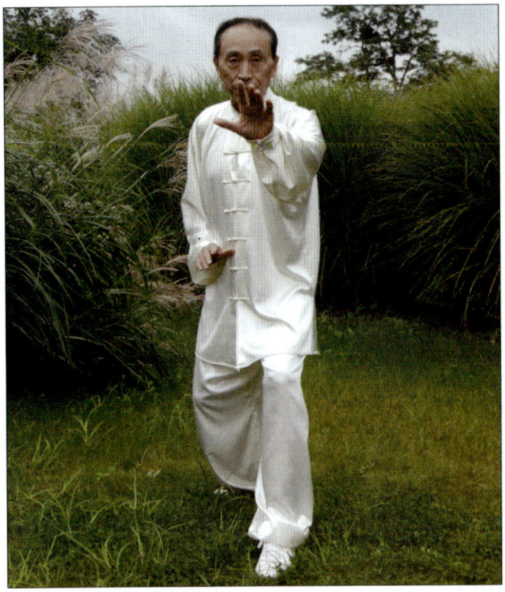

13 Xing Yi Qigong

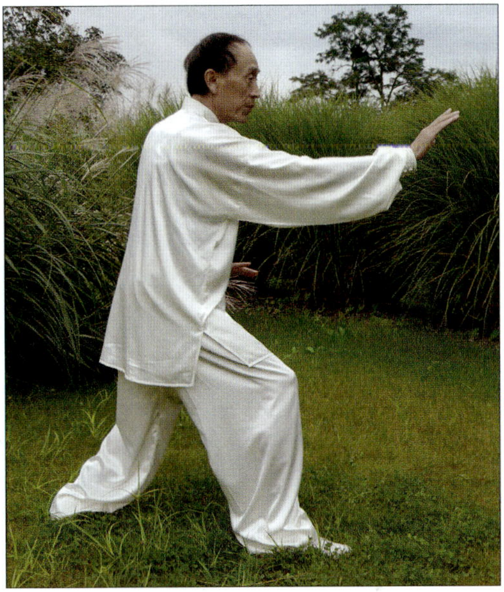

14 Xing Yi Qigong Seitenansicht

Die Ausgangsstellung des Xing Yi Chuan Qigong sind geschlossene Füße und Beine. Dann dreht ein Fuß in 45 Grad nach außen, der verbleibende Fuß macht einen Schritt gerade nach vorne. Das Gewicht liegt zu zwei Dritteln auf dem hinteren und zu einem Drittel auf dem vorderen Bein. Der Arm streckt nach vorne über das Bein, die Hand verharrt in Nasenhöhe mit leicht gespreizten Fingern. Die andere Hand wird in waagerechter Haltung neben dem Bauchnabel platziert.

Der Blick richtet sich auf die Hand des ausgestreckten Arms. Zum Ende der Übung wird das ausgestreckte Bein wieder zurück in die Ausgangsstellung gezogen.

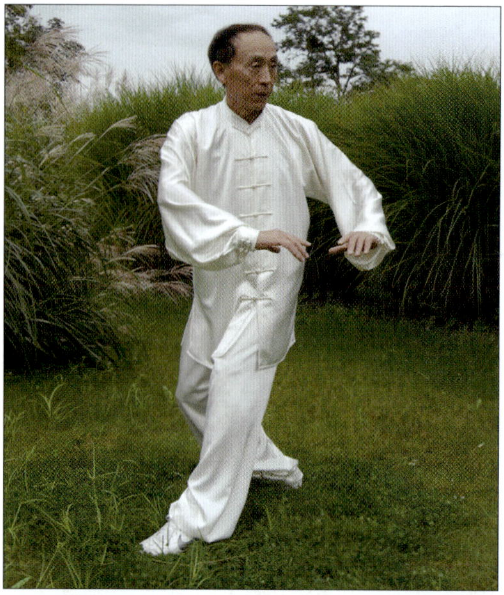

15 Grundhaltung Ba Gua Zhang

Eine weitere Vorübung bereitet auf die Haltung des Ba Gua Zhang vor. Die Grundstellung ohne Bewegung vor Beginn einzunehmen, erleichtert während des Kreisgehens die korrekte Körperhaltung auszuüben.

Die Ausgangsstellung der Füße und Beine erfolgt wie beim Xing Yi Chuan Qigong. Dann wird der Oberkörper zum Kreisinneren gedreht, so dass die charakteristische spiralförmige Haltung des Ba Gua Zhang entsteht. Die Arme folgen der Bewegung des Oberkörpers, sind gerundet, die Hände sind in Nabelhöhe aufeinander gerichtet, die Finger leicht gespreizt. Hals und Kopf drehen mit, der Blick ist geradeaus gerichtet.

Es ist sehr wichtig, darauf zu achten, dass die Schultern gesenkt und leicht nach vorne innen gezogen sind. Dadurch entsteht eine konkave Haltung des Schultergürtels und des Brustkorbs. Bei gleichzeitigem Kippen des Beckens nach unten werden eine starke Rücklage und ein durchgedrückter Brustkorb vermieden; beides würde eine entspannte Haltung verhindern. Darüber hinaus ermöglicht diese Haltung, durch mehr Stabilität schneller reagieren und die Laufrichtung flexibler ändern zu können.

Diese Vorübungen, immer in die Richtungen rechts und links gestellt und gelaufen, sind unabdingbar, sollten aber nicht die einzigen zur Vorbereitung der Form sein. Ergänzungen sind stark abhängig von dem Kenntnisstand der Übenden, der zu laufenden Form und auch dem Lehrer. Jedes Training wird keinem anderen gleichen. Schüler sollten aber darauf achten, dass Lehrer auf jeden Fall auch Platz für die innere Arbeit lassen. Die Qi-Arbeit ist das wichtigste Element in einem Training für innere Kampfkunst. Ohne diese wäre jede Trainingseinheit ausschließlich eine Bewegungsübung, aber keine innere Arbeit nach daoistischen Vorstellungen.

Handtechnik

Die unterschiedlichen Stile des Ba Gua Zhang haben zur Folge, dass sich auch in der Handtechnik verschiedene Haltungen verbreitet haben. Je nach Meister und der Strategie im Kampf sind die Hände eher gerundet und greifend. Steht ein gezielter Angriff auf bestimmte Körperpunkte im Fokus, fungieren die Hände eher als stechendes, bohrendes Instrument. In diesem Fall sind sie entsprechend flach mit eng anliegenden Fingern geformt, damit sie mit geballter Kraft punktuell treffen können. Häufig ist der Daumen geschützt eingezogen, um nicht beim Gegner hängen zu bleiben.

Dennoch gibt es eine Basistechnik, die in fast allen Stilen zu finden ist; die wichtigsten und ihre Anwendung möchten wir vorstellen.

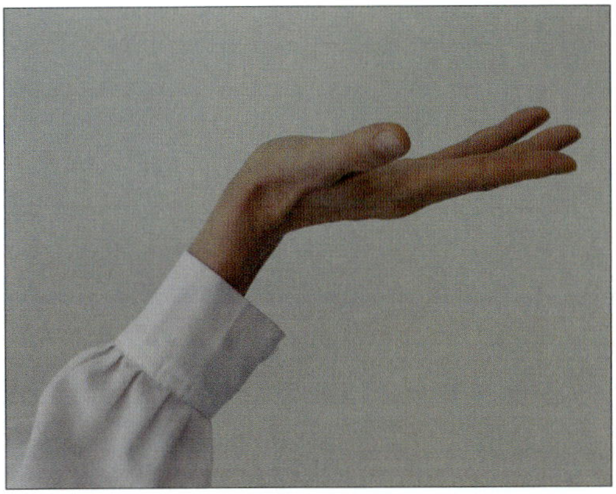

16 Yang Zhang

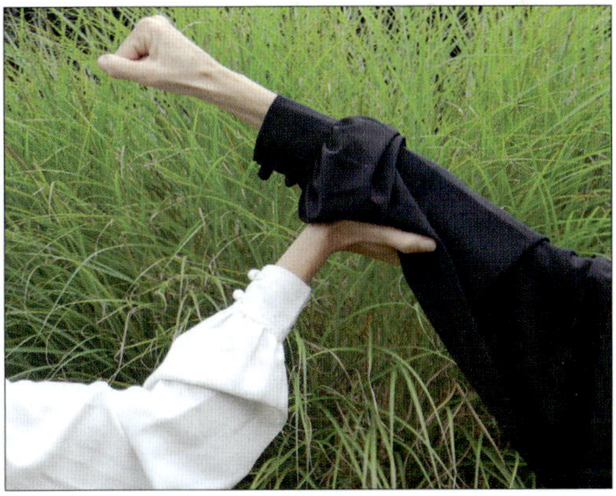

17 Yang Zhang Anwendung

1. *Yang Zhang* oder auch die *Nach oben gerichtete Hand* ist horizontal mit dem Handteller nach oben geöffnet, die Finger sind gespreizt und gerade ausgestreckt, der Daumen ein wenig von Fingern und Handteller abgewinkelt. Durch diese Haltung entsteht automatisch eine leicht konkave Form der Hand.

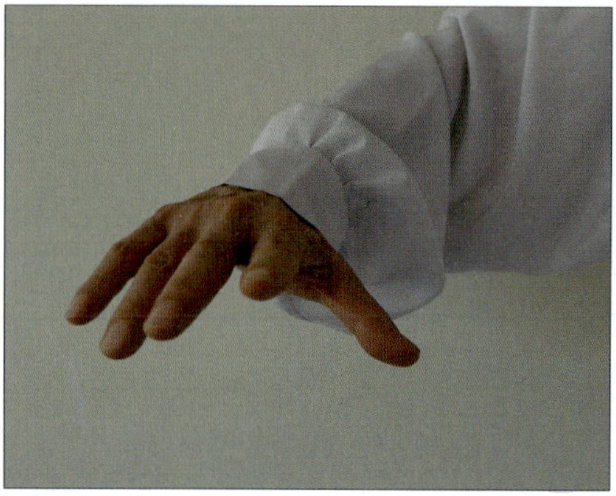

18 Fu Zhang

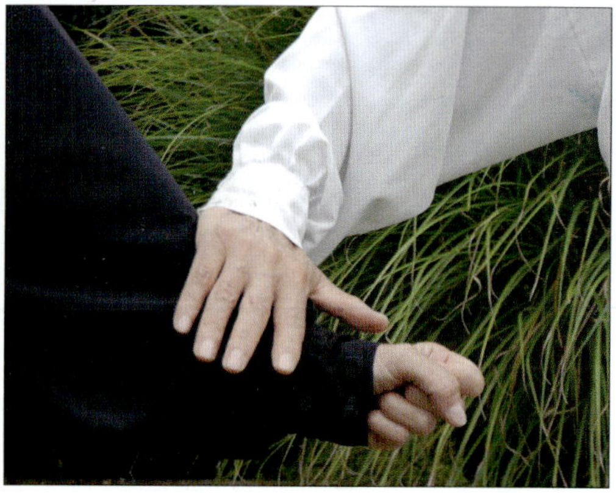

19 Fu Zhang Anwendung

2. Bei *Fu Zhang* oder *Nach unten gerichtete Hand* zeigt der Handteller flach nach unten. Die Finger sind ein wenig geöffnet, der Daumen leicht nach unten und seitlich abgespreizt. Auch hier entsteht damit automatisch eine konkave Handhaltung.

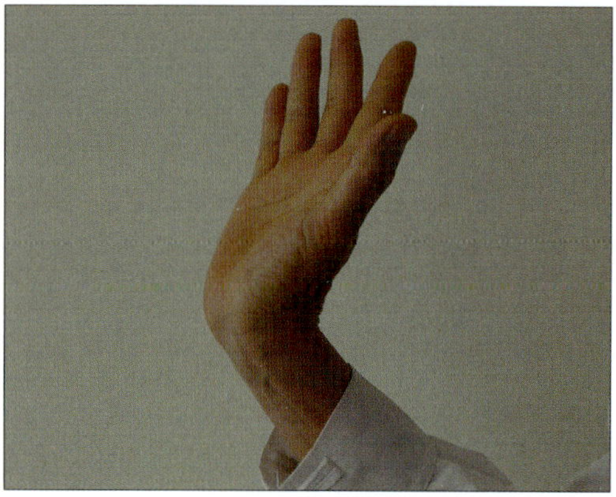

20 Shu Zhang

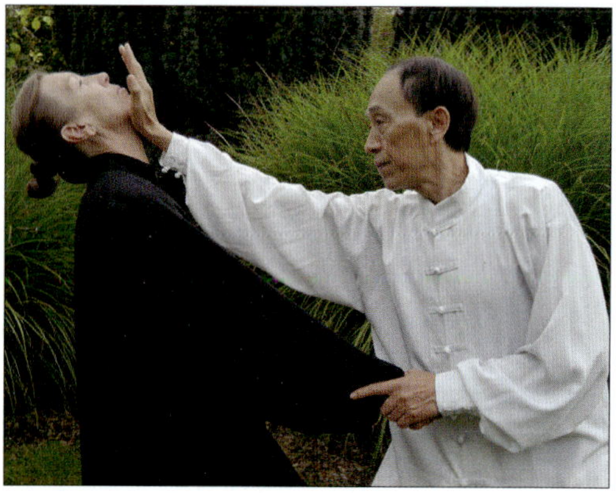

21 Shu Zhang Anwendung

3. Der Handteller wird bei *Shu Zhang* oder der *Senkrechten Hand* im Handgelenk nach oben aufgestellt und fixiert. Der Handteller ist nach vorne oder seitlich ausgerichtet. Die Finger sind gerade gestreckt und gespreizt, der Daumen bis zum Äußersten abgewinkelt.

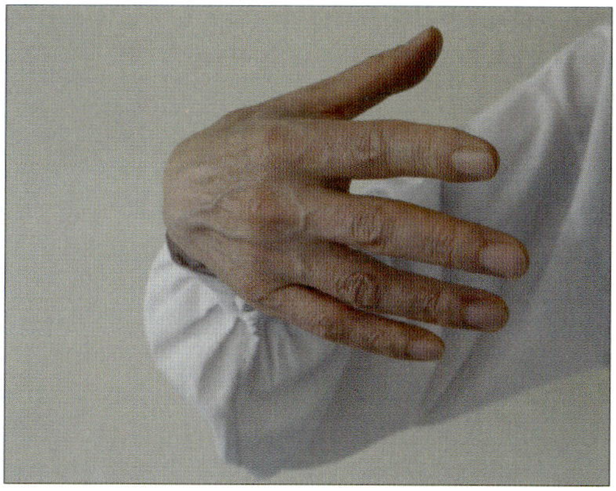

22 Bao Zhang

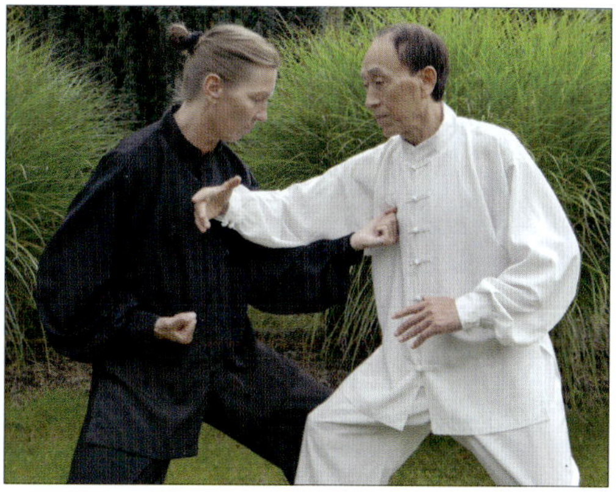

23 Bao Zhang Anwendung

4. *Bao Zhang* oder *Umschließende Hand* zeigt mit der geöffneten Handfläche auf den eigenen Körper. Die Finger und Daumen sind ausgestreckt und gespreizt, der Daumen zeigt nach oben. Durch diese Arm- und Handstellung entsteht eine gerundete Form vom Schultergelenk bis zu den Fingerspitzen.

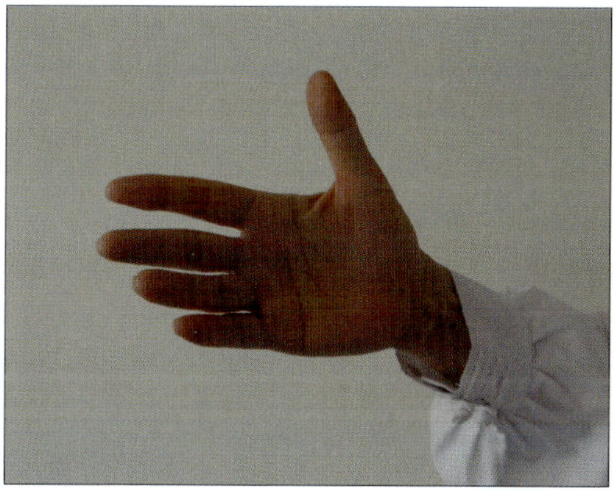

24 Pi Zhang

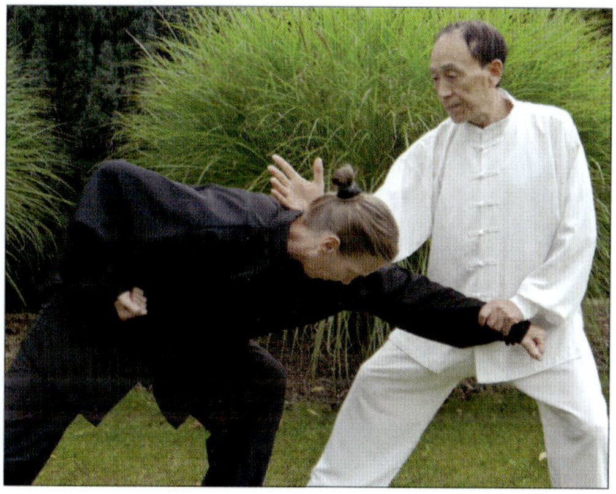

25 Pi Zhang Anwendung

5. *Pi Zhang* oder *Hackende Hand* ist mit der Handfläche seitlich nach innen ausgerichtet. Die Finger sind leicht gespreizt und zeigen nach vorne, die Handkante nach unten, als würde sie einen Schlag ausüben wollen. Der Daumen ist nach oben abgewinkelt.

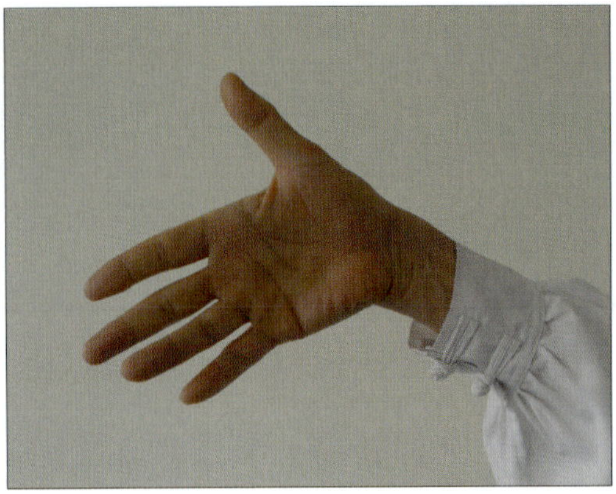

26 Liao Zhang

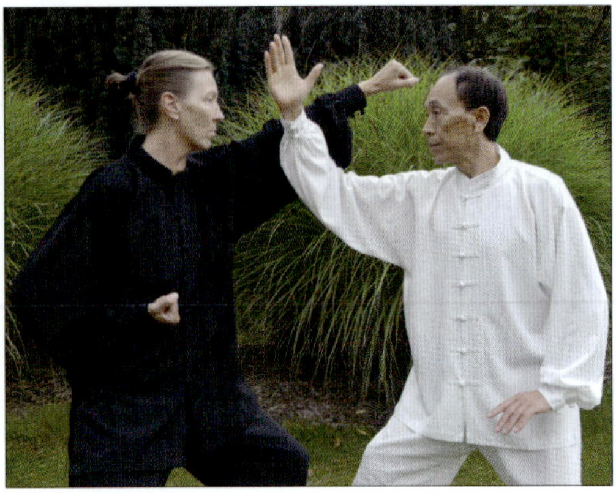

27 Liao Zhang Anwendung

6. Bei der Position *Liao Zhang* oder *Schöpfende Hand* zeigt die Handinnenfläche zum eigenen Körper. Die Finger sind gespreizt, der Daumen im rechten Winkel zu den Fingern abgewinkelt. Die Hand bewegt sich, als würde sie schöpfend etwas aufnehmen.

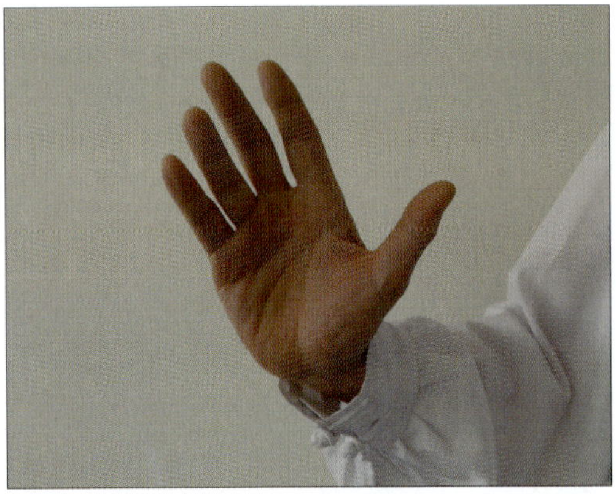

28 Tiao Zhang

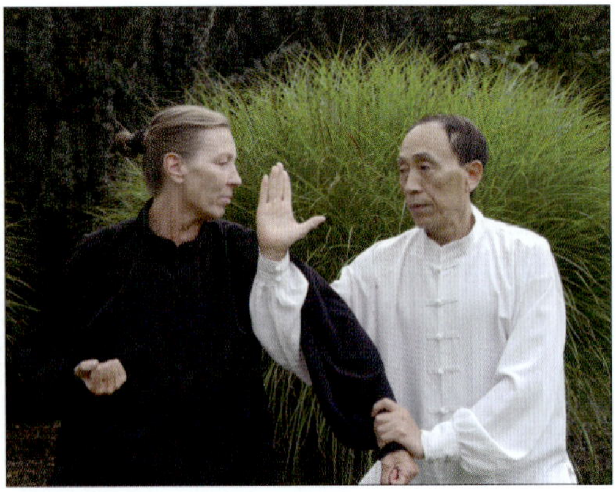

29 Tiao Zhang Anwendung

7. *Tiao Zhang* oder *Pflückende Hand* zeigt in der Grundhaltung mit der Handfläche seitwärts nach innen. Die Finger sind nach oben aufgestellt und leicht gespreizt, der Daumen abgewinkelt. Die Hand geht eine leichte Drehbewegung ein, als wolle sie einen Gegenstand umfassen und ihn ergreifen.

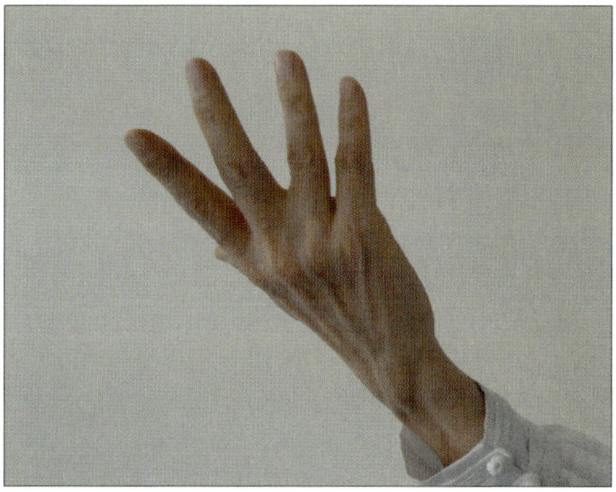

30 Luo Xuan Zhang

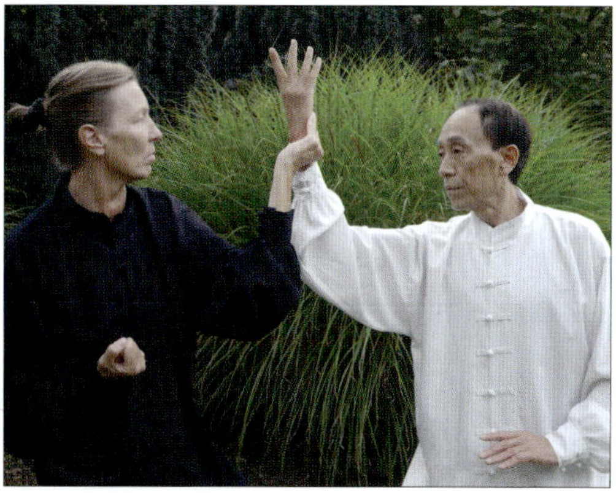

31 Luo Xuan Zhang Anwendung

8. Die Handfläche bei *Luo Xuan Zhang* oder *Schraubender Hand* ist diagonal nach oben gerichtet und zeigt tendenziell auf den eigenen Körper. Die Finger sind gestreckt und gespreizt, der Daumen abgewinkelt. Die Hand ahmt eine schraubende, drehende Bewegung nach.

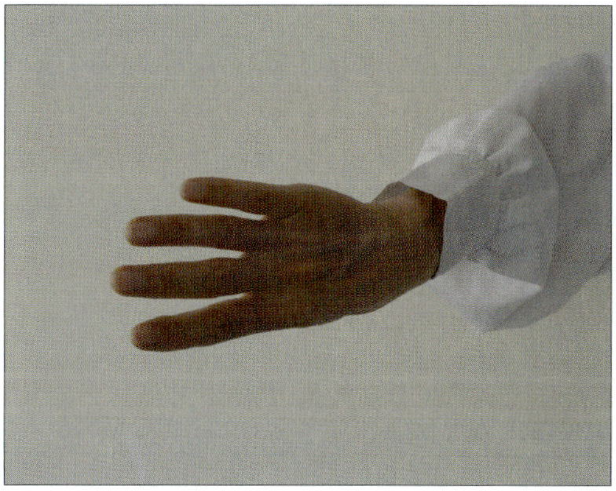

32 Heng Tui Zhang

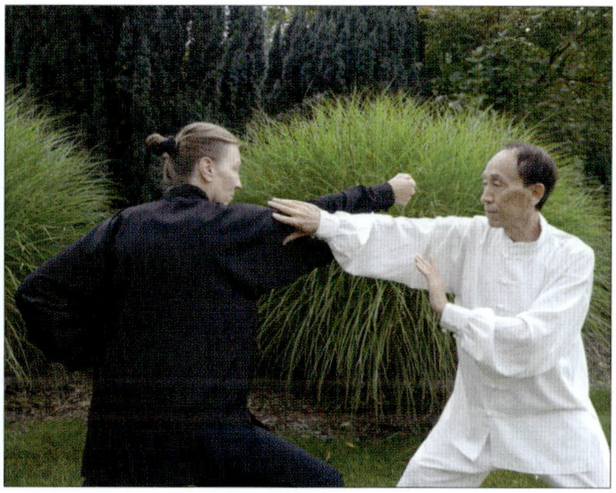

33 Heng Tui Zhang Anwendung

9. Bei der Position *Heng Tui Zhang* oder *Seitlich schiebende Hand* ist die Handinnenfläche nach außen, vom Körper weggewandt, gerichtet. Die Finger sind gestreckt und zeigen nach vorne, der Daumen ist abgespreizt.

Fuß-, Bein- und Schritttechnik

Genau wie die Handtechnik muss auch die Fußtechnik in ihren Grundlagen korrekt ausgeübt werden. Wir können nicht oft genug betonen, dass beim Ba Gua Zhang in besonderem Maße eine präzise Basis für die späteren Bewegungen absolut unentbehrlich ist. Die Fuß- und Schritttechnik wirkt sich auf den gesamten Bewegungsablauf des Körpers aus. Sie gewährt die Stabilität, das Verwurzeltsein, das nötig ist, um drei wesentliche Anforderungen zu erfüllen:

- schnelle Bewegungen in alle Richtungen mit sicherem Stand ausüben zu können,
- die Energien vom Körper aufnehmen und durch die spiralartige Verdrehung des Oberkörpers verstärken zu lassen,
- in später erlernten Kampfbegegnungen Angriff und Abwehr erfolgreich zu leisten.

Das Zusammenspiel der Füße und Beine wird hier als ganz elementar ersichtlich und ist weitaus mehr als ein kräftigendes Muskeltraining.

Zu den wichtigsten Fußstellungen werden die folgenden gezählt:

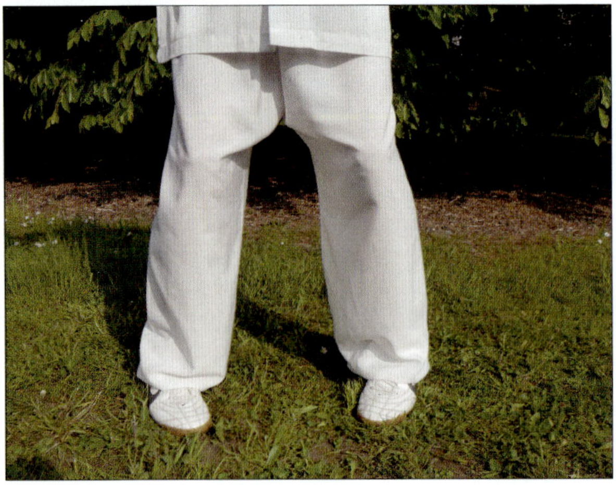

34 Kou Bu

1. *Kou Bu* oder *Hakenschritt* ist häufig mit einem Richtungswechsel verbunden. Die Füße sind dabei einwärts gedreht, die Zehen also zueinander gerichtet. Oft steht auch der eine Fuß im rechten Winkel zum anderen, um eine Drehung einleiten zu können.

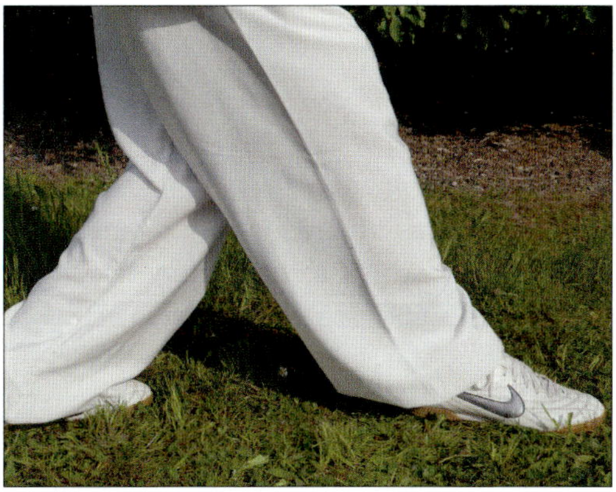

35 Bai Bu 1

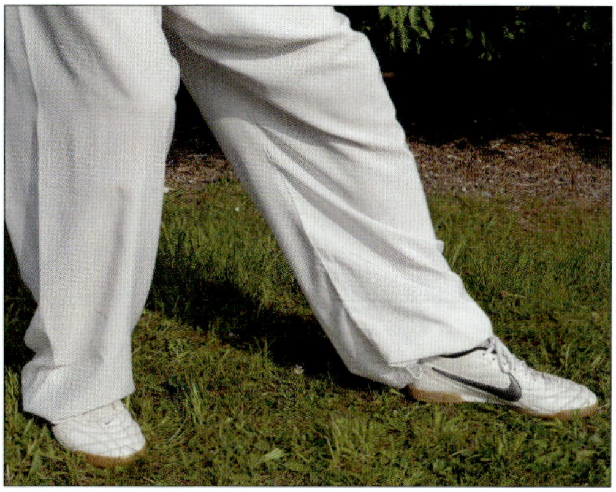

36 Bai Bu 2

2. Meistens wird *Bai Bu, Schwungschritt,* in Verbindung mit *Kou Bu* eingesetzt. Ist die Drehung vollendet, schwingt ein Bein nach vorne, setzt ausgedreht auf und bereitet so die weitere Schrittfolge vor. *Bai Bu* erfolgt mit größerer Schrittlänge als *Kou Bu*.

3. Um kraftvoll nach vorne stoßen zu können, wird *Gong Bu*, der *Bogenschritt*, eingesetzt. Das hintere Bein ist gestreckt und trägt nur wenig Körpergewicht. Das Gewicht ruht hauptsächlich auf dem vorderen Bein, dessen Fuß leicht eingedreht ist. Das Bein ist gebeugt und gibt dem gesamten, aufgerichteten Körper die Richtung vor, in die er zu zeigen hat.

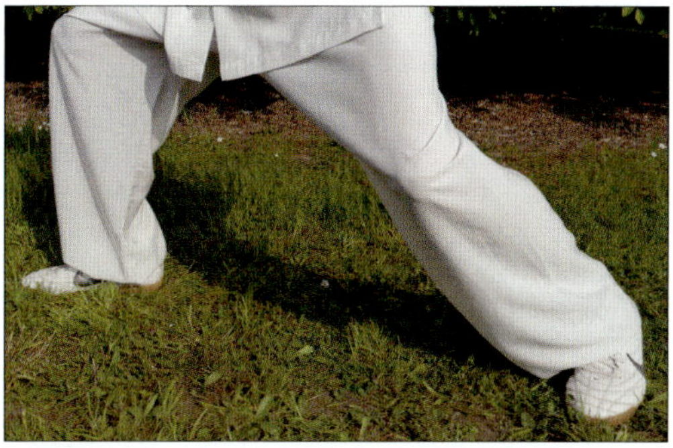

37 Gong Bu

4. Mit *Gao Xu Bu*, das so viel wie der *Leerschritt aus hoher Haltung* bedeutet, liegt das gesamte Körpergewicht auf dem hinteren Bein. Das vordere Bein ist komplett entlastet und liegt nur leicht mit der Fußspitze auf dem Boden. Aus der Stellung heraus gelingt es, dynamisch einen Kick nach oben auszuführen.

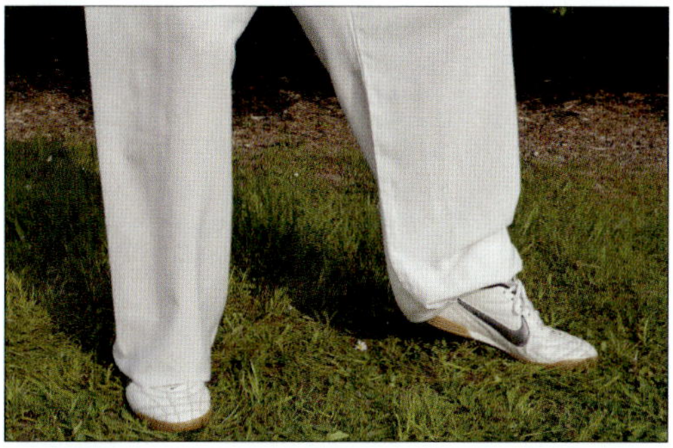

38 Gao Xu Bu

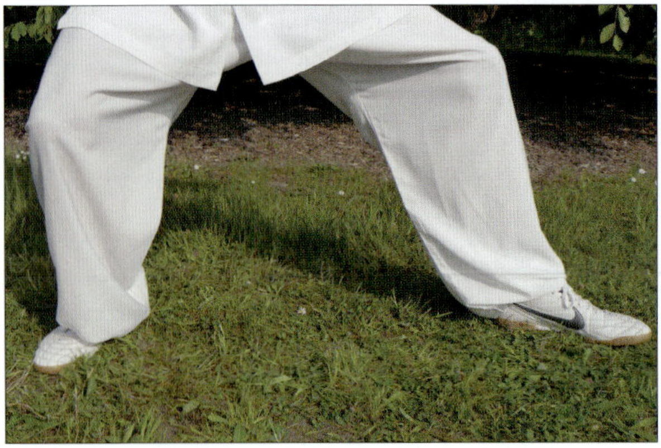

39 Ban Ma Bu

5. *Ban Ma Bu* oder *Halbe Reiterstellung* gleicht der klassischen *Reiterstellung*, bei der die Position wie auf einem reitenden Pferd eingenommen wird. *Ma Bu* ist eine sehr verbreitete und bekannte Stellung, die in vielen asiatischen Kampfkünsten zu finden ist. Das Gewicht lastet dabei gleichmäßig auf beiden, gebeugten Beinen. Im Gegensatz hierzu unterscheidet sich *Ban Ma Bu* hinsichtlich der Gewichtsverlagerung. Ein Bein wird mit 60 Prozent belastet, das andere mit 40. Der Körper richtet sich nach dem weniger belasteten Bein aus.

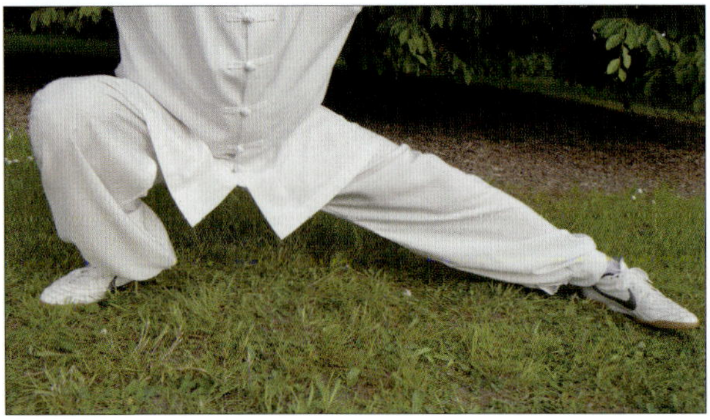

40 Pu Bu

6. *Pu Bu*, die *Einfache Hockstellung*, wird auch *Den Tiger zähmen* genannt. Während ein Bein die Hockstellung einnimmt, der Fuß ist dabei ausgedreht, wird das andere Bein gerade ausgestreckt. Sein Fuß wird einwärts gedreht. Beide Fußsohlen liegen vollständig flach auf dem Boden auf. Diese Position ermöglicht ein dynamisches Erheben des Körpers, der sich vom gebeugten Bein aus über das gestreckte Bein nach oben schieben kann.

Kennen die Übenden die korrekten Fußstellungen, können sie diese in der Bewegung ausüben. Dazu empfiehlt es sich zuerst, wo es möglich ist, das Gehen auf der Geraden zu üben und nicht direkt im Kreis zu beginnen. Anfänger sollten sich nicht durch zu viel Technik auf einmal mit dem komplexen Bewegungsmuster überfordern, sondern in kleinen Schritten aufbauend lernen. Die häufig für den Körper unbekannten Bewegungen müssen langsam und mit Geduld erlernt werden. Ziel ist, dass sich die Bewegung für die Übenden nicht mehr fremd anfühlen, dass der Körper sich in dem, was er zu leisten hat, hineinversetzen kann und nicht hineingepresst wird. Er muss das Gefühl einer gewissen Natürlichkeit und Weichheit erreichen. Fehlt es, kann auch die geistige Entspanntheit und Ausgewogenheit nicht hergestellt werden – ohne sie verblieben die Bewegungen auf dem Stand einfacher gymnastischer Übungen und wären kein Ba Gua Zhang.

Haben Übende alle diese Voraussetzungen erlernt, können sie zu weiteren Bewegungen übergehen und das Tempo erhöhen. Die Dynamik und das Zusammenspiel aller Bewegungen werden dann erfolgreich möglich sein.

Neben den verschiedenen Fußpositionen gibt es zwei Schritttechniken, die in den meisten Stilen vertreten sind.

Die erste Technik ist der *Schlamm-Schritt* oder *Tang Ni Bu*, die zweite der *Kranich-Schritt* oder *He Bu*.

Der *Schlamm-Schritt* verweist bereits mit seinem Namen auf seine spezielle Art, wie er auszuüben ist.

- Aus der Ausgangsstellung heraus (Abb. 41), mit dem rechten Fuß beginnend, wird das gesamte Körpergewicht auf den linken verlagert. Der rechte Fuß wird leicht angehoben (Abb. 42), die Sohle möglichst waagerecht und kaum sichtbar gehalten; das heißt, der Fuß wird nicht abgerollt wie beim normalen Gehen.
- Vorsichtig schieben Bein und Fuß nach vorne (Abb. 43). Wenn das rechte Bein gestreckt ist und das hintere Bein den Punkt erreicht hat, an dem es nachgezogen werden muss, setzt der rechte Fuß auf (Abb. 44).
- Die Schrittlänge darf nicht zu lang sein, sonst ist die Stabilität und Wendigkeit gefährdet. Eine komfortable Schrittlänge zu finden, ist eine individuelle Entscheidung. Ergänzend sei erwähnt, dass der eigentliche Impuls dieser Bewegung vom Körperzentrum ausgeht – es ist nicht eine alleinige Bewegung der Füße und Beine.
- Setzt der rechte Fuß nun auf den Boden auf, muss unbedingt zuerst der Ballen den Boden berühren, der übrige Teil der Sohle folgt sofort nach. Durch diese Fußhaltung wird der erste Akupunkturpunkt der Niere, der Yongquan, besonders aktiviert. Er befindet sich in der Vertiefung zwischen den Zehenballen, an ihrem Ende und dem Anfang des Mittelfußes. Seine Aktivierung

fördert die Entspannung, leitet das Qi vom Kopf in die Füße und verbindet mit der Erde.

- Der aufgesetzte, rechte Fuß erhält nun das gesamte Körpergewicht (Abb. 45) und löst die gleiche Bewegung bei dem linken Fuß aus; es entsteht eine fortlaufende Schrittfolge (Abb. 46 – 47). Sie sollte bei den Ausübenden das Gefühl hinterlassen, als würden sie sanft und flach die Füße über den Schlammboden nach vorne schieben. Vielleicht hilft Übenden auch die Vorstellung ähnlich wie beim Rutschen auf Eis, den Fuß kontrolliert über die glatte Fläche gleiten zu lassen.
- Um eine möglichst hohe Körperstabilität zu erreichen, werden die Knie eng zusammengehalten, so dass sie sich beim Beinwechsel sogar berühren.
- Das Becken wird nach unten abgesenkt; dadurch entsteht das Gefühl, als seien der untere Rücken und Unterbauch gerundet. Das Gesäß wird abgesenkt und die Knie möglichst tief gebeugt, als würde eine Sitzposition eingenommen. Im Zusammenspiel bewirken alle diese Körperhaltungen einen stabilen Stand. Erst durch ihn werden schnelle Drehbewegungen in alle Richtungen möglich.

Die Atmung erfolgt bei allen Bewegungen fließend und entspannt, um den freien Qi-Fluss nicht zu behindern.

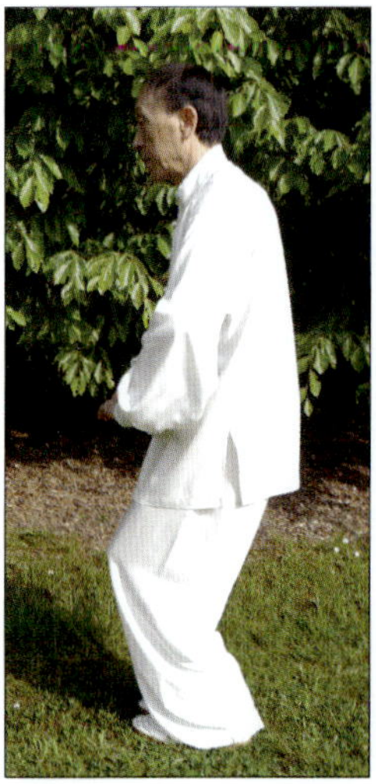

41

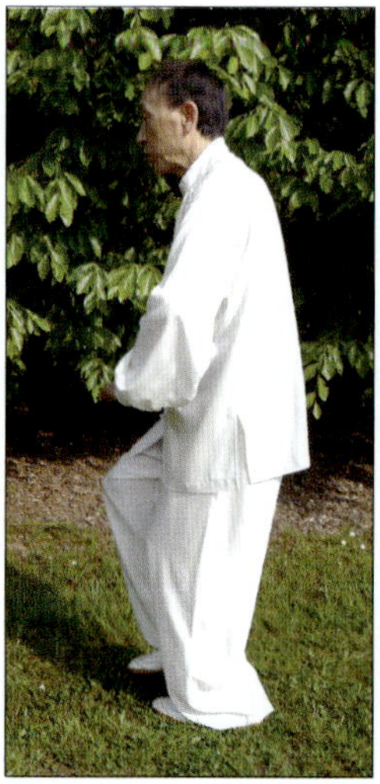

42

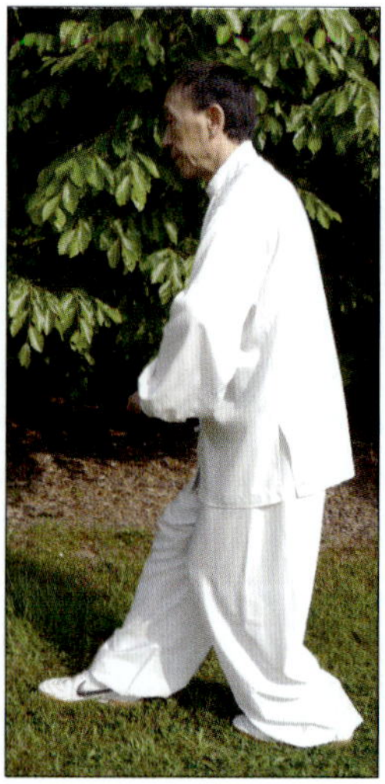

43

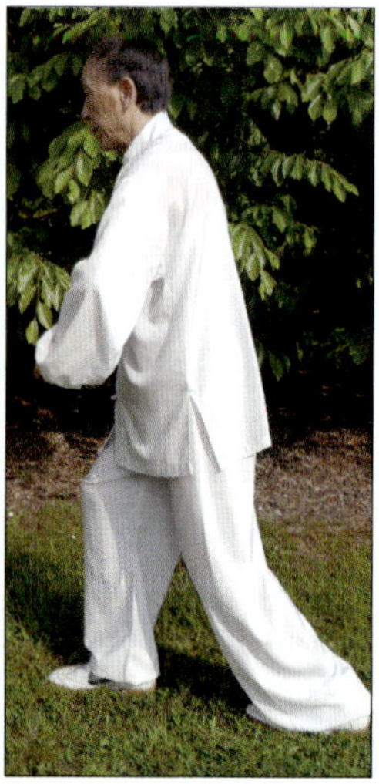

44

Die Technik des *Kranich-Schritts* gleicht dem Grundschritt des *Schlamm-Gehens*.

- Verlässt der erste Fuß aber den Boden, so wird das Bein hüfthoch angehoben, bis der Oberschenkel die waagerechte Position erreicht. Der Fuß bleibt ebenso waagerecht und hängt nicht nach unten.
- In Folge wird das Bein nach vorne gestreckt und aufgesetzt, wie es beim *Schlamm-Gehen* vorgesehen ist.

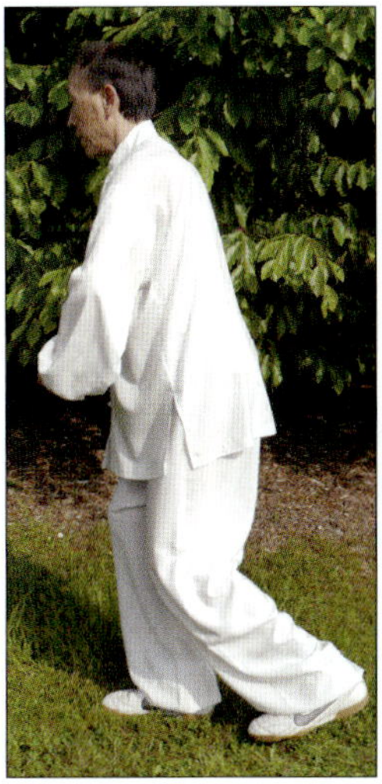

45

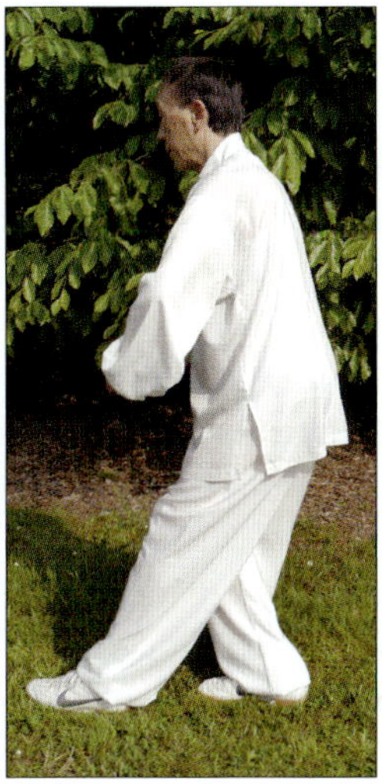

46

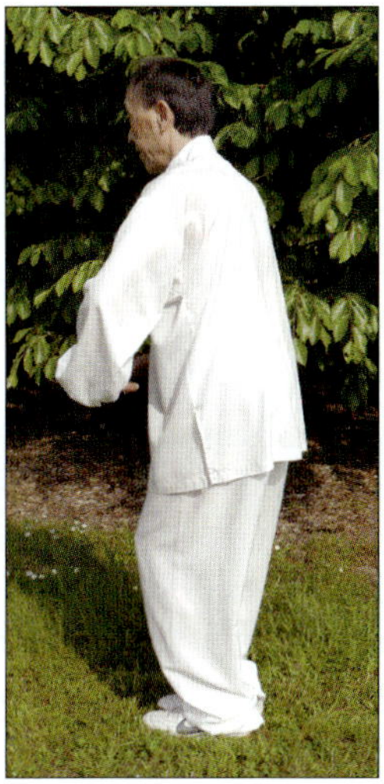

47

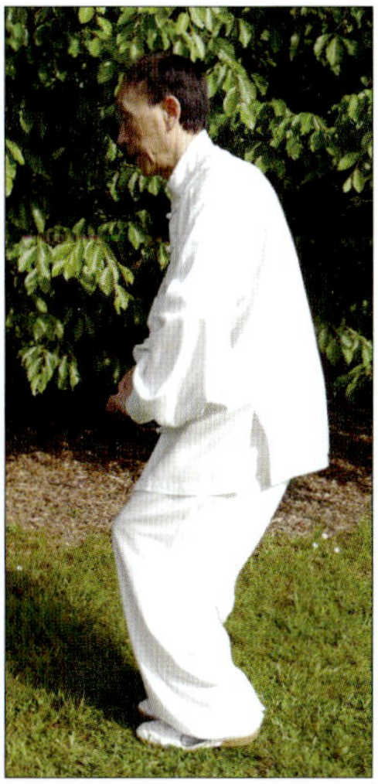

48

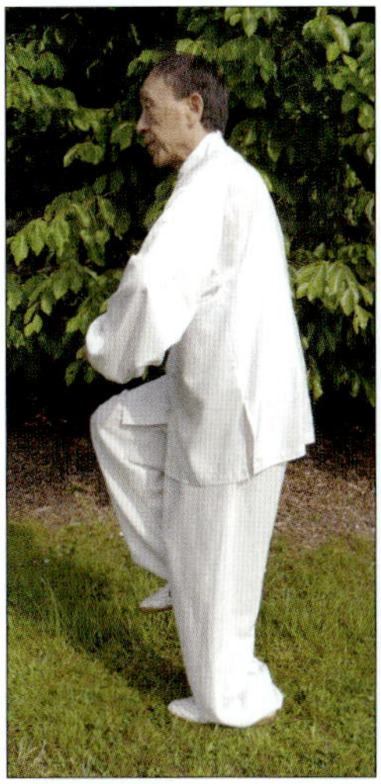

49

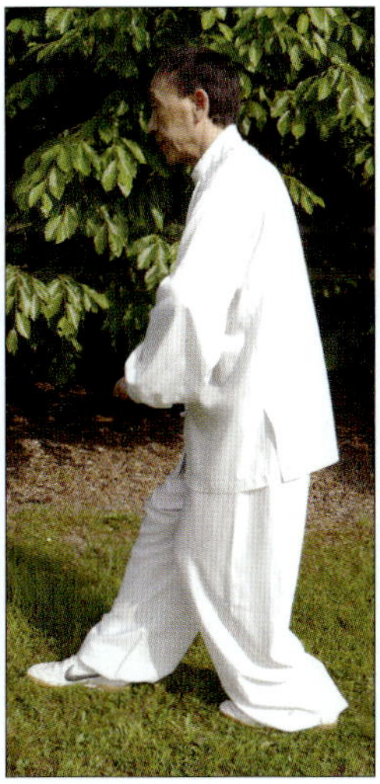

50

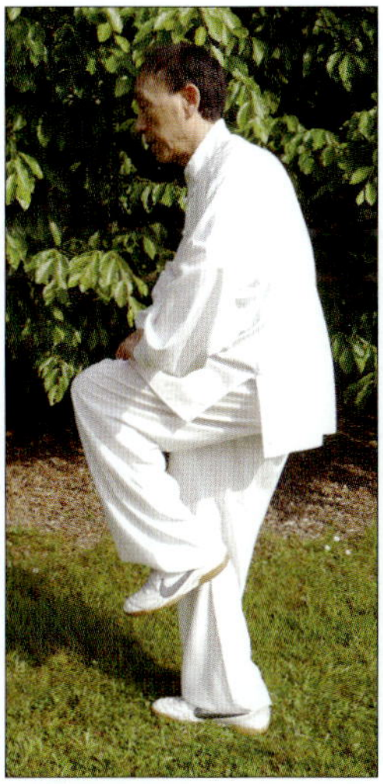

51

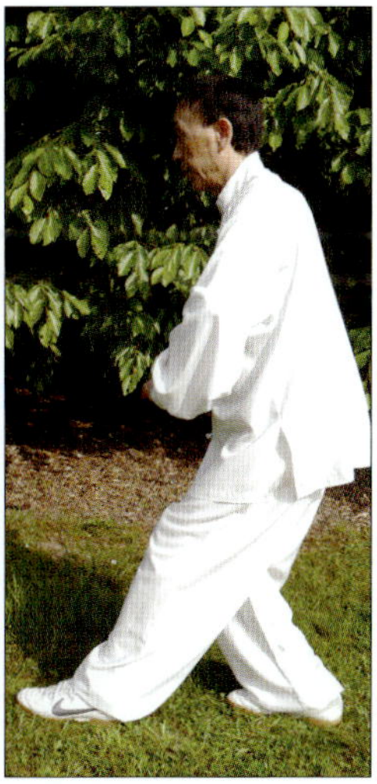

52

Elementar wichtig ist der Impuls dieser Bewegung. Das Bein darf nicht durch seine eigene Muskulatur geführt werden, sondern durch die Hüft- und Rumpfmuskulatur. Die kleinen Muskeln der Beckenregion mobilisieren durch ihren gezielten Einsatz die Kraft und bringen das Bein in die nötige Position.

Für Anfänger kann diese Aktivierung der kleinen Muskeln eine ungewohnte Bewegung sein. Um hier die Muskeln willentlich einsetzen zu können, empfiehlt es sich, ausschließlich die isolierte Hebebewegung des Beines zu üben, ohne sich mit der Schritttechnik zu belasten.

Durch den speziellen Muskeleinsatz der Hüfte, die Haltung des gesamten Beckens und des Rumpfes wird der Akupunkturpunkt Mingmen geöffnet. Er liegt auf dem Meridian Du Mai, unterhalb der Spitze des Dornfortsatzes des zweiten Lendenwirbels.

Der Du Mai bildet mit dem Ren Mai zusammen die Hauptmeridiane, die durch die Mitte des Oberkörpers und Kopfes verlaufen. Vom Anus angefangen verläuft er aufwärts, über die Schädeldecke hinweg, nach vorne unten, bis er die Oberlippe erreicht.

Der Ren Mai beginnt seinen Verlauf kurz unterhalb der Unterlippe, setzt sich gerade nach unten durch die Körpermitte bis zum Perineum fort. Dort geht er über in den Du Mai. Im Mundbereich verbindet die Zunge den von oben ankommenden Du Mai mit dem sich unten anschließenden Ren Mai. Sie liegt locker am oberen Gaumen, nahe der Zähne, und wird wegen ihrer Verbindungsaufgabe auch Elsterbrücke genannt.

Ziel ist es nun, das Qi ungehindert durch beide Meridiane laufen zu lassen. Es ist der so genannte «kleine Kreislauf». Der Qi-Fluss durch diese Hauptmeridiane ist deshalb so wichtig, weil sie in Verbindung mit den übrigen Meridianen stehen. Auf diese Weise vermag ein blockadefreier Qi-Fluss des kleinen Kreislaufs auch Blockaden der anderen Meridiane aufzulösen.

Übertragen auf das *Kranich-Gehen* wird also die Wichtigkeit der korrekten Technik klar, die Dehnung der Muskulatur öffnet Mingmen und setzt einen kompletten Prozess in Gang.

Dabei folgt die Atmung dem Rhythmus des vorderen Beines, wird es angehoben, erfolgt die Einatmung, wird es nach vorne ausgestreckt und abgesetzt, erfolgt die Ausatmung. Schritte und Atmung müssen im Einklang gleichmäßig, entspannt, ruhig und einem natürlichen Rhythmus folgen.

Sowohl das *Schlamm-Gehen* als auch das *Kranich-Gehen* trainieren das Gleichgewicht, die Koordination und die Stabilität. Beim Gehen sollte darauf geachtet werden, dass keine Wippbewegung nach oben entsteht. Die Vorstellung einen Gegenstand gleichmäßig auf dem Kopf tragen zu müssen, hilft den Fehler zu vermeiden. Diese unruhige Nebenbewegung stört die Stabilität, die in jedem Fall das oberste Trainingsziel ist. Ohne sie kann ein Kampf nie erfolgreich enden. Die innere Alchemie betreffend, muss die Technik korrekt sein, da sonst wichtige Akupunkturpunkte den freien Fluss des Qi verhindern würden. Haben Übende die Fuß-, Bein- und Schritttechniken hinreichend geübt und beherrschen das Gehen in Kreis- und gerader Laufrichtung, können sie zum intensiveren Kreisgehen übergehen und gleichzeitig Schritttechniken mit einer effektiven Übung festigen.

Die Übungsform der *Neun Paläste* kombiniert Fuß- und Schritttechnik mit häufigem Richtungswechsel und trainiert damit die erforderliche Beweglichkeit und Flexibilität.

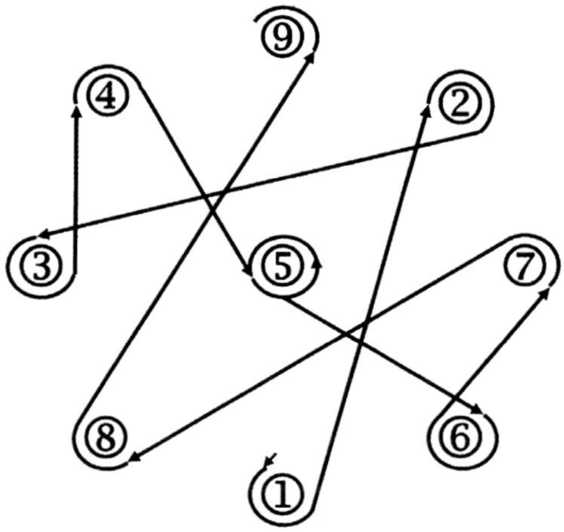

53 Neun Paläste Laufrichtung von 1-9

An der Position 1 beginnend wird den Zahlen in aufsteigender Weise gefolgt; die gesamte Form wird dabei um den Mittelpunkt der Position 5 gelaufen. Anfänglich sollte in langsamem Tempo geübt werden, das dann gesteigert werden kann. Ebenso können Armhaltungen am Anfang wegfallen, um sich auf die Kerntechnik der Beine und Füße konzentrieren zu können. Das Durchlaufen der *Neun Paläste* schult die Fähigkeit, sich dynamisch und flexibel bewegen zu können und die erlernte Schritttechnik im Richtungswandel anzuwenden. Nachgeahmt wird hier die Situation, gegen neun Gegner gleichzeitig im Kampf antreten zu müssen.

Die Positionen sind dabei nicht willkürlich, sondern orientieren sich mit ihrer Anordnung an dem nachgeburtlichen Ba Gua. Das heißt, jede Position entspricht einem Trigramm und beweist erneut die philosophische Präsenz des *I Ging*.

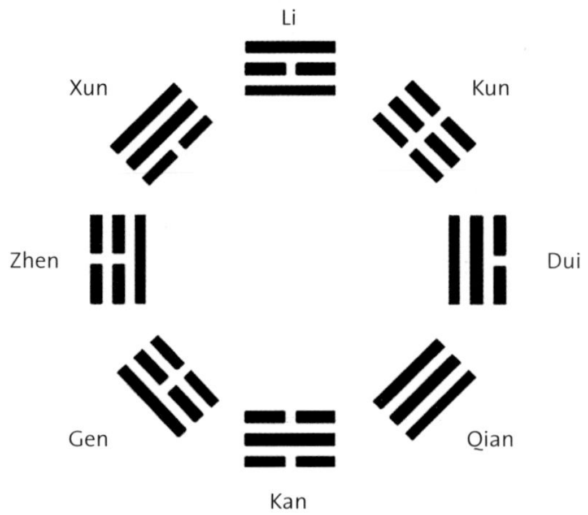

54 Nachgeburtliches Ba Gua

Die *Neun Paläste* vor dem Hintergrund des nachgeburtlichen Ba Guas zeigt also die Reihenfolge der Positionen: Ausgangsposition bildet Kan, von dem eine Linie bis zu Kun gelaufen wird, danach Zhen, Xun, es folgt ein kompletter Kreis um das Zentrum, von dem aus Qian, Dui, Gen und Li umlaufen werden. Li bildet damit das letzte Trigramm des kompletten Kreises.

Ist er vollendet, bildet Li wieder die neue Startposition, und die Reihenfolge des Gehens vollzieht sich in umgekehrter Reihenfolge.

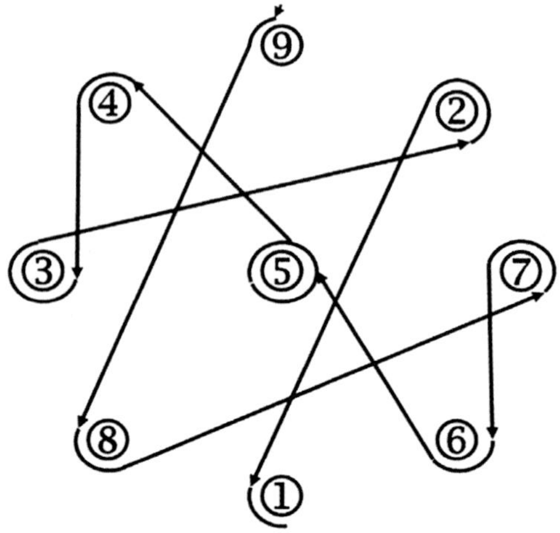

55 Neun Paläste in Laufrichtung 9-1

Beherrschen Übende diese Reihenfolge in Perfektion, haben sie ausreichend Stabilität und Fähigkeiten zu wechselnden Positionen entwickelt, so dass sie auch spontane, unterschiedliche Positionen anlaufen können. Diese Freestyle-Form bedeutet, für den Kampf noch unangreifbarer zu werden.

Neun Paläste eignet sich in hervorragender Weise, die spezielle Schritttechnik des Ba Gua Zhang korrekt zu erlernen und zu verfeinern. Die damit trainierte Stabilität, die Fähigkeit des Verwurzeltseins, ermöglicht dann schnelle Wechsel einzugehen und die charakteristische Dynamik des Ba Gua Zhang umzusetzen.

Das Fundament: Kreisgehen – *Ding Shi*

Das Gehen in einer verharrenden, fixen Körperhaltung, *Ding Shi*, meistens in Kreisform gelaufen, und die Richtungswechsel bilden die Kernbewegungen im Ba Gua Zhang.

Dabei möchten wir nochmals auf die Grundposition des Ba Gua Zhang hinweisen, die sowohl für die linke als auch rechte Laufrichtung korrekt eingeübt werden sollte.

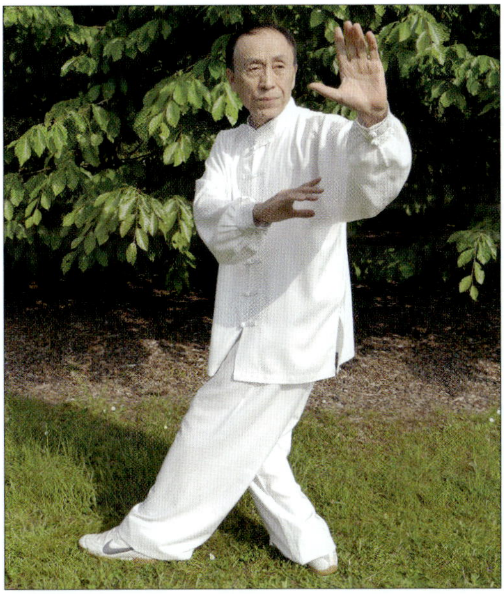

56 Grundhaltung Laufrichtung links

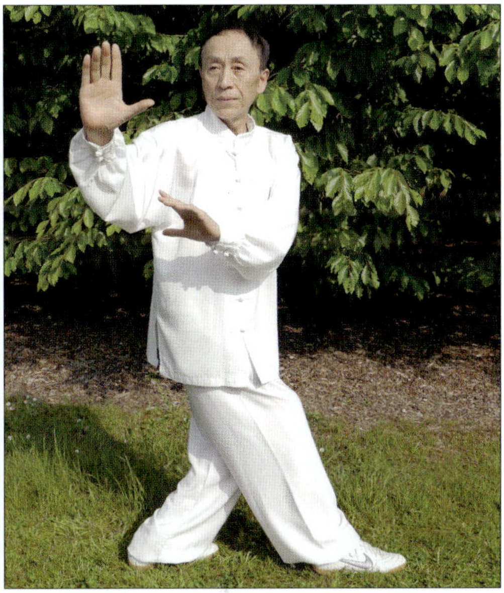

57 Grundhaltung Laufrichtung rechts

Durch das Kreisgehen erhalten und fördern Praktizierende einerseits ihre Gesundheit, Kämpfende werden dadurch in der Verteidigung und im Angriff erfolgreich. Die dafür notwendige Beweglichkeit, Energiegewinnung und Stabilität des eigenen Standes wird durch die Schritttechnik und eine korrekte Körperhaltung erreicht.

1. Die Schritttechnik des Kreisgehens erfolgt gleicherweise, wie schon beim *Schlamm-* oder *Kranich-Gehen,* in gerader Richtung gezeigt. Die geringfügig geänderte Fußhaltung führt zwangsläufig dazu, die Form des Kreises gehen zu können.
   Wir fassen die Details nochmals zusammen:

- In der Ausgangsstellung werden die Füße geschlossen, Blick in Laufrichtung, zuerst entgegen des Uhrzeigersinns.
- Das Gewicht wird auf das rechte Bein verlagert.
- Der linke Fuß wird angehoben.
- Bein und Fuß werden nach vorne geschoben; es entsteht das Gefühl des Gleitens über Eis.
- Der Fuß wird gerade und auf dem Ballen zuerst aufgesetzt; das Gewicht ruht nun auf dem linken Bein.
- Das rechte Bein wird angehoben, Fußsohle bleibt kaum sichtbar.
- Bein und Fuß werden nach vorne geschoben.

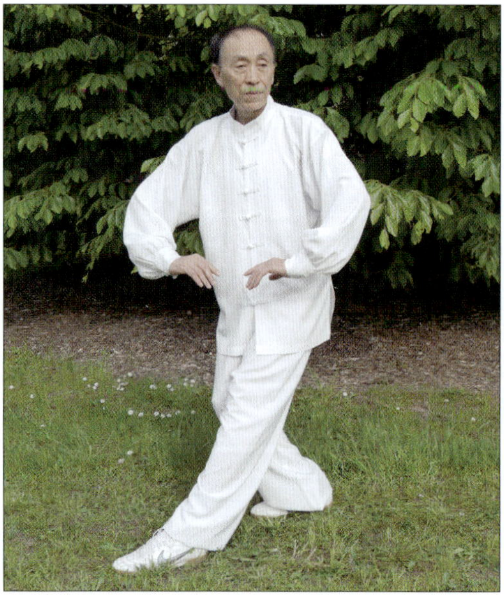

58 Erster Schritt

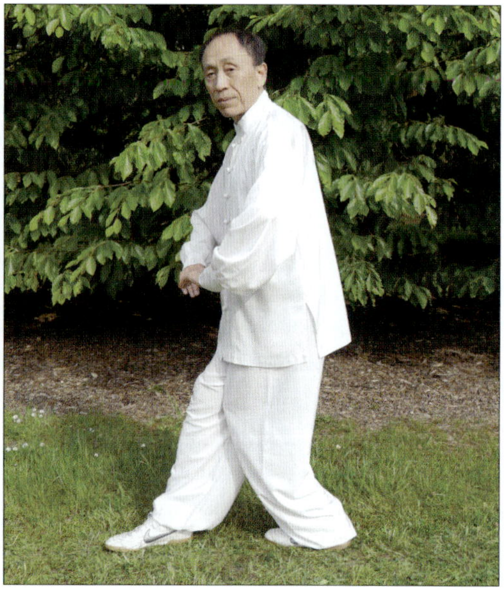

59 Zweiter Schritt

- Der rechte Fuß setzt nun wieder mit dem Ballen zuerst auf, bildet aber gleichzeitig eine Hakenform nach innen (Kou Bu). Anders ausgedrückt, er wird zur Kreismitte hinzeigend, bogenförmig aufgesetzt.
- Das Gewicht verlagert sich wiederholt auf das rechte Bein, und mit dem linken Fuß beginnt der dritte Schritt.

Die Fußhaltungen sind also verschieden, der innere Fuß zeigt gerade nach vorn, der äußere Fuß hakenförmig nach innen – so entsteht beim Gehen die notwendige Kreisform.
Gegangen werden acht Schritte, um einen Kreis zu vollenden. Zumeist werden drei Kreise, also 24 Schritte, entgegen des Uhrzeigersinns gelaufen und nach einem Wechsel die gleiche Anzahl im Uhrzeigersinn. Nach dem Richtungswechsel beginnt der innere, also rechte Fuß, mit dem ersten Schritt. Am Anfang sollten für den Richtungswechsel einfache Drehungen eingesetzt werden.

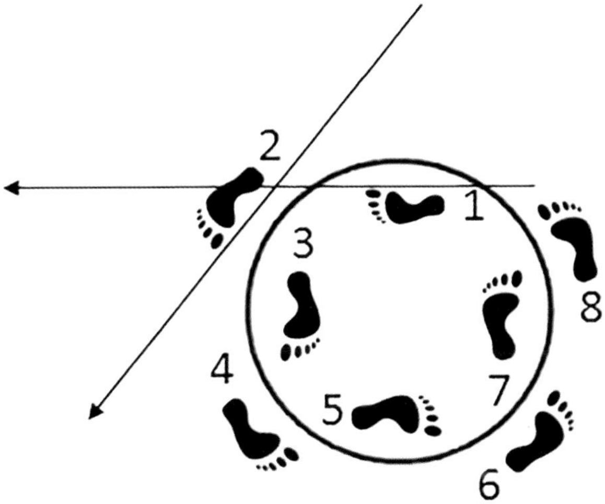

60 Fußstellung Kreisgehen

Anfänger sollten zu Beginn des Übens die technischen Aspekte zunächst ausklammern und acht normale Schritte gehen. Damit bekommen sie ein Gefühl für das Gehen im Kreis, für die Schrittlänge und die Vorgabe, die Schrittanzahl von acht einzuhalten. Nicht selten treten zu Beginn Schwindel auf; ein sofortiger Richtungswechsel schafft hier Abhilfe. Langfristig bewirkt intensiveres Üben, dass diese Anfangsschwierigkeiten von ganz alleine verschwinden.

Das anfängliche Tempo sollte langsam sein, um den vielfältigen Bewegungen Konzentration schenken zu können. Generell existieren drei verschiedene Tempovarianten: Langsames Kreisgehen dient vor allem dem Einüben der Technik und fokussiert den meditativen Aspekt. Das mittlere Tempo zielt vornehmlich auf die Energiegewinnung, und das schnelle Tempo wird in Kampfsituationen und für das Körpertraining eingesetzt.

Darüber hinaus möchten wir hier im Zusammenhang mit der Technik nochmals an die Inhalte der *36 Songs* erinnern. Die oben erklärte Schritt- und Fußtechnik findet sich insbesondere in *Song 3* wieder, die zwingend notwendige Stabilität im *Song 8* und *30*.

2. Um die Schritttechnik zu unterstützen, müssen die Knie in entsprechender Position gehalten werden. Sie sind ähnlich einer Hockstellung gebeugt und werden eng zusammen gehalten. Je nach Stil kann diese Haltung etwas weiter oder enger vorgegeben sein. Die Knie öffnen sich ausschließlich, wenn sich das Bein nach vorne schiebt. (*Song 1, 3*)

3. Das Becken wird nach hinten und unten gekippt, so dass der ganze untere Rückenbereich gerundet nach unten zeigt (*Song 1, 7*). Es entsteht das Gefühl, als würde das Steißbein unter den eigenen Körper geschoben werden. Automatisch ziehen sich dadurch die Muskeln des Anus leicht hoch. Dies darf aber nicht als eine willentliche Anspannung der Muskulatur missverstanden werden; es ist nur das durch die Haltung ausgelöste Gefühl. Die Bewegung ist deshalb sehr wichtig, weil durch die Körperöffnungen auch Qi austritt. Ein Ziel beim Ba Gua Zhang besteht jedoch darin, das Qi nicht nur zu verstärken, sondern auch im unteren Dantian abzuspeichern. Das kann nur gelingen, indem die geschlossenen Körperöffnungen einen Verlust verhindern.
   Darüber hinaus wird durch die Haltung des unteren Rückens der Akupunkturpunkt Mingmen geöffnet und ermöglicht den blockadefreien Qi-Fluss durch den Du Mai und Ren Mai.

4. Die Taille ist entspannt, um schnell und flexibel drehen zu können (*Song 3*). Ab der Taille dreht der Oberkörper zur Mitte des Kreises, so entsteht die typische, verdrehte Haltung beim Ba Gua Zhang. Das Becken bleibt auch beim Gehen in Laufrichtung, während alle anderen Körperteile ab der Taille aufwärts sich in der gedrehten Position befinden, die die Taille vorgibt.

5. Trotz der spiralförmigen Haltung des Oberkörpers bleibt er aufrecht und gerade. Der Brustkorb ist leicht konkav und entspannt (*Song 1, 7*), wodurch für den oberen Rücken ebenso das Gefühl einer leicht gerundeten Haltung entsteht. Diese Haltung erlaubt dem Qi, sich einerseits in das untere Dantian absenken zu können, andererseits frei in Arme und Beine fließen zu können.

6. Die Schultern werden entspannt nach unten abgesenkt und ermöglichen damit auch entspannte Arme und Hände (*Song 1, 7, 10*). Entspanntheit heißt jedoch nicht, kraftlos am Körper zu hängen. Sie durchzieht eine gewisse Spannung, die am ehesten mit einem Gummiband verglichen werden könnte. Die Arme sind locker, gehen eine gewisse Spannung ein und sind dadurch in der Lage, Kraft freizusetzen.

7. Die Haltung der Hände haben wir hinreichend vorgestellt. Die wichtigste Grundhaltung, die auch beim einfachen Kreisgehen anfänglich eingenommen wird, ist die erste Figur der *Acht festen Positionen,* die Haltung *Sinkende Hände.* Die Hände werden in Höhe des unteren Dantians gehalten und zeigen mit der Handfläche nach unten. Die Finger sind leicht gespreizt, ihre Spitzen sind zueinander gerichtet, die gesamte Hand ist leicht gerundet und die Finger krallen vorsichtig. Der Abstand zwischen Daumen und Zeigefinger, das Tiger-Maul, ist leicht gedehnt (*Song 10*).

8. Der Kopf ist nach oben gestreckt, der Nacken dabei aber nicht überdehnt und angespannt. Das Kinn kippt leicht nach vorne, damit das Qi auch im Nackenbereich frei fließen kann, das Gehirn mitversorgt und den kleinen Kreislauf nicht blockiert. Die Position der Zunge, die Elsterbrücke, und ein ruhiger Atem unterstützen den freien Qi-Fluss (*Song 1, 9*).

Die bis in das Detail durchdachte Körperhaltung muss beibehalten werden, wenn die Schritte gegangen werden. Die gesamte Darstellung der Technik des Kreisgehens zeigt ganz offensichtlich, wie komplex und feinstimmig die Körperhaltungen sind. Sie übernehmen nicht nur in ihrer Einzelbewegung ihre Funktion, sondern ganz besonders im gemeinsamen Wirken, in ihrem fein abgestimmten Miteinander.

Die Ausgewogenheit der Bewegung, das heißt, auch das Konzept von Yin und Yang erfüllend, schließt mit ein, dass das Kreisgehen grundsätzlich abwechselnd in die linke und rechte Richtung gelaufen wird.

Anfänger sollten einen einfachen Wechsel üben, der technisch zu bewältigen ist.

Der einfachste Wechsel wird mit dem letzten Schritt der Laufrichtung links, dem 24. Schritt, eingeleitet. Der äußere rechte Fuß setzt im rechten Winkel vor den linken inneren Fuß. Zeitgleich schlägt der linke Arm angewinkelt vor den Oberkörper (1. Bewegung), um dann in einer Durchschwingbewegung (2. Bewegung) am unteren Dantian vorbei (3. Bewegung) in die andere Laufrichtung zu zeigen (4. Bewegung). Der Körper dreht dabei zur Kreismitte, bevor er gerade zur neuen Laufrichtung steht. Das gestreckte Bein eröffnet mit dem ersten Schritt die rechte Laufrichtung.

Mit zunehmendem Fortschritt im Training sollte der Schwierigkeitsgrad der Wechsel gesteigert werden. Der Kern des Ba Gua Zhang besteht später vor allem aus den Bewegungsmustern der Wechsel.

Es stellt sich bei der ausgefeilten Körperhaltung des Kreisgehens und der Wechsel die Frage, was sie bewirken. Warum also muss die Haltung korrekt eingehalten werden, wenn die Kreise gelaufen werden? Was ist die Absicht und Wirkung? Was wird dabei im Körper ausgelöst?

Das Zusammenspiel der Füße, Beine und Hüfte sorgt für die unentbehrliche Stabilität des Körpers. Gleichzeitig stellen die Füße die Verbindung zur Erde her und nehmen ihre Kraft auf. Der gesamte

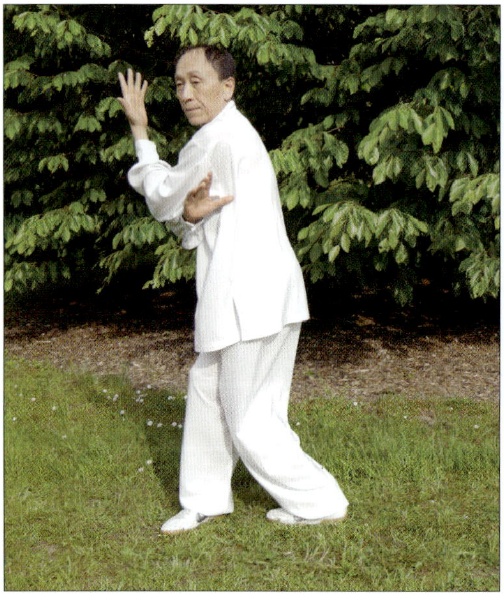

61 1. Bewegung

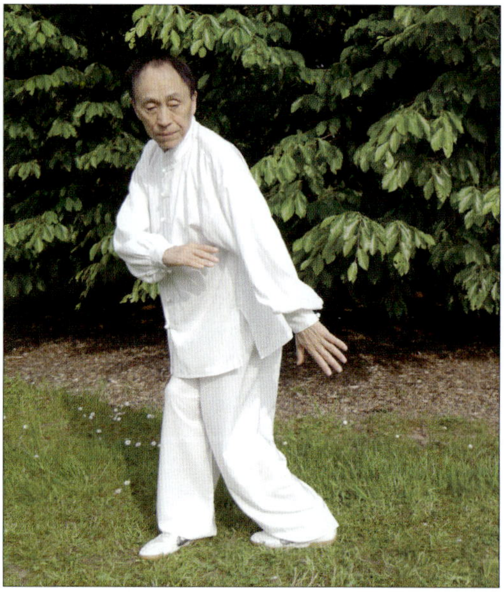

62 2. Bewegung

übrige Körper richtet sich nun so aus, dass keine Fehlhaltung den Energiefluss unterbricht. Es würde im Kampf den effektiven Krafteinsatz verhindern und hinsichtlich der Gesundheitserhaltung das Qi stagnieren lassen.

Die aufgenommene Kraft durch die Zehen und Füße wird nun durch die verdrehte Haltung ab Hüfte aufwärts nicht nur aufrechterhalten, sondern sogar noch verstärkt. An den Händen und Fingerspitzen angekommen, entfacht – unterstützt durch die schnelle Drehbewegung – die geballte Kraft, die für den Kampf nötig ist. Dabei ist die Bewegungsfolge entscheidend. Die Hüfte folgt dem Impuls der Füße beim Gehen, die Arme und Hände folgen dem Oberkörper. Damit kann in der richtigen Abfolge die Energie vom Startpunkt Füße frei aufwärts fließen: zuerst durch die Knöchel, dann durch die Beine, die Hüften, die Taille, den Brustkorb, die Schultern, die Arme und Hände, gleichzeitig von den Schultern durch den Nacken und den Kopf. Diese aufsteigende Energie gibt dem Körper die Stabilität, das Gleichgewicht, die enorme Kraft, ermöglicht die Schnelligkeit und macht ihn zu einer Einheit. Das heißt, der Körper agiert als Ganzes und gewinnt darin Stärke. Einzelne Körperteile könnten das Kraftpotential nie erreichen.

Darüber hinaus sorgt die ununterbrochene, fließende Bewegung dafür, dass auch der Kräftefluss nicht ins Stocken gerät und nicht an Stärke verliert.

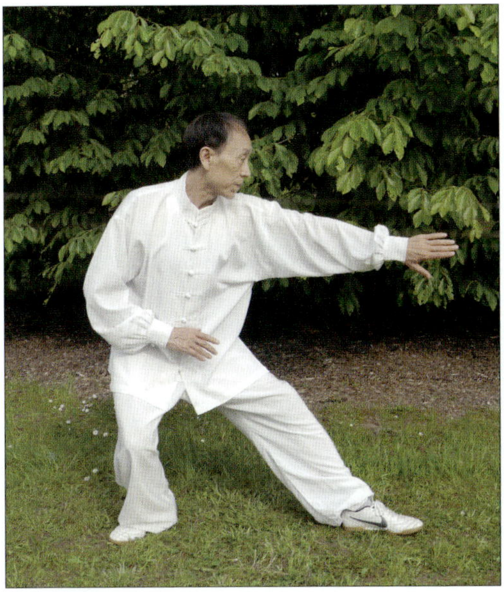

63 3. Bewegung

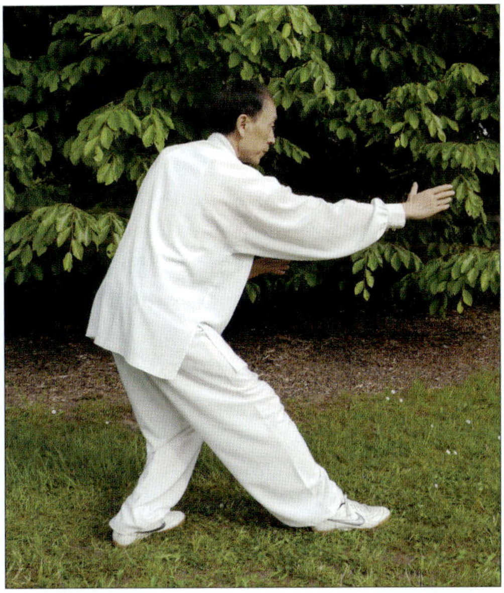

64 4. Bewegung

Die technischen Voraussetzungen, die für die gewonnene Energie und ihren Kreislauf sorgen, erweisen sich also als unerlässlich und müssen zwingenderweise korrekt ausgeübt werden. Sie sind darüber hinaus für die Gesundheit von unschätzbarem Wert.

Wir möchten an dieser Stelle betonen, dass Ba Gua Zhang nicht nur für Praktizierende gedacht ist, die es im Kampf anwenden. Der Hauptaspekt der Ausübung liegt im Schaffen und in der Erhaltung der Gesundheit. Selbst in China dient in heutiger Zeit Ba Gua Zhang vornehmlich der Gesundheit; die Kampfabsicht spielt eine geringere Rolle.

Der gesundheitliche Nutzen, besonders bereits beim einfachen Kreisgehen, lässt sich grob auf die Bereiche

- des Äußeren beziehen; zu ihnen zählen Training der Muskeln, Sehnen, Knochen, Gelenke und inneren Organe sowie deren Funktionen und Aufgaben innerhalb des Körpers.
- des Inneren beziehen; zu ihnen gehören die Meditation, die Verschmelzung von Geist und Körper, der damit ungehinderte Qi-Fluss durch das Meridiansystem und die damit verbundenen Vorgänge der inneren Alchemie von Qi, Jing und Shen.

Zur äußerlichen Wirkungsweise gehört das Training der Muskeln, Sehnen, Gelenke und Knochen. Durch die entsprechenden Bewegungen und ihre Intensität werden diese Körperteile beansprucht und gestärkt. So steht es Übenden frei, beim Kreisgehen den Trainingsanspruch und damit die Laufhöhe zu variieren:

- Anfänger starten zumeist in der höchsten Position, beugen folglich die Knie nur ein wenig und richten sie nach ihrem eigenen Kraftpotential aus.
- Die meisten Ba-Gua-Praktizierenden benutzen die mittelhohe Position. Sie gewährleistet ein gutes Muskeltraining, gibt die nötige Stabilität und ermöglicht eine schnelle Körperdrehung und eine flexible Richtungsänderung.
- Die niedrigste Position bewirkt vor allem ein intensives Muskeltraining und bleibt Fortgeschrittenen vorbehalten. Für den reinen Kampf erweist sie sich in mancherlei Hinsicht als untauglich.

Die beschriebenen Trainingsmethoden ziehen in Folge verschiedene positive Aspekte für den Körper nach sich:

- Dehnung und Druck durch Krafteinsatz wechseln sich beim Kreisgehen und bei den Richtungswechseln ständig ab. Sie sorgen beispielsweise in den Gelenken dafür, dass dort vermehrt Synovialflüssigkeit, also Gelenkschmiere, ausgestoßen wird.
- Desgleichen stärken die Bewegungen Muskeln und Sehnen.

- Durch die spezielle Beinhaltung werden die Lymphknoten im Leistenbereich wechselweise zusammengedrückt und gedehnt. Dadurch wird der Lymphfluss angeregt.
- Ebenso reguliert die kreisförmige Bewegung Durchblutung und den Blutdruck.
- Das Immunsystem wird gestärkt.
- In besonderem Maße wird durch die verdrehte Position des Oberkörpers die Wirbelsäule angesprochen. Ihre Funktion als Ganzes, aber auch die Aufgabe der einzelnen Wirbel, ihren Muskeln und die Zuordnung zu den einzelnen Organsystemen, werden durch das Kreisgehen in erheblichem Maß positiv beeinflusst.

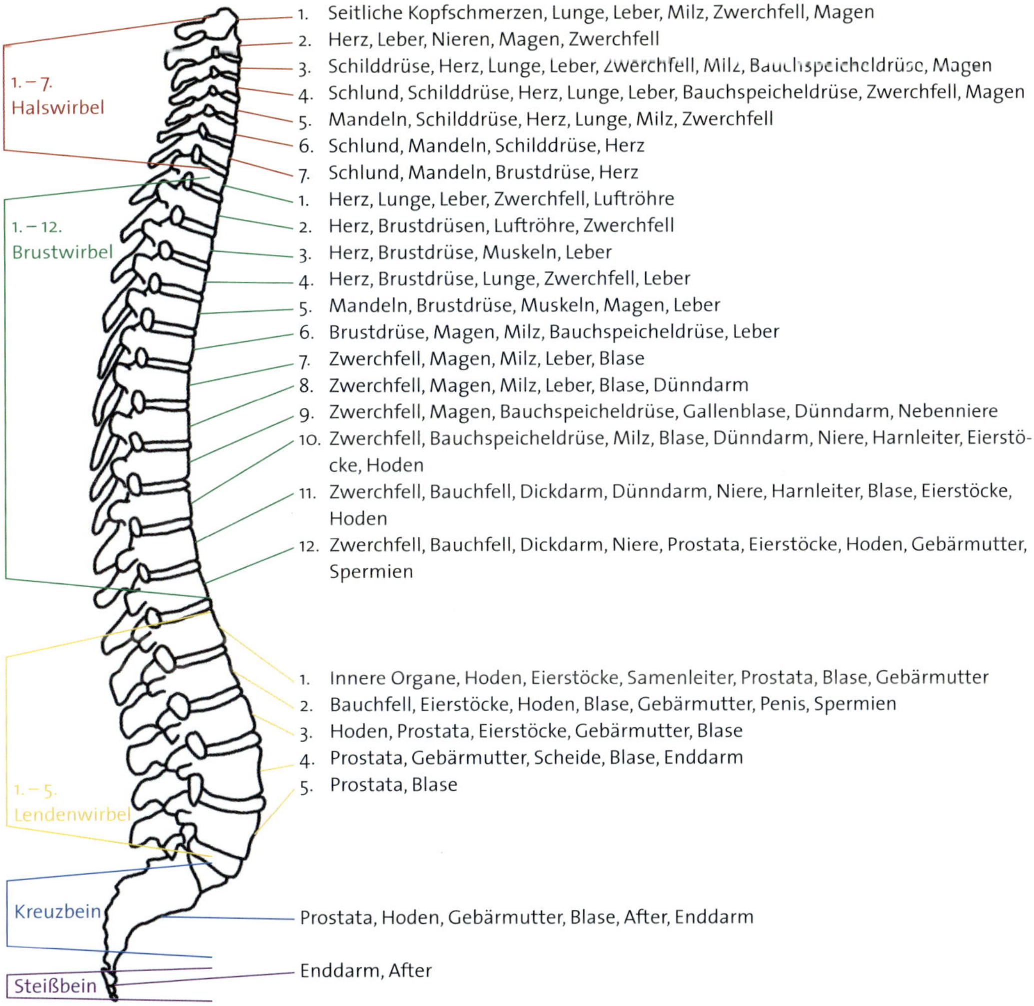

65 Die Wirbelsäule und ihre Beziehung zum Organsystem nach der TCM

- Allgemein werden Fähigkeiten wie Gleichgewicht, Koordination, Beweglichkeit, Ausdauer und Kraftaufbau ausgebaut.

Im Gegensatz zu diesen äußeren Wirkungsweisen des Kreisgehens gehören zur inneren vor allem die Meditation, die korrekte Atmung, ein frei fließendes Qi und die dadurch bedingte störungsfrei ablaufende innere Alchemie. Damit wird das Ba Gua Zhang zu einer inneren Übungsmethode, zum Ba Gua Zhang Nei Gong.

- Das Kreisgehen ist ebenso ein Akt der Meditation. Konzentriert auf Körper und Geist schalten Praktizierende ihre Umgebung aus, fokussieren eigene, fließende Bewegung und die Kreismitte. Unter anderem steigert dies die Bewusstheit und beruhigt den Geist. Er ist entspannt und befreit von Gedanken.
- Die Atmung ist ein wesentlicher Bestandteil der inneren Arbeit. Sie muss ruhig, gleichmäßig, sanft und tief über den Bauch und das untere Dantian erfolgen. Auf diese Weise füllt sich das untere Dantian mit Qi, erhält, sammelt und vermehrt es dort. Die Atmung darf nicht erzwungen oder in einen Rhythmus gepresst werden, da sonst das Qi in den Lungen stagniert.
- Die geistige Entspannung greift auch auf den körperlichen Bereich über; Muskeln und Organe entspannen sich ebenso. Auf diese Weise wird das Fundament gelegt, Geist und Körper zu vereinigen.
- Die Meridiane öffnen sich durch das gezielte Bewegungsmuster und lassen das Qi frei fließen.
- Alle Aspekte in ihrem Zusammenwirken gewährleisten den störungsfreien Prozess der inneren Alchemie, wie er in der Vorstellung der Daoisten existiert. Qi, Jing und Shen werden in gegenseitigem Einfluss erhalten und vermehrt.

Die Energiegewinnung in dem Zusammenspiel äußerer und innerer Prozesse beim Kreisgehen ist damit ein Vorgehen, das ein ganzes Geflecht von Elementen im Körper und mit ihm verbundene Funktionen umfasst. Ein Ausmaß, wie es in keiner anderen Bewegungsform zu finden ist.

Diese außergewöhnlichen Auswirkungen auf die Einheit von Geist und Körper, nur alleine durch das Kreisgehen, lässt sich auf die Daoisten zurückführen. Dong Hai Chuan und sein enger Bezug zum daoistischen Denksystem zeigt hier erneut die Anlehnung seiner durchdachten Kampfkunst an ihre Vorstellung des Universums. Die sich im Kreis drehenden Planeten dienten ihnen als Vorbild für die gleichen Prozesse, die sich auf der Erde vollziehen – der Mensch ist dabei ein Teilbereich eines gigantischen Ganzen und folgt den gleichen Gesetzmäßigkeiten. Davon abgeleitet war es für sie nur allzu logisch, der

Kreisform und dem Kreisgehen eine besondere Bedeutung zu geben, wenn es um gleichgeartete Prozesse im menschlichen Körper ging – um die Energiegewinnung und Erhaltung der Gesundheit.

Dong Hai Chuan nutzte dieses System und verband es mit Elementen der Kampfkunst. Damit schuf er durch einfaches Kreisgehen eine Methode der unnachahmlichen Energieaufnahme. Dass diese Methode nicht nur auf den äußeren Zugewinn ausgerichtet ist, sondern auch das Innere umfasst, belegt die Tragweite des Kreisgehens – für Anfänger wie für Fortgeschrittene gleichermaßen.

Die Acht festen Positionen – Ding Shi Ba Gua Zhang

Das Gehen im Kreis bei gleichzeitig fixierter Arm- und Oberkörperhaltung, *Ding Shi*, kann im nächsten Übungsschritt um Variationen erweitert werden. Dabei wird die Armhaltung der *Sinkenden Hände* durch weitere sieben ergänzt. Bei dieser Form von *Ding Shi Ba Gua Zhang* ändern sich die Schritttechniken und auch die Haltung des Oberkörpers nicht, sondern nur die Arm- und Handhaltungen.

Die Acht festen Positionen fungieren nicht nur als Basis für den Kampf, sondern vertiefen die meditative, innere Arbeit des Körpers und stärken damit die Gesundheit.

Die Ausgangsposition erfolgt, wie beim einfachen Kreisgehen, mit geschlossenen Füßen stehend, entgegen des Uhrzeigersinns. Jede Position wird in der Regel mit drei Kreisen, also 24 Schritten, zuerst in diese Richtung gelaufen; es folgt eine Drehung und dann die gleiche Abfolge in Uhrzeigerrichtung.

Beim ersten Schritt werden die Hände in die Position der *Sinkenden Hände* geführt, der linke Fuß hebt zuerst ab und wird nach vorne geschoben. Durch die *Sinkenden Hände* wird Energie der Erde aufgenommen, das Qi des Körpers in das untere Dantian abgesenkt und dort gesammelt.

Bei der Position *Den Himmel hoch halten, Tuo Tian Zhang*, werden die Arme fast gestreckt hoch gehalten, der Impuls kommt vom Brustkorb. Die Hände werden auf Ohrenhöhe positioniert, nehmen eine durchbohrende Haltung ein, die Finger sind dabei leicht gespreizt. Es sollte keine Rückenlage eingenommen werden. Die Position stärkt vor allem die Gesundheit der Nieren.

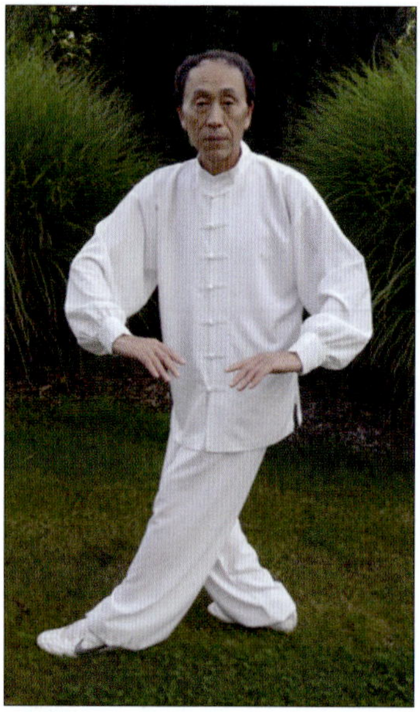

66 Xia Chen Zhang

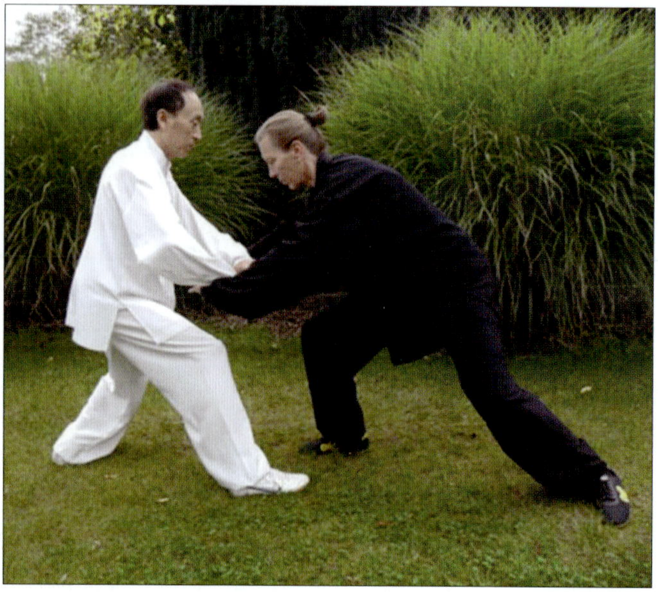

67 Xia Chen Zhang Anwendung

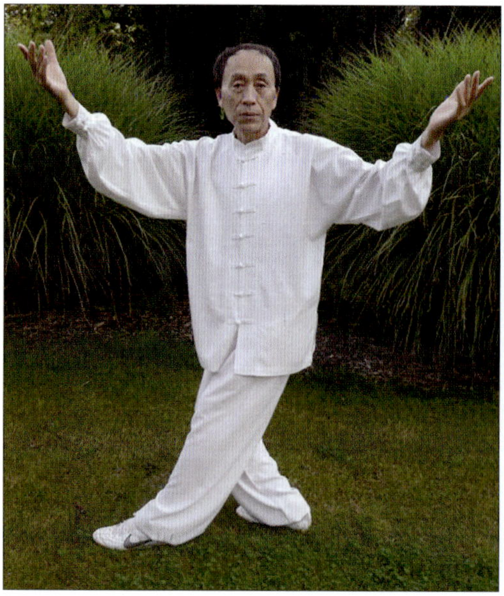

68 Tuo Tian Zhang

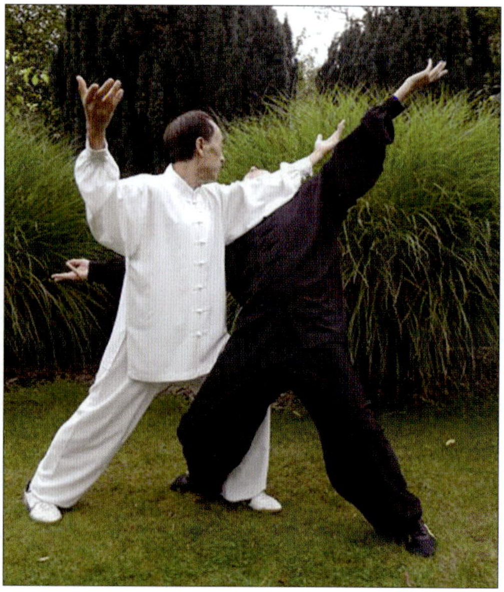

69 Tuo Tian Zhang Anwendung

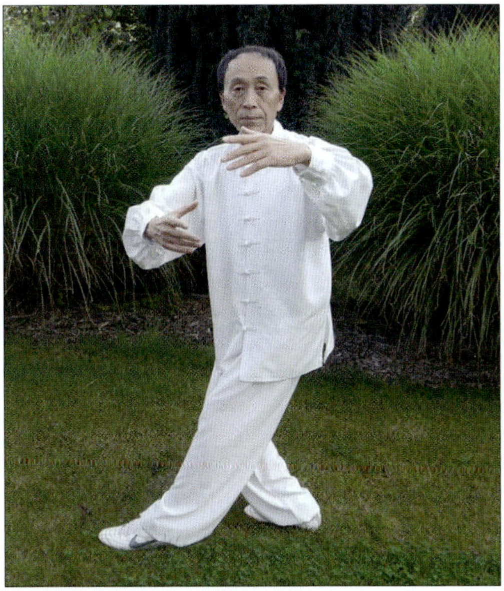

70 Bao Yue Zhang

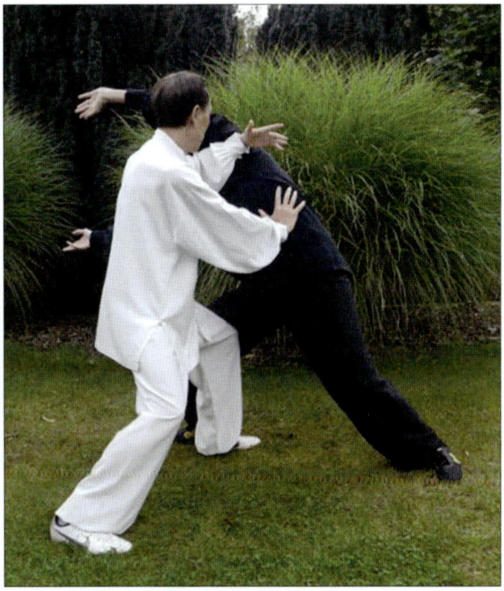

71 Bao Yue Zhang Anwendung

Bei der Position *Den Mond umarmen, Bao Yue Zhang,* werden Brustkorb und Arme gerundet, als wollten sie einen großen Ball umfassen. Die innere Hand wird ungefähr schulterhoch geführt, die äußere niedriger. Die Hände sind gespreizt und die Finger zeigen zueinander. Die Haltung spricht vor allem den Organkreislauf der Leber an.

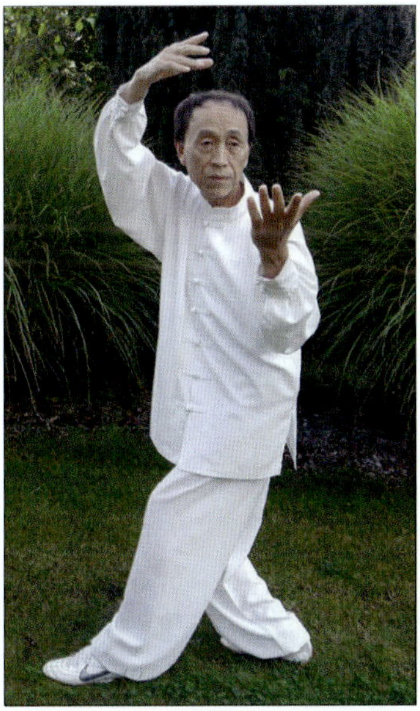

72 Shi Zi Gun Qiu Zhang

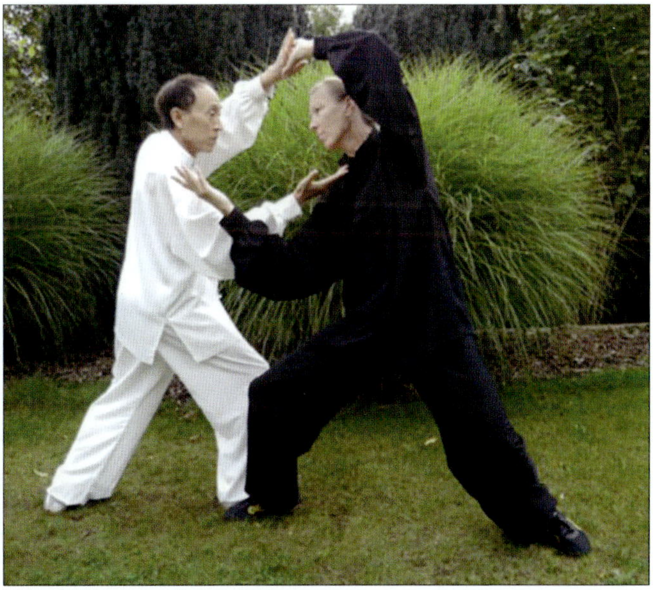

73 Shi Zi Gun Qiu Zhang Anwendung

Der Löwe rollt den Ball oder *Shi Zi Gun Qiu Zhang* ist eine Position, in der beide Arme gehoben werden. Der innere Arm streckt, vom Brustkorb ausgehend, schulterhoch zur Kreismitte hin. Der Handteller zeigt nach oben, die Finger sind gespreizt. Der äußere Arm wird kreisförmig nach oben geführt. Die Hand liegt oberhalb des Kopfes, so dass sie noch im eigenen Blickfeld zu sehen ist. Diese Figur zielt vor allem auf die Gesundheit des Herzens.

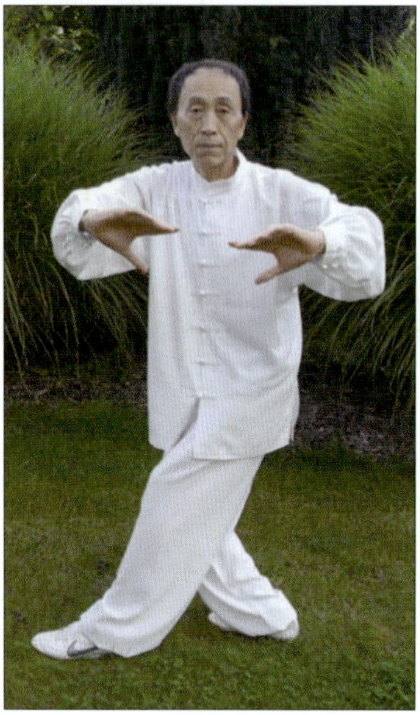

74 Shuang Shou Ping Tui Zhang

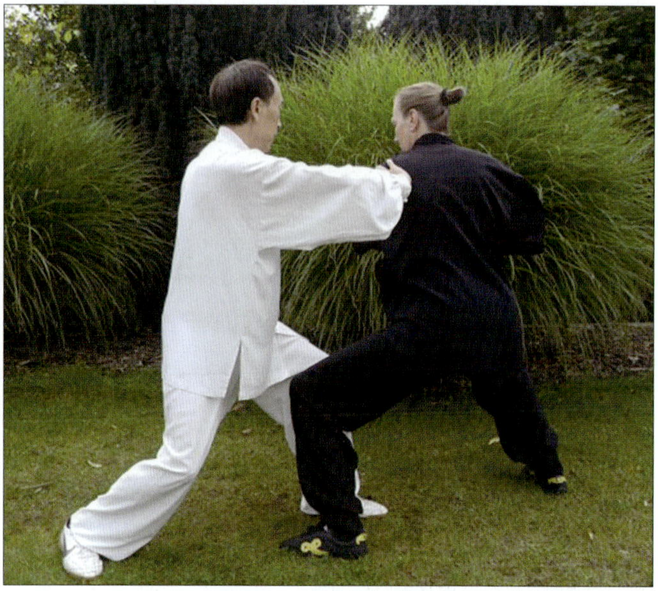

75 Shuang Shou Ping Tui Zhang Anwendung

Mit *Doppelter flacher Stoß*, *Shuang Shou Ping Tui Zhang* oder auch *Shuang Zhuang Zhang*, schützen die Hände den Brustkorb. Die Arme werden schulterhoch nach vorne geführt und liegen gerundet vor dem Brustkorb. Beide Handflächen sind nach außen gerichtet, die Finger zeigen zueinander und sind gespreizt. Die Figur wird vor allem dem Lungen-Organsystem zugeordnet.

Um Yin und Yang zu regulieren und im Gleichgewicht zu halten, sorgt *Yin Yang Fisch* oder *Yin Yang Yue Zhang*. Die innere Hand wird hinter dem Rücken positioniert, ungefähr in Höhe des Lendenwirbelbereichs. Die Handfläche ist nach außen gerichtet und wird dann nach unten gedreht. Die Finger sind leicht gespreizt. Der vordere Arm wird, mit der Hand gerundet, auf Schulterhöhe gehalten, der Handteller zeigt nach außen und die Finger sind gespreizt.

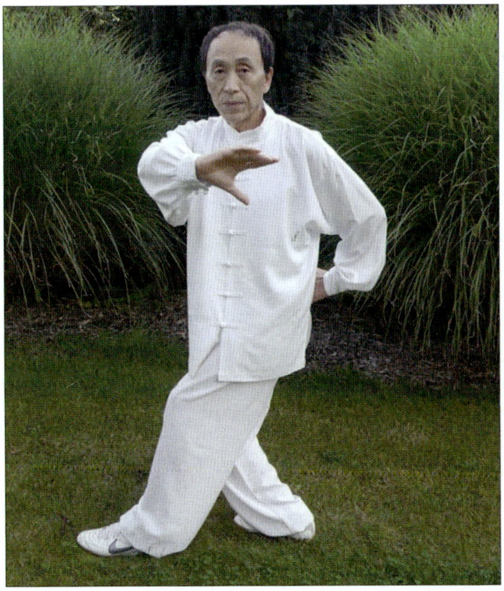

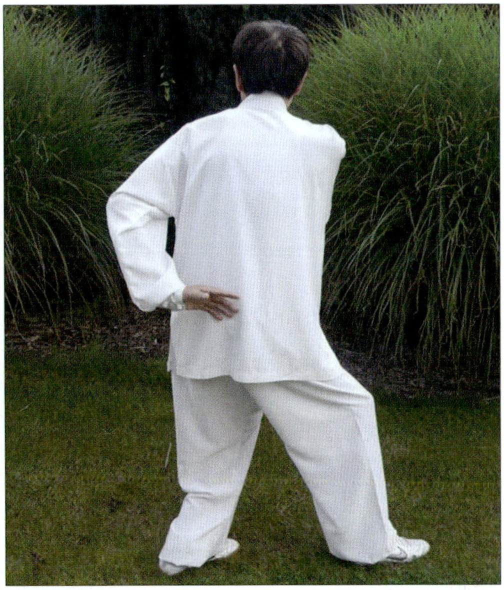

76 Yin Yang Yue Zhang

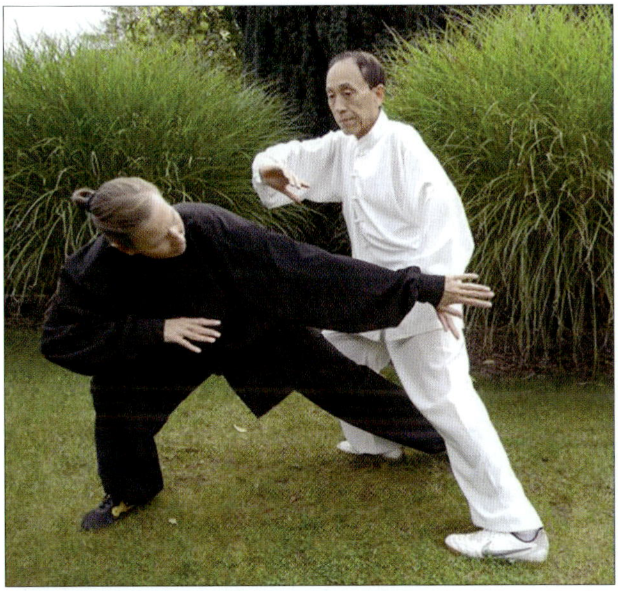

77 Yin Yang Yue Zhang Anwendung

Zum Himmel zeigen und zur Erde runterziehen oder *Zhi Tian Hua Di Zhang* wird, wenn möglich, in besonders tiefer Sitzposition gelaufen. Der innere Arm streckt gerade nach oben, liegt dabei neben dem Ohr und nimmt zusätzlich eine leicht verdrehte Haltung ein. Der äußere Arm zieht zeitgleich nach unten, so dass eine gewisse Konter-

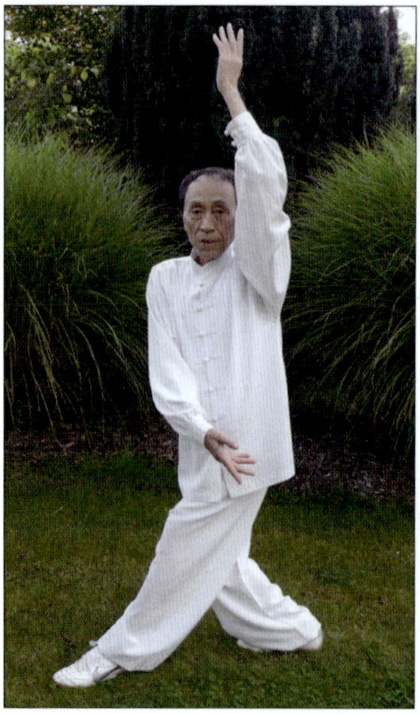

78 Zhi Tian Hua Di Zhang

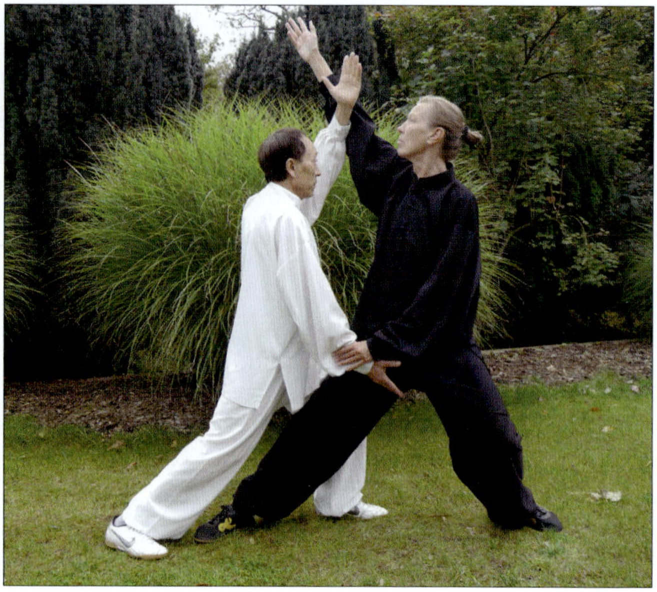

79 Zhi Tian Hua Di Zhang Anwendung

bewegung entsteht. Diese verstärkt sich, indem die Hand des äußeren Arms diagonal zum inneren Bein geführt wird – der Handrücken liegt somit an der Außenseite des Oberschenkels. Diese Haltung sorgt für Spannung im gesamten Körper, lässt ihn zu einer Einheit verschmelzen und damit durchgängig für das Qi werden.

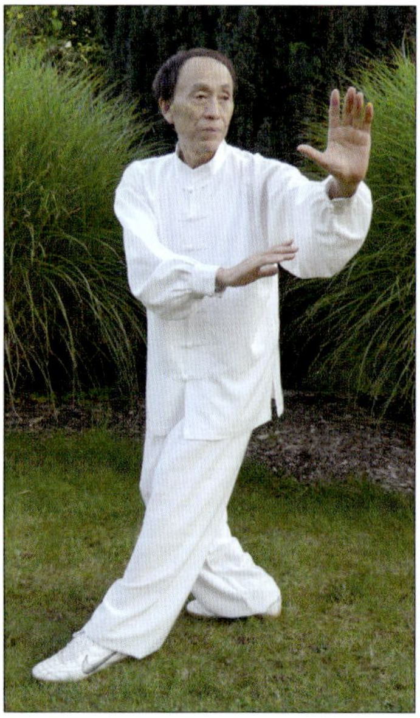

80 Tui Mo Zhang

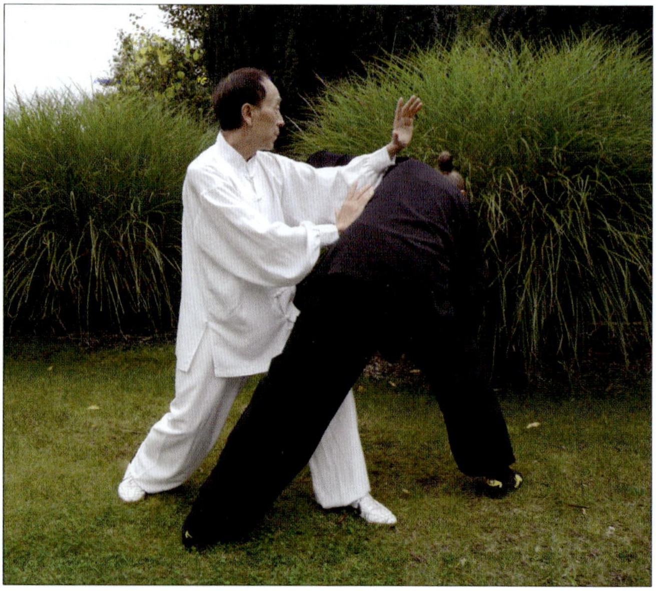

81 Tui Mo Zhang Anwendung

Die letzte der *Acht festen Positionen* ist *Den Mühlstein schieben* oder *Tui Mo Zhang*. Der innere Arm streckt zur Kreismitte hin, bleibt aber leicht gebeugt. Die Hand ist aufgestellt, die Handinnenfläche ist vom Köper abgewandt und die Finger sind leicht gespreizt. Der äußere Arm liegt vor dem Oberkörper, um das Herz zu schützen. Dabei folgt seine Hand dem inneren Arm nach und liegt mit leicht nach oben gekipptem Handteller mit den Fingern am Ellenbogen der anderen Hand. Diese Position unterstützt den Körper vor allem bei Prozessen der Ausscheidung.

Bei allen Positionen sind die Bein- und Schritttechniken anzuwenden und dürfen trotz der unterschiedlichen Armhaltungen nicht außer Acht gelassen werden. Das gilt in gleichem Maß für den Oberkörper, der, zum Kreiszentrum gerichtet, verdreht ist.

Bei dieser Methodik des Kreisgehens wird der untere Körperbereich aktiv eingesetzt, und der obere Körper ruht in einer festen Position. Es entsteht ein Trainingseffekt, der zunächst den äußeren Bewegungsapparat, also Muskeln und Sehnen, trainiert, die Kraft im ganzen Körper wachsen lässt, darauf folgend die Meridiane öffnet und das Qi durch den gesamten Körper fließen lässt. Letzteres wird mit zunehmendem Training stärker werden.

Neben dem gesundheitlichen Nutzen bildet dies die Grundlage für die Anwendung im Kampf.

Am Anfang des Kreisgehens werden die einzelnen Figuren durch einfache Wechsel miteinander verbunden, die mit zunehmender Übung immer anspruchsvoller werden. Damit bilden sie im fortgeschrittenen Training den Schwerpunkt. Es entstehen so unendliche Bewegungsmuster, die von Beweglichkeit, Schnelligkeit und Richtungsänderung gekennzeichnet sind. Die wohl bekannteste Form der *Acht Hände* oder *Acht Mutterhände* sind ein Beispiel vielzähliger Bewegungen im Wechsel, deren Ausprägung keine Grenzen kennt.

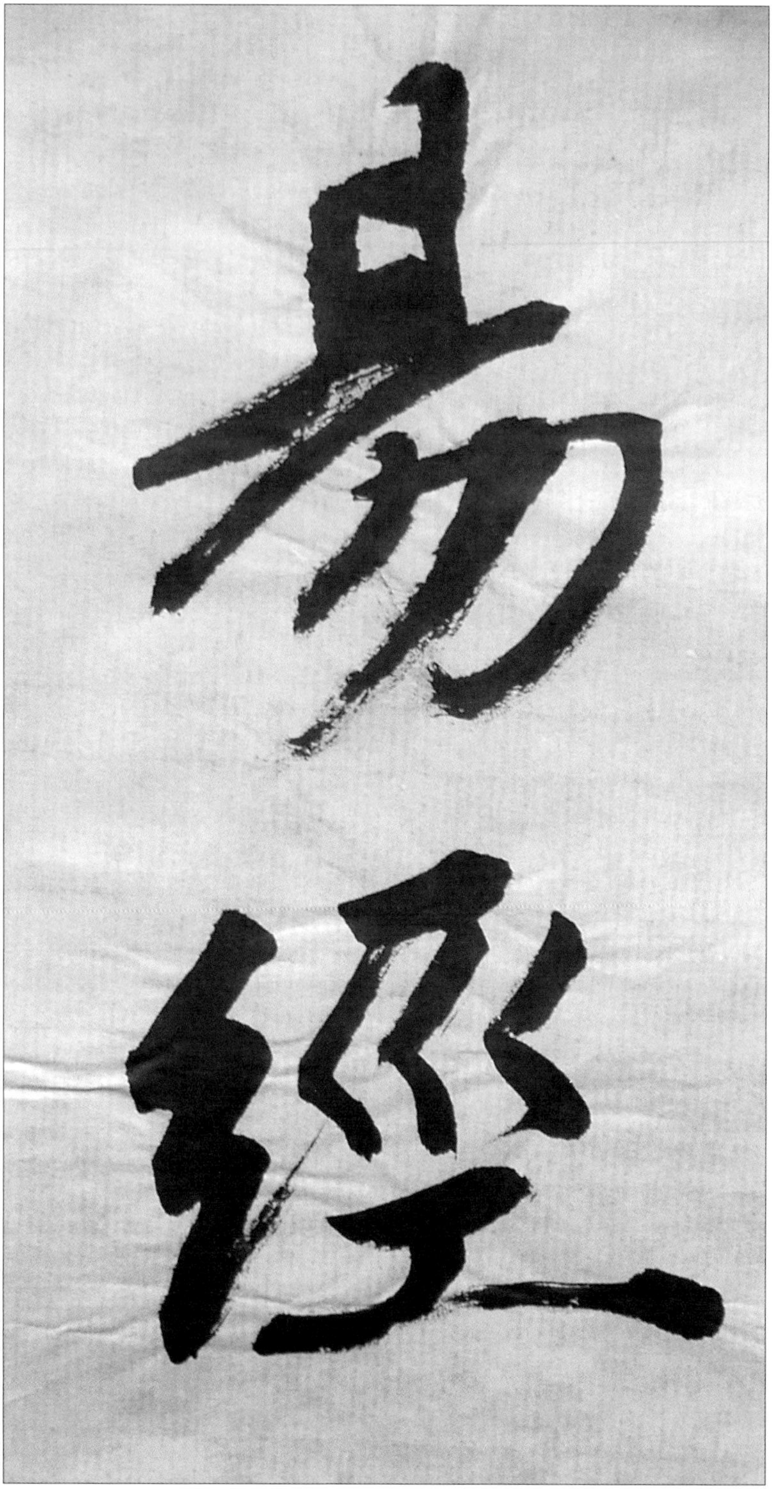
易經

Die Form der *64 Hände*

Die Grundlagen und auch die fortgeschrittenen Formen des Kreisgehens des Ba Gua Zhang sollten sehr gut beherrscht werden, bevor Übende die Form der *64 Hände* anfangen zu trainieren. *Liu Shi Si Zhi Tang* zählt zu den Angriffsformen des Ba Gua Zhang und wird nicht im Kreis, sondern linear gelaufen. Die unterschiedlichen Bewegungen reihen sich auf gerader Linie aneinander und werden durch eine 180°-Wende auf dem Rückweg weitergeführt. Es entsteht so eine Abfolge von acht Bahnen.

Das Besondere dieser Kampfform besteht wie beim Kreislaufen auch in den Mustern der Hexagramme, die den *64 Händen* zu Grunde liegen. Jede Linie umfasst acht verschiedene Bewegungen, die jeweils einem Hexagramm zugeordnet sind. Die Summe der Bewegungen bei acht Linien ergibt 64, genau die Anzahl der Hexagramme des *I Ging*. Unschwer lässt sich hier erkennen, dass die Bewegungen also nicht einfach willkürlich zusammengestellt sind, sondern einem völlig durchdachten Muster folgen.

Da es sich um eine Angriffsform handelt, die im Kampf erfolgreich sein muss, kommt der inneren Arbeit eine ganz elementare Bedeutung zu. Der gesundheitliche und meditative Nutzen des Ba Gua Zhang bildet eine unabdingbare, innere Grundlage für die notwendige Kraftsteigerung. Eine äußere Kampfkunst, die sich im Kampf bewähren muss, wäre weitaus schwächer, würde sie ihre Kraft ausschließlich von den Muskeln und Sehnen des Körpers mobilisieren. Sie steigert jedoch ihre Wirkung um ein Vielfaches, wenn sie die inneren Fähigkeiten, das geballte Qi, als verstärkenden Motor einsetzt. Nur so kann auch die ideale Abfolge im Kampf stattfinden: Konzentration auf das Innere und das Qi, Intention des Angriffs und daraus resultierend die Angriffsbewegung mit geballtem Krafteinsatz.

Historisch gehen die *64 Hände* innerhalb der Linie des Gao Familien Ba Gua Zhang auf Liu De Kuan zurück. Er ist zusammen mit Yin Fu Linienhalter des Ba Gua Zhang in zweiter Generation und gab seine Kenntnisse an den Großvater von Gao Ji Wu und auch direkt an ihn selbst weiter. Der Autor dieses Buches ist selbst Linienhalter in der sechsten Generation, hat direkt von Gao Ji Wu die authentische Form der *64 Hände* übernommen und darf sie als Erster und Einziger in Deutschland weitergeben.

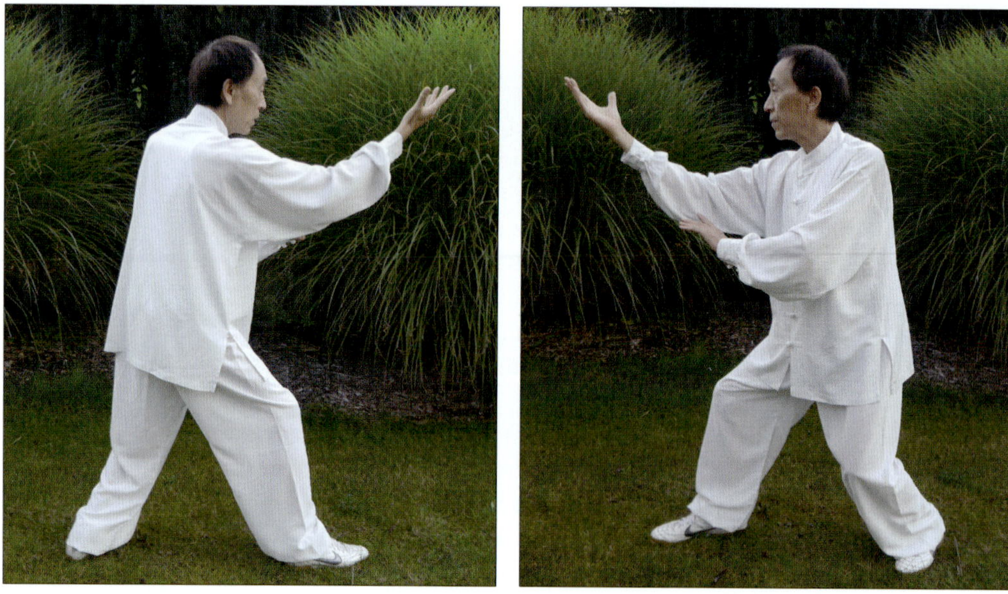

82 Ausgangsposition rechts und links

Die Ausgangsposition zu Beginn der Form wiederholt sich bei den Richtungswechseln der neuen Linie.

Erste Linie

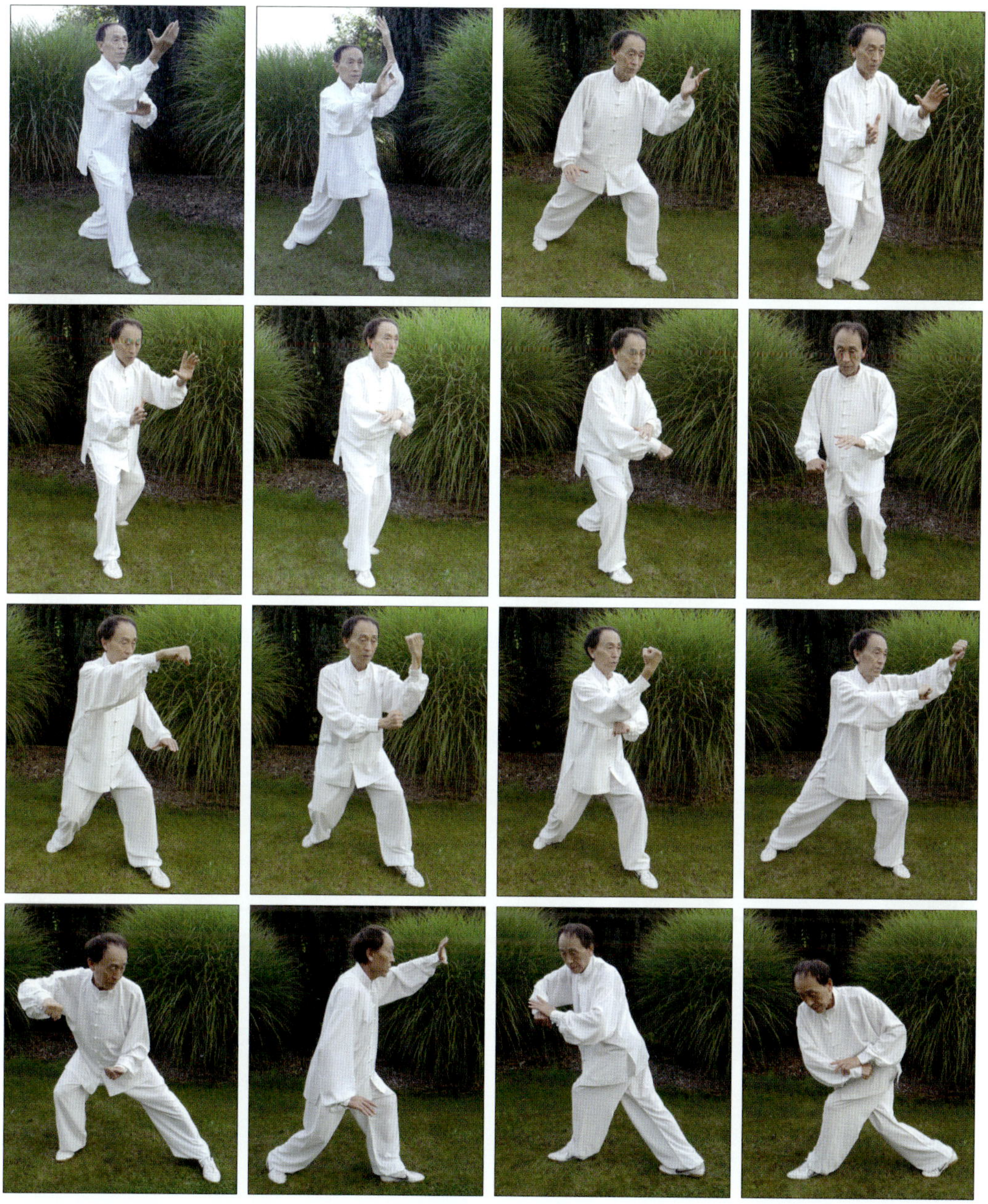

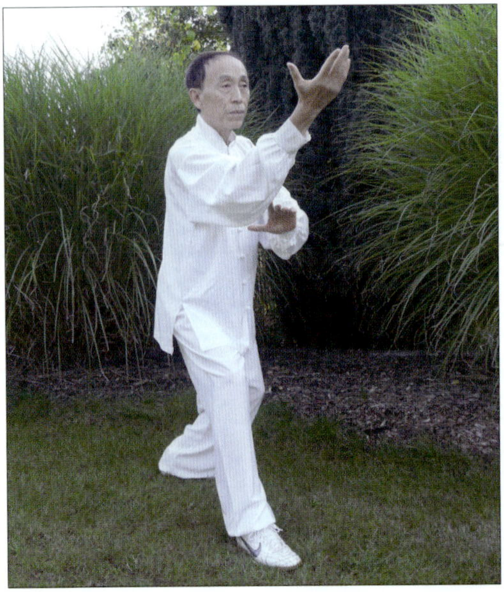

83

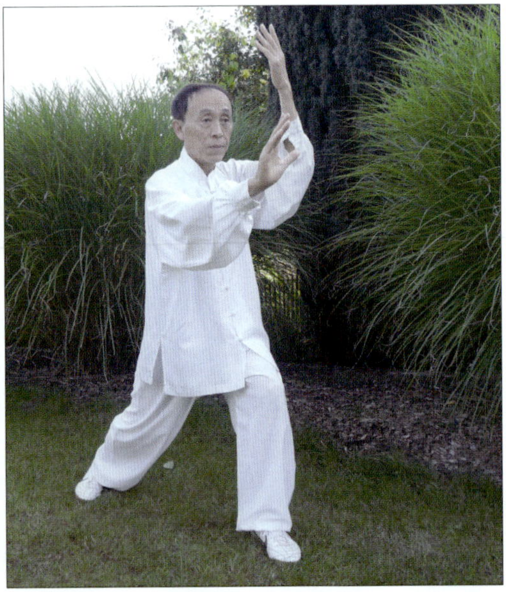

84

1. Schritt nach vorne mit erhobener Hand – Jin Bu Tiao Zhang

Schritt nach vorne mit erhobener Hand und spalte. Hake dich hinter dem Bein des Gegners ein und stoße es rückwärts, eine Hand greift heraus, die andere zerteilt. (Abb. 83 – 84)

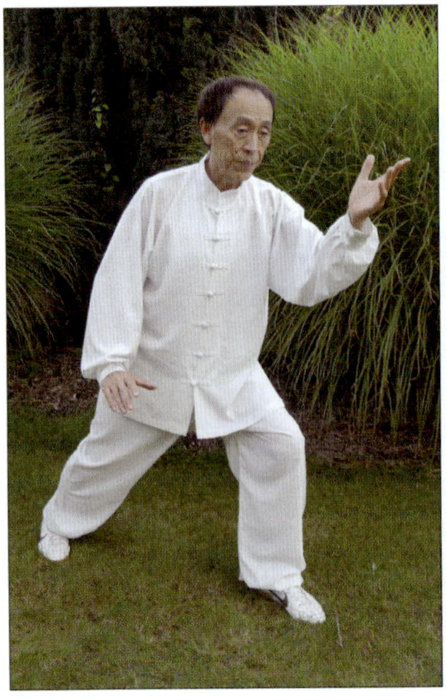

85

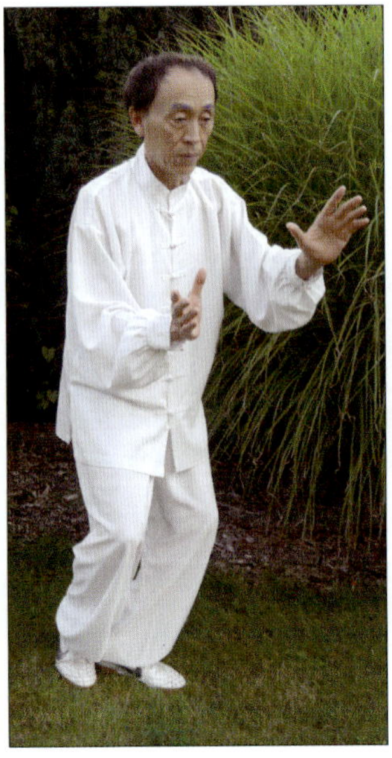

86

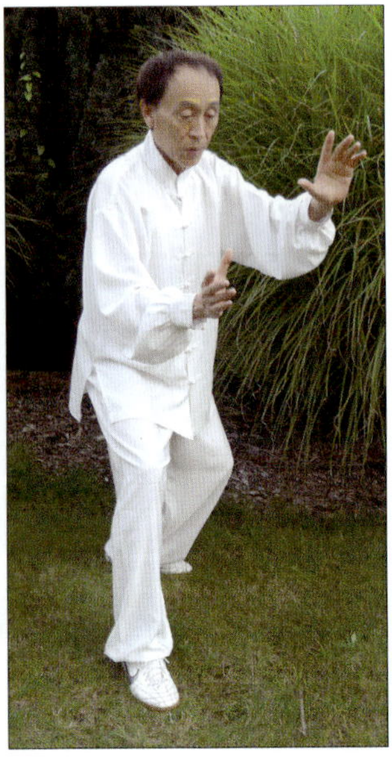

87

2. Der Löwe rollt den Ball – Shi Zi Gun Qiu

Setze *Der Löwe rollt den Ball* ein, um vom Mittelpunkt abzuweichen; durchbohre mit der Hand, zieh den Brustkorb zurück und gehe nach vorne, sinke nach unten und stoße mit der Hand und schlage mit der Hüfte. Der Körper bleibt beweglich und Hände und Füße schreiten gleichzeitig von der Seite. (Abb. 85 – 87)

3. Rollende Hand verdeckter Schlag – Chan Shou Ye Zhuang

Setze *Rollende Hand verdeckter Schlag,* von der Seite des Körpers aus, ein. Die Faust schlägt, während die Hand sie umschließt und vorwärts stößt. Die Faust schlägt nach unten und folgt den Schritten der Füße. Geh mit dem vorderen Bein vor und drücke das hintere Bein nach hinten und unten, als würdest du etwas zertreten. (Abb. 88 – 89)

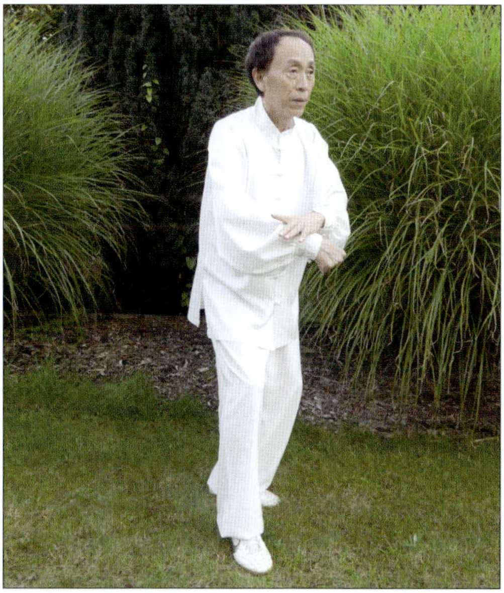

88

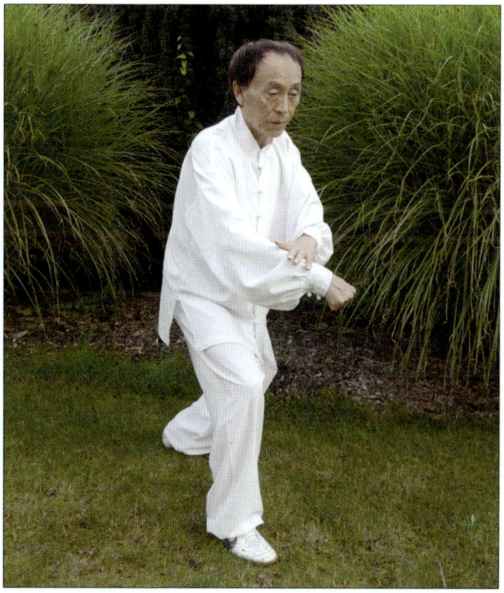

89

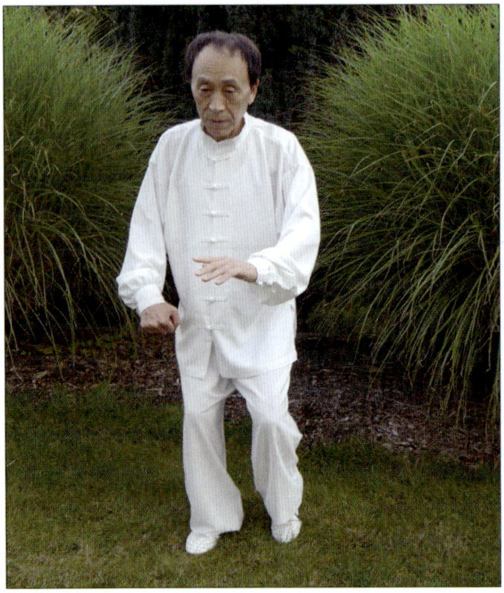

90

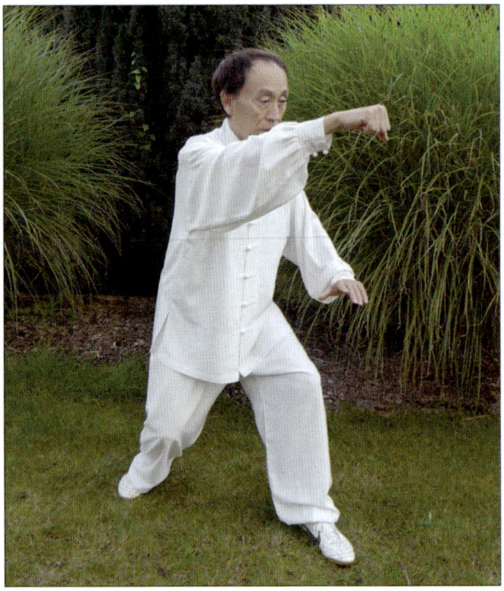

91

4. Der geduckte Tiger springt über die Schlucht – Wo Hu Tiao Jian

Der geduckte Tiger springt über die Schlucht; zieh die Hand zurück und schwing den Fuß, um mit der Faust die Brust zu schlagen. Hand und Fuß, die Lendenwirbelsäule und die Beine schlagen gleichzeitig auf. Die Bewegungen der Hände und Füße erfolgen zusammen mit dem Körper. (Abb. 90 – 91)

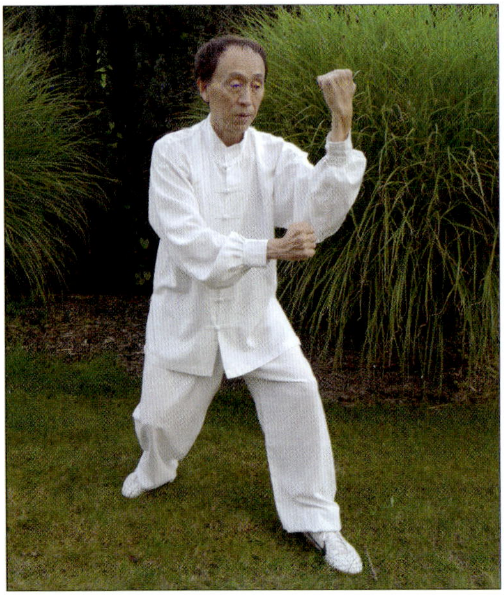

92

5. Schlag unter den Ellenbogen – Zhou Di Kan Chui

Halte bei *Schlag unter den Ellenbogen* den anderen Arm wie einen Pfahl. Geh nach vorne, um hinter dem Bein des Gegners einzuhaken und hebe den Ellenbogen. Wenn Hand und Fuß ihre Position erreichen, verdrehe die Lendenwirbelsäule für die Kraft. Bleib nahe beim Körper des Gegners, während du seinen Arm führst, und schlage unter den Ellenbogen, um seine Rippen zu schädigen. (Abb. 92)

6. Mit dem umgedrehten Arm spaltender Schlag – Fan Bi Pi Chui

Mit dem umgedrehten Arm spaltender Schlag mit der Rückseite der Hand auf Yintang[29]. Führe den Gegner, damit er seine Fähigkeit zur Verteidigung verliert. Beuge den Ellenbogen und drehe das Handgelenk, um mit der Rückseite der Hand zerspalten zu können. Dreh den Arm herum, um mit seiner Rückseite das Gesicht schädigen zu können. (Abb. 93)

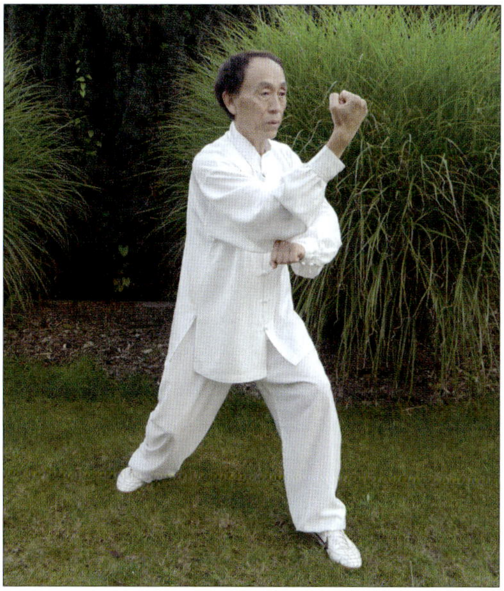

93

7. Doppelte Peitsche, um den Ellenbogen zu drücken – Shuang Bian Ya Zhou

Doppelte Peitsche, um den Ellenbogen zu drücken, ergreife das Handgelenk. Box in das Gesicht des Gegners und zieh mit der hinteren Hand zurück. Geh zurück und in die Hocke, um den Körper abzusenken. Verdrehe den Arm (des Gegners) und drehe den Arm (den eigenen) herum, um damit den Ellenbogen runterzudrücken und über ihn zu rollen. (Abb. 94 – 95)

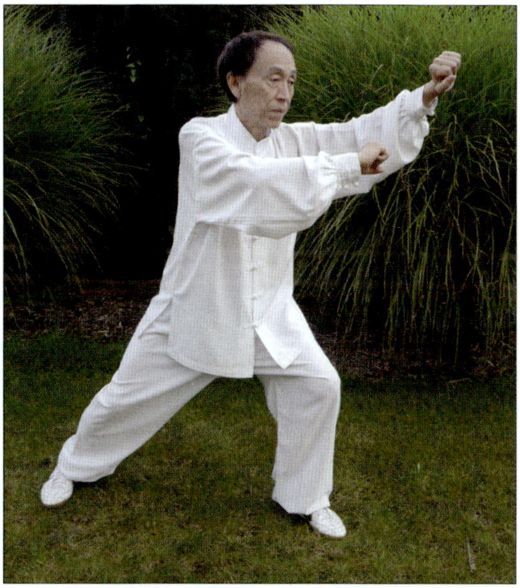

94

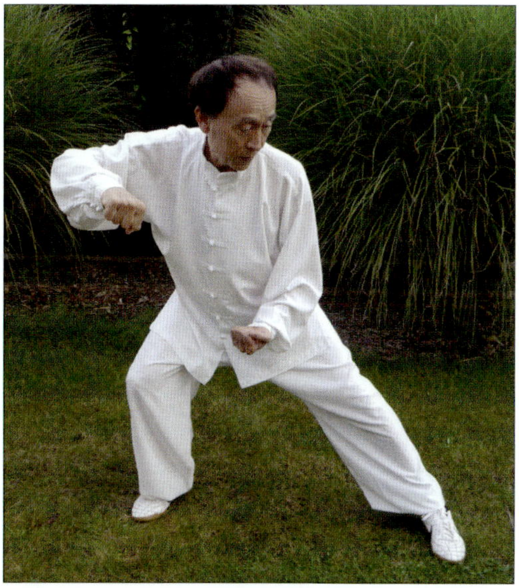

95

29 Yintang ist ein Akupunkturpunkt zwischen den beiden Augenbrauen, der auch «Drittes Auge» genannt wird

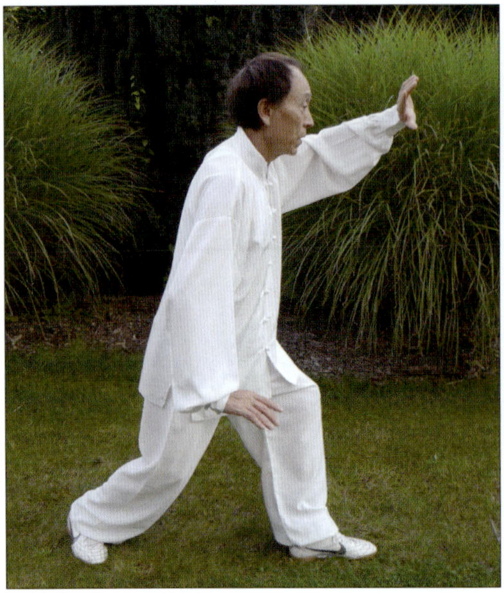

96

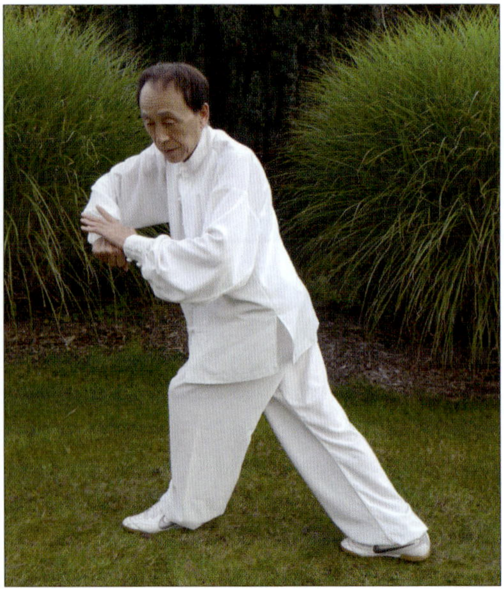

97

8. Schritt nach vorne mit dem schneidenden Ellenbogen – Jin Bu Jie Zhou

Schritt nach vorne mit dem schneidenden Ellenbogen, während du das Handgelenk ergreifst. Halte den linken Arm hoch und drücke mit dem rechten, um anzugreifen. Leite mit *Bai Bu* die Drehung des Körpers ein und senke den Ellenbogen ab, um den Gegner zu zwingen, auf dem Boden zu kriechen. (Abb. 96 – 98) Danach erfolgt die Ausgangsposition für die zweite Linie, was sich für jede weitere Linie ebenso vollzieht.

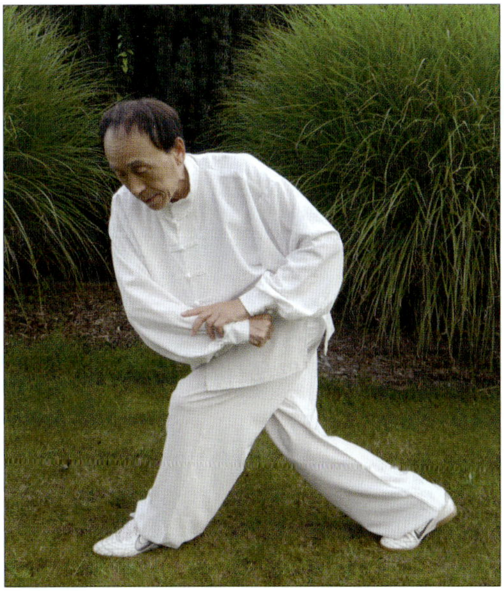

98

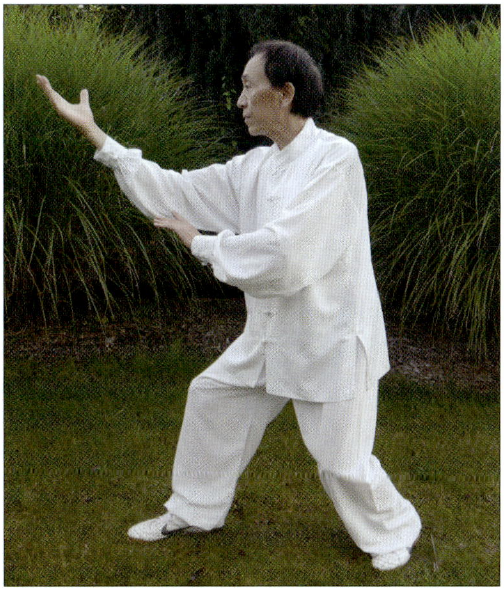

99 Ausgangsposition 2. Linie

Zweite Linie

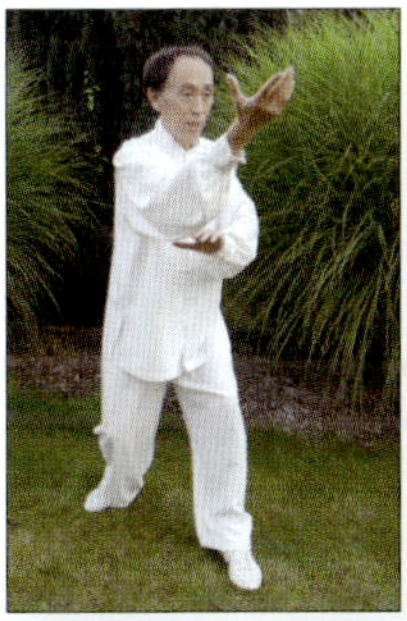
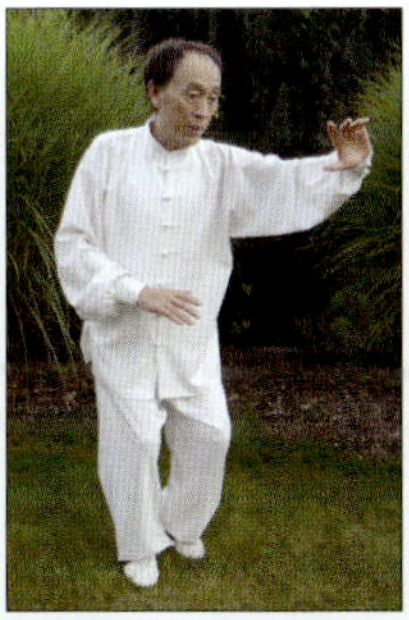
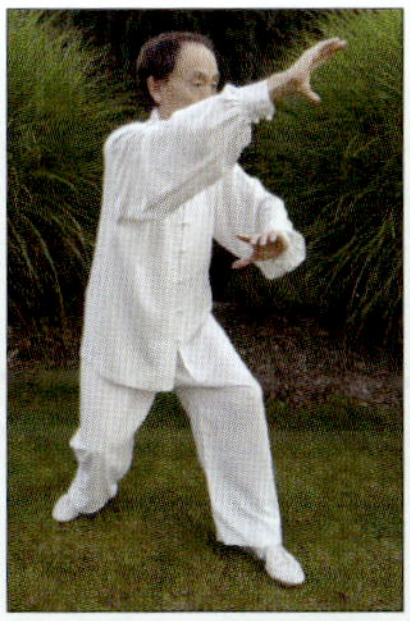
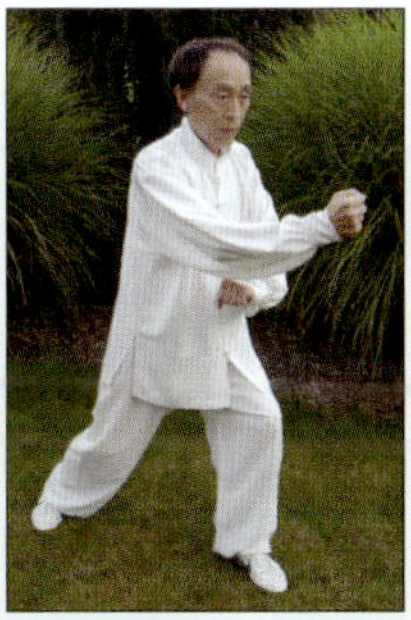
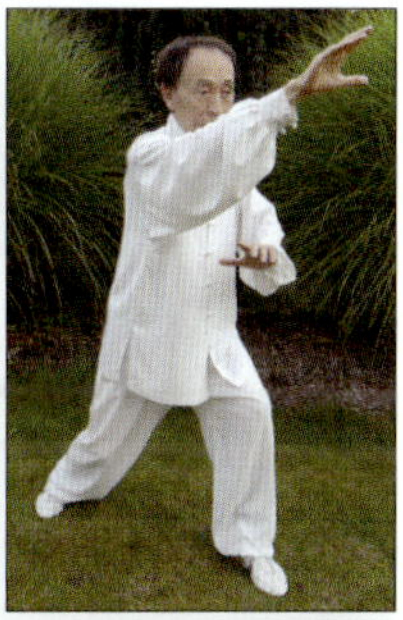
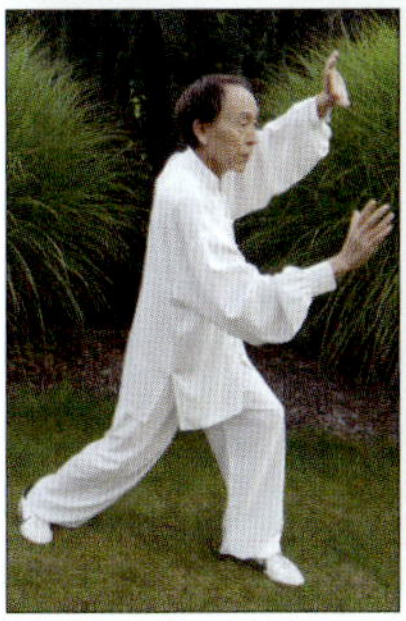
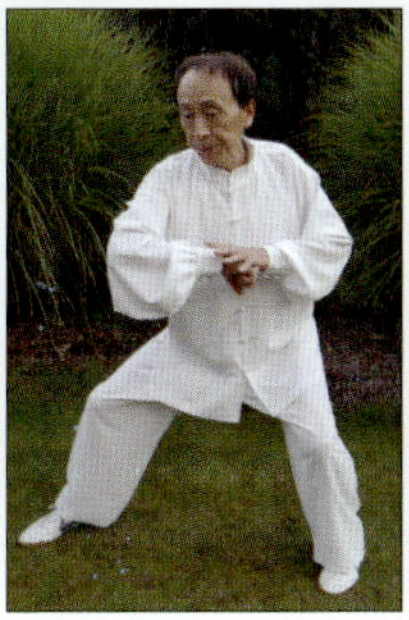
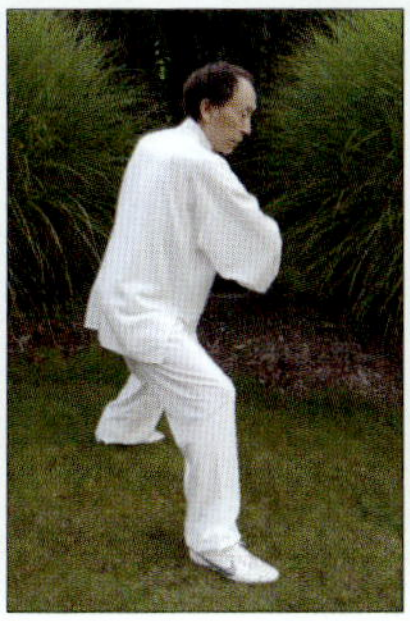
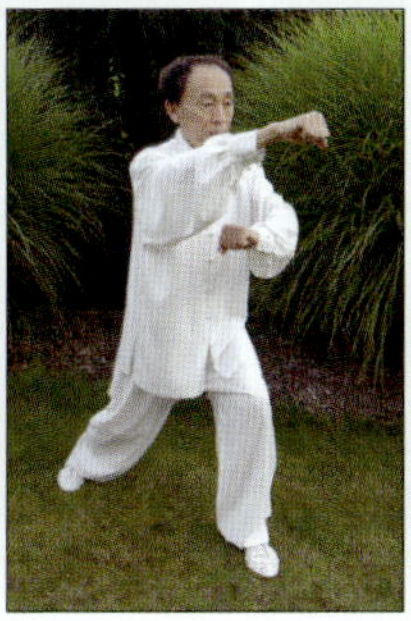
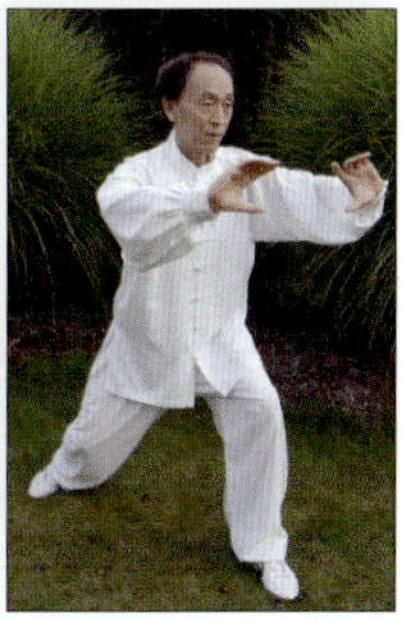

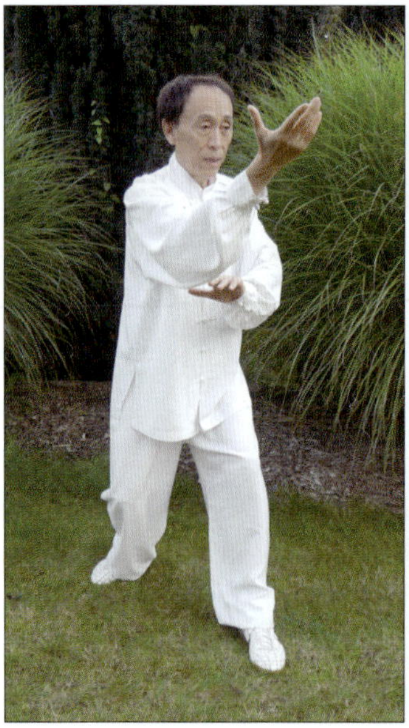

100 Ausgangsposition 2. Linie

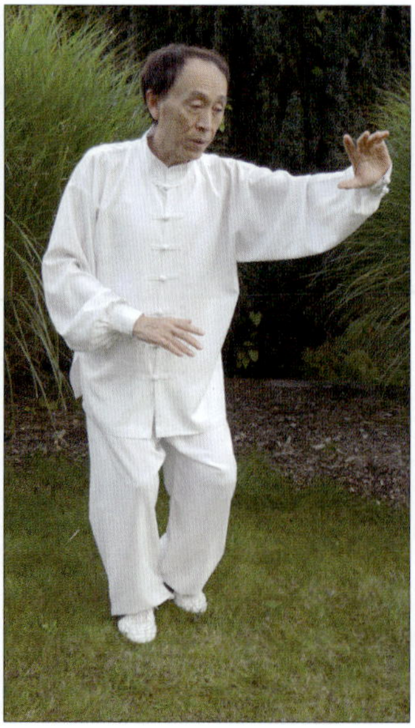

101

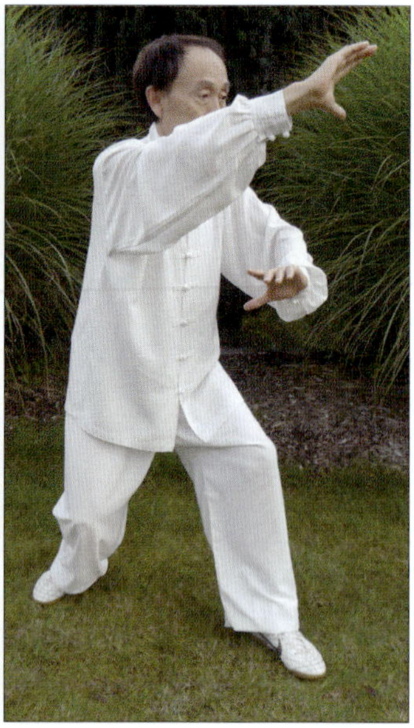

102

1. **Der grüne Drachen fährt seine Krallen aus – Qing Long Tan Zhua**

   Der grüne Drachen fährt seine Krallen aus und springt in das Gesicht. Schiebe die Wolken weg, um die Sonne zu sehen, und gehe ohne ein Hindernis. Gehe mit *Kou Bu* vorwärts und hake dich hinter dem Bein des Gegners ein. Zieh mit der linken Hand runter und schlage mit der rechten Hand zu. (Abb. 101 – 102)

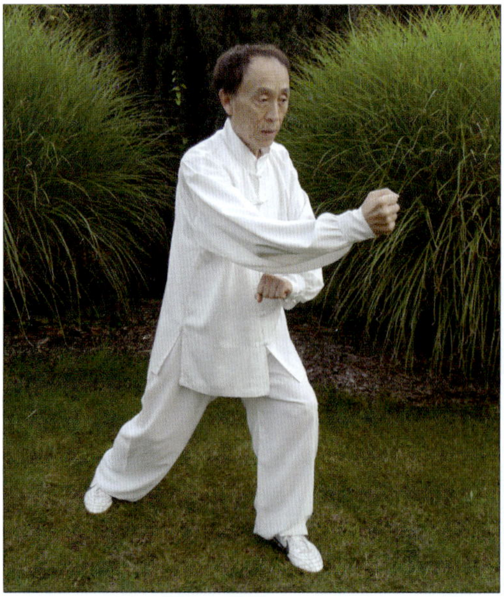

103

2. **Den Ärmel streifen und ohne Unterbrechung schlagen – Mo Xiu Lian Chui**

   Den Ärmel streifen und ohne Unterbrechung schlagen, um den Schritt zu verdrehen, und schlage mit dem waagerechten Arm, Ellenbogen und Faust zu. Die linke Seite zieht und die rechte Seite schlägt kraftvoll zu, während der Körper vorwärts geht.

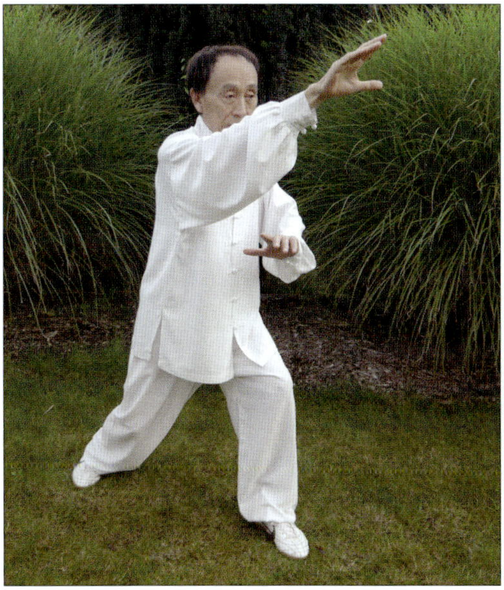

104

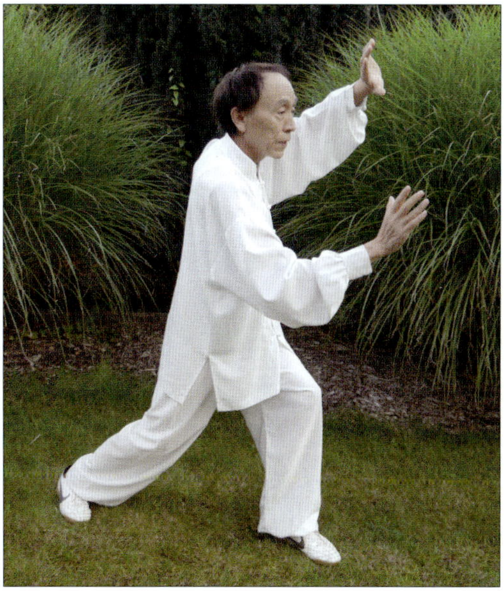

105

Hand, Nase, und Fuß: richte diese drei Punkte einheitlich aus. Geh mit dem vorderen Fuß zuerst nach vorne und stampfe mit dem hinteren Fuß. (Abb. 103)

3. Der Wolken-Drache zeigt seine Krallen – Yun Long Xian Zhua

Der Wolken-Drache zeigt seine Krallen und spreizt seine fünf Finger. Hand und Fuß bewegen sich gleichzeitig und strecken sich nach vorne; links zieht, rechts streckt aus, der Drache zeigt seine Krallen. Kraft in den fünf Fingern, die Mitte der Handfläche ist hohl. (Abb. 104)

4. Die Wolken wegschieben, um die Sonne zu sehen – Bo Yun Jian Ri

Die Wolken wegschieben, um die Sonne zu sehen, durchsteche mit der Hand nach oben. Verdreh die Hüfte, beuge in den Leisten, komm in die Sitzhaltung und dreh die Hand herum. Links schlägt und rechts liegt leicht an der Seite. Hake dich hinter das Bein des Gegners, um ihn zu Fall zu bringen. (Abb. 105)

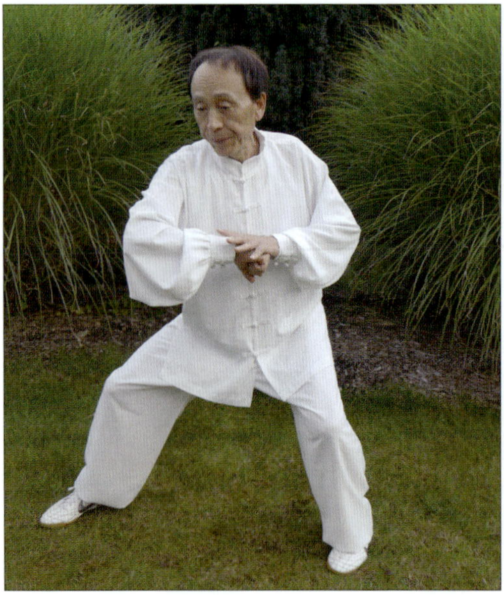

106

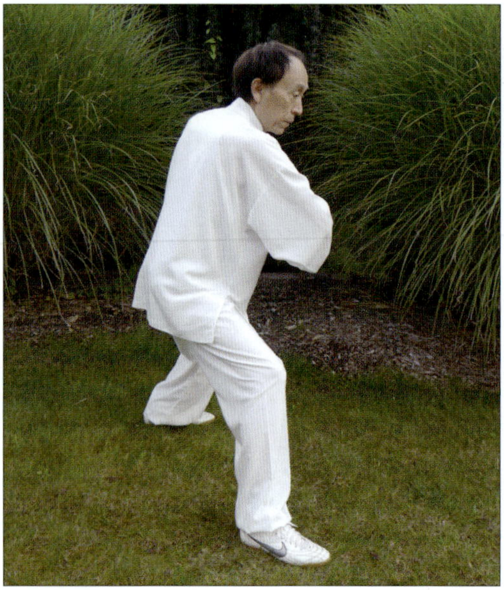

107

5. **Leicht auf den Brustkorb klopfen und mit dem Ellenbogen zuschlagen – Pai Xiong Pu Zhou**

   Leicht auf den Brustkorb klopfen und mit dem Ellenbogen zuschlagen, während der Körper sich nach vorne bewegt. Geh nach vorne mit *Kou Bu* und senke den Körper ab. Die linke Hand zieht runter und klopft mit dem Ellenbogen leicht den Brustkorb. Hand und Fuß bewegen sich gleichzeitig, während sich der Körper nach vorne bewegt. (Abb. 106)

6. Schließe **Den Körper drehen und mit dem Ellenbogen stoßen** an – **Zhuan Shen Ding Zhou.**

   Geh mit *Kou Bu* und drehe wie ein Wirbelwind. Die rechte Hand tätschelt leicht, die linke Hand ist gewinkelt und schlägt seitwärts. Durchbohre mit dem Ellenbogen, während sich der Körper vorwärts bewegt. (Abb. 107)

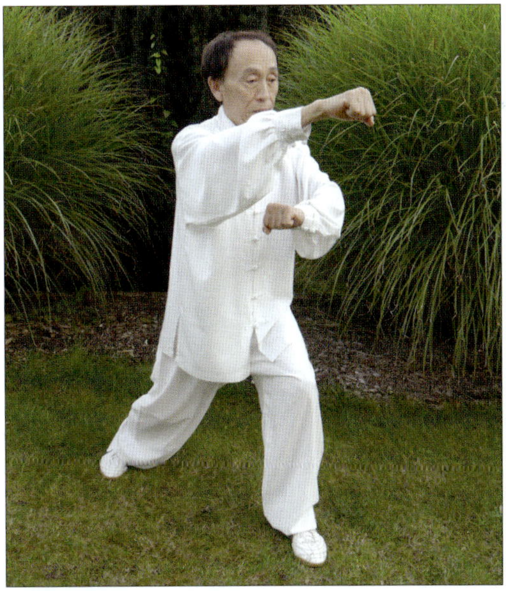

108

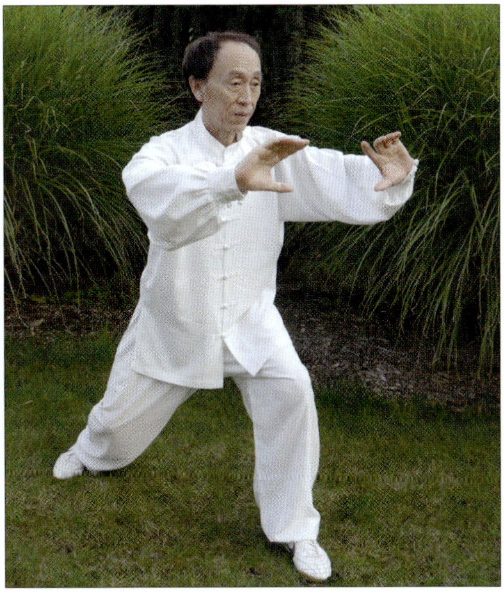

109

7. Auf das Ohr mit durchdringendem Schlag boxen – Guan Er Chuan Chui

Mit dem durchdringenden Schlag geradeaus angreifend. Geh vorwärts, ergreife, schlage und attackiere seitwärts. Die linke Hand zieht und die rechte Hand schlägt mit der Faust in das Gesicht. Hake hinter das Bein des Gegners ein und greife geradeaus an. (Abb. 108)

8. Der hungrige Tiger reißt das Herz heraus – E Hu Ba Xin

Gewaltsam öffnet der Tiger den Brustkorb und reißt das Herz heraus. Hand und Fuß bewegen sich gleichzeitig, während der Körper sich vorwärts bewegt. Durchbohre, bewege, schneide und sperre. Geh vorwärts, hake hinter das Bein ein und öffne reißend den Brustkorb des Gegners. (Abb. 109)

Dritte Linie

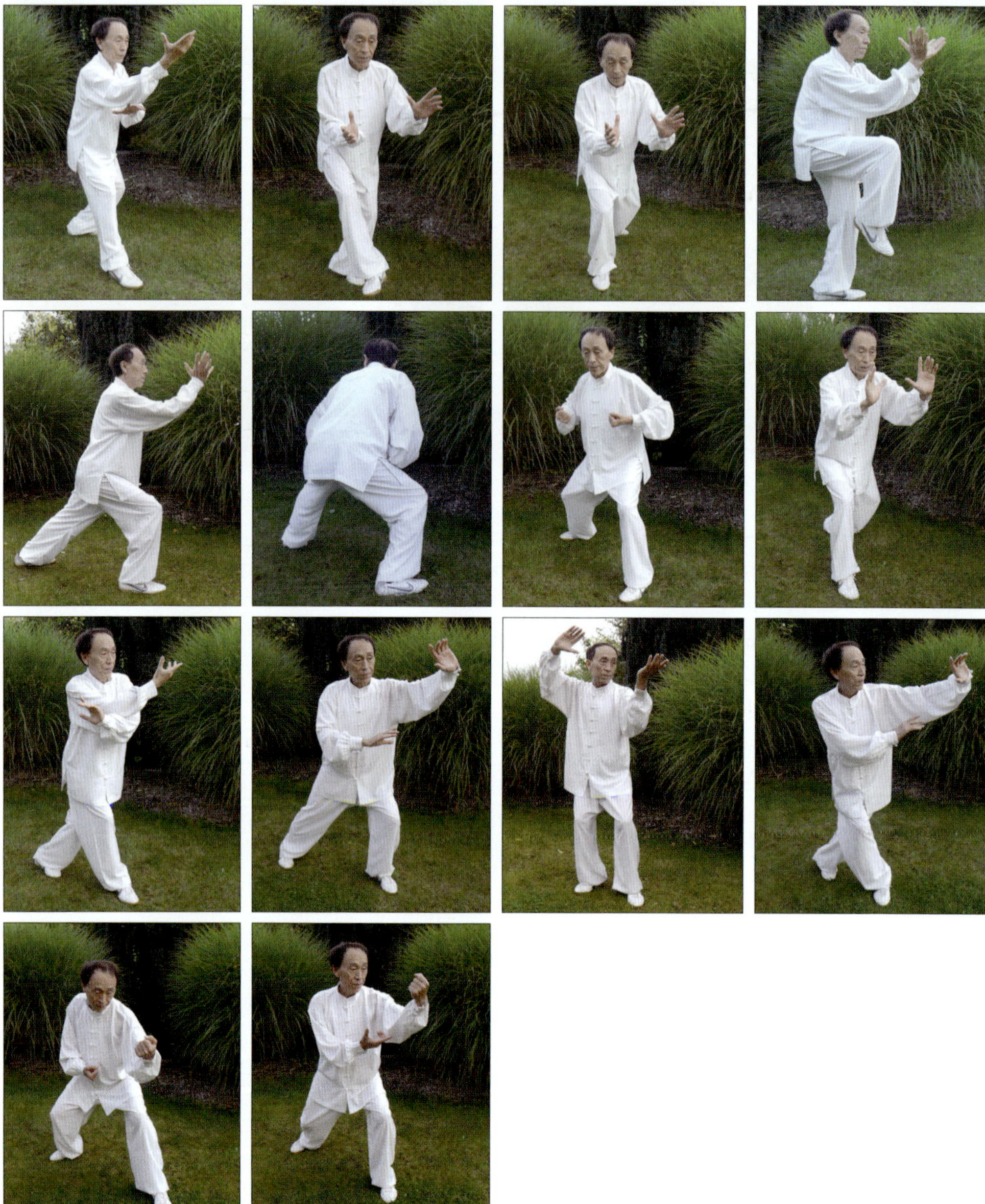

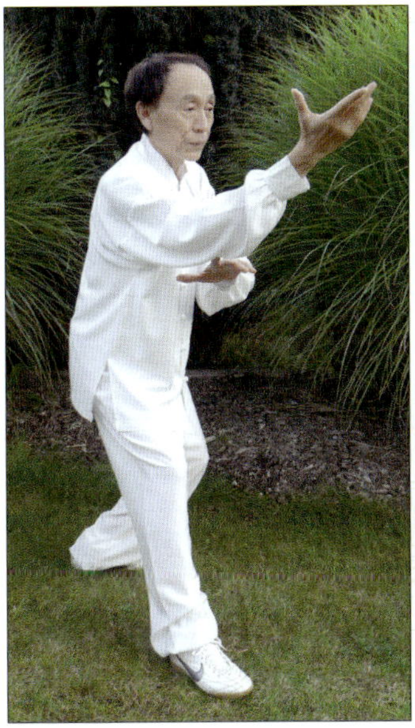

110

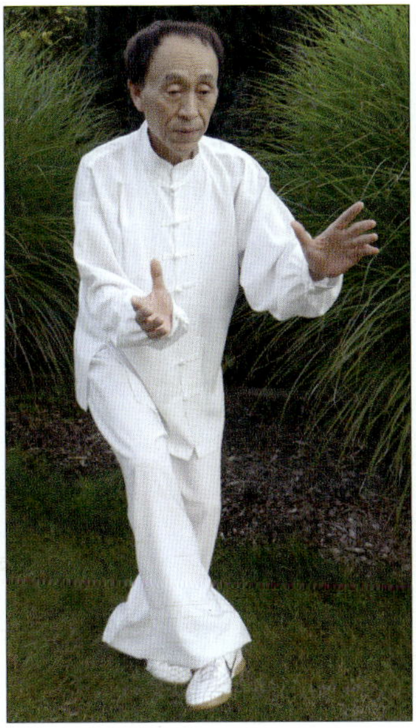

111

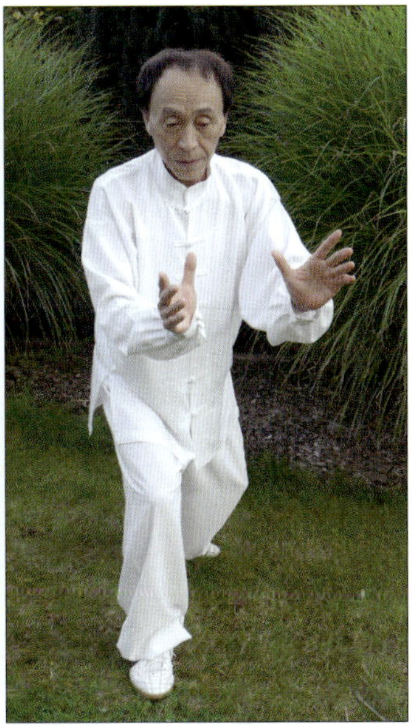

112

1. Schritt nach vorne zusammenschließen und schlagen – Jin Bu Tuan Zhuang

Schritt nach vorne zusammenschließen und schlagen und mit beiden Händen blockieren. Halte die Hände getrennt voneinander und schlage auf die Brust des Gegners. Der linke Fuß wird nahe des Gegners aufgesetzt und der rechte Fuß stampft auf. Geh mit dem rechten Fuß nach unten, um zu treten und zu stampfen. (Abb. 110 – 112)

2. Der weiße Affe bietet den Pfirsich an – Bai Yuan Xian Tao

Während *Der weiße Affe bietet den Pfirsich an* werden die Hände hoch gehalten. Heb das Knie, schlage in die Leiste und halte das Kinn. Entspann den Arm und verlänger die Taille, um sich nach vorne einzureihen. Die beiden Ellenbogen umschließen die Rippen, um das Herz zu schützen. (Abb. 113 – 114)

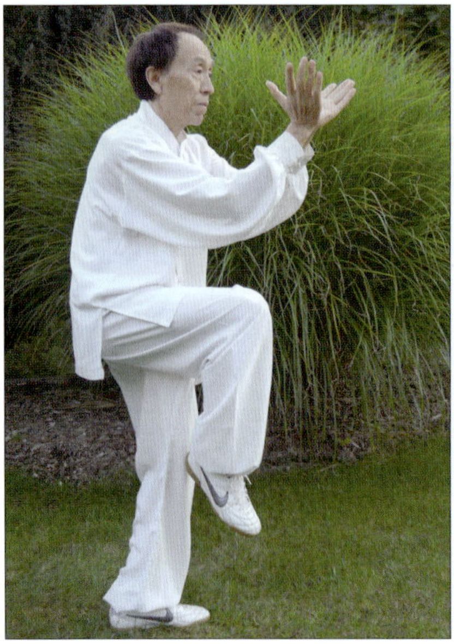

113

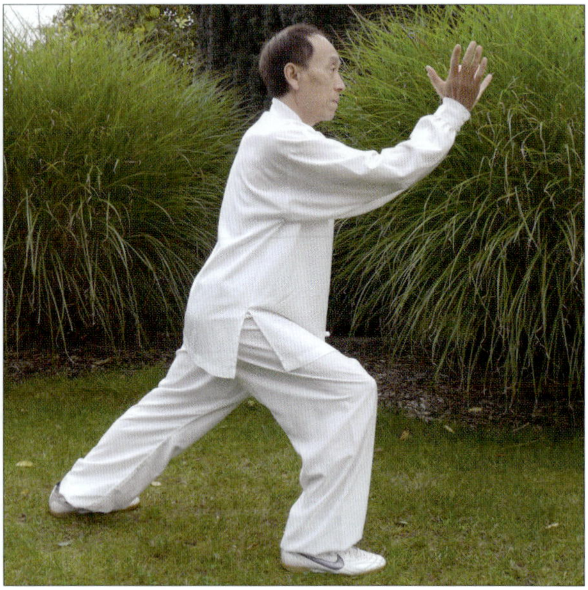

114

3. Wie ein Windrad mit den Ellenbogen umstoßen – Feng Lun Fan Zhou

Wie ein Windrad mit den Ellenbogen umstoßen, drehe den Körper behände, folge natürlicherweise den Bewegungen des Gegners. Hebe das Knie und springe; die Knie sind gebeugt. Die

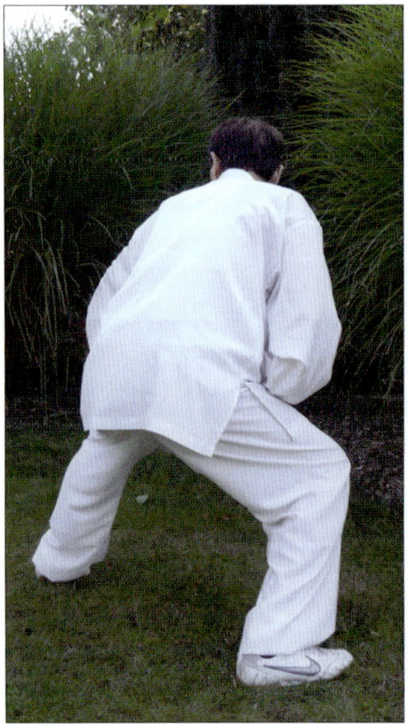

115

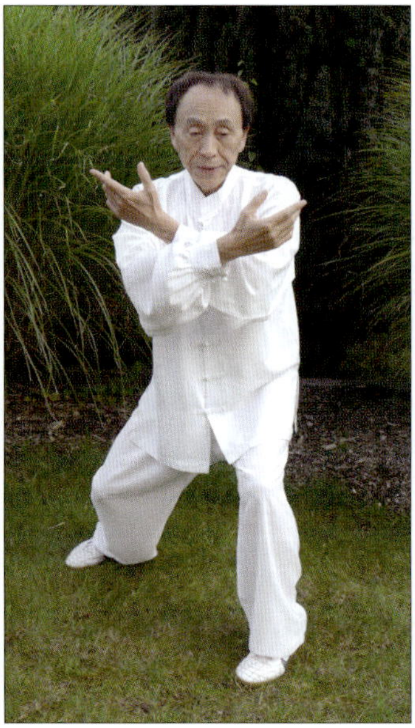

115a

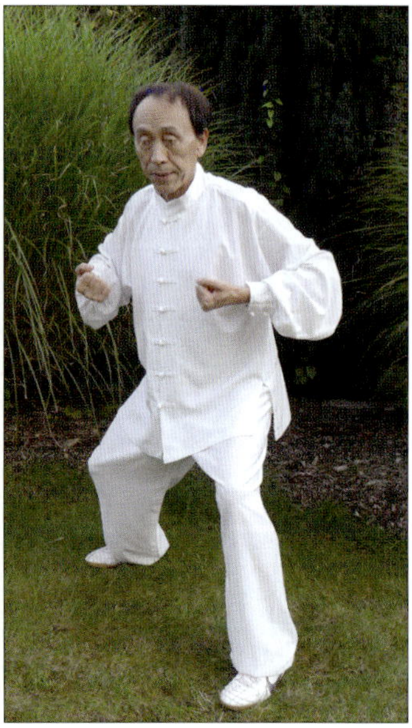

116

beiden Ellenbogen umschließen die Rippen, um mit dem Kopf rückwärts stoßen zu können. (Abb. 115 – 116)

4. Der Unsterbliche schaut auf das Schachbrett – Xian Ren Guan Qi

Der Unsterbliche schaut auf das Schachbrett und blockt mit beiden Händen. Geh mit dem rechten Fuß nach vorne und schiebe den Berg mit den Händen. Schreite in die Mitte des Tors, um seine Position zu besetzen. Spanne den Rücken und ergreife die Brust, um mit den Händen an den Schultern zu klammern. (Abb. 117)

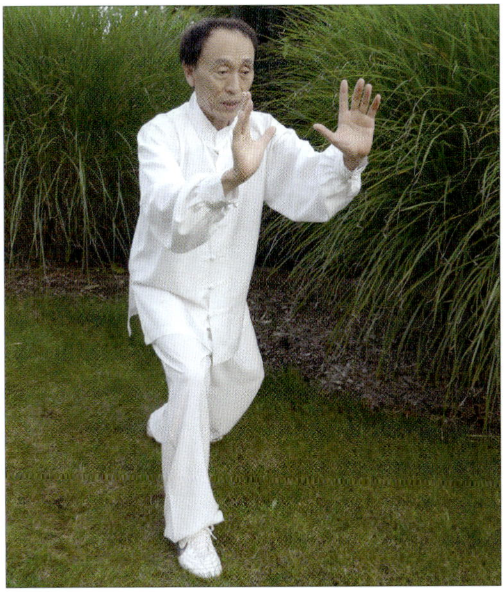

117

5. Die goldene Seide streift die Augenbraue – Jin Si Mo Mei

Die goldene Seide streift die Augenbraue umschlingt das Handgelenk mit der Hand. Ergreife das Handgelenk des Gegners und drücke es nach unten. Geh vorwärts und strecke die Hand gedreht aus, um über die Augenbraue zu wischen, den Gegner so bewegend, dass es für ihn schwer ist, den Himmel zu sehen. (Abb. 118 – 119)

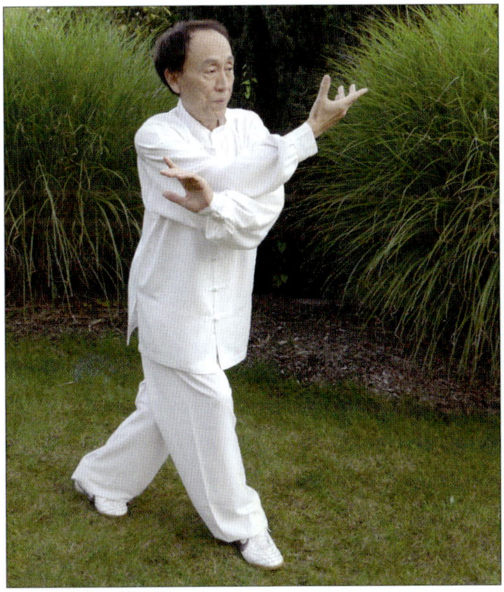

118

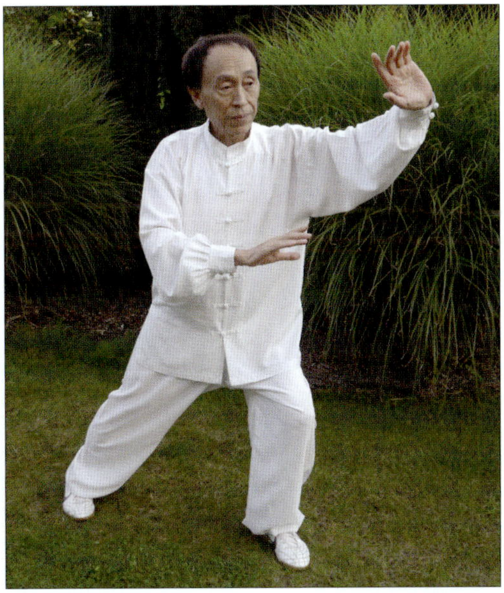

119

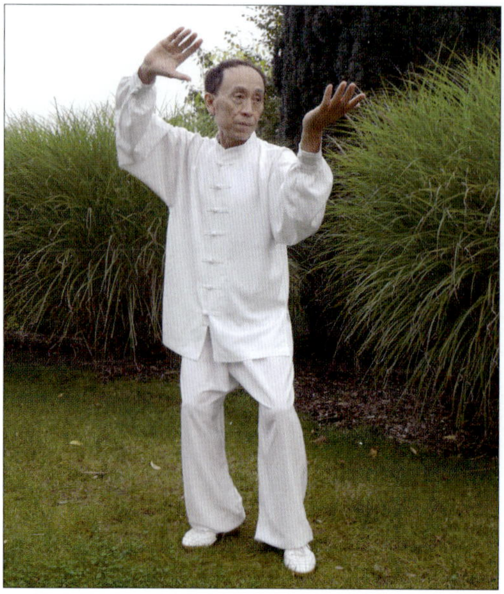

120

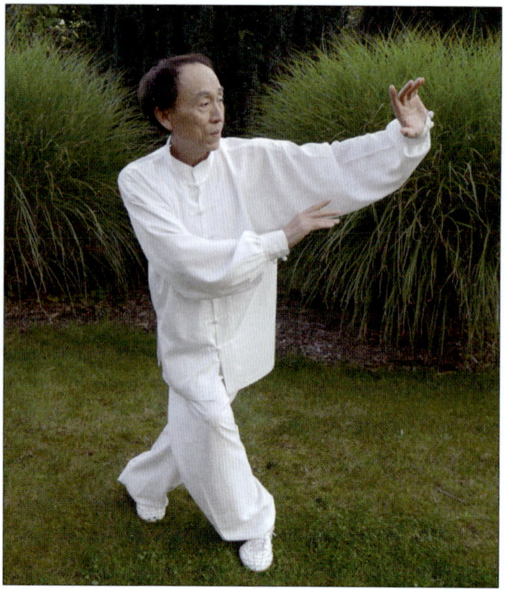

121

6. Die edle Magd schiebt das Weberschiffchen – Yu Yu Chuan Suo

Die edle Magd schiebt das Weberschiffchen hält beide Hände hoch. Die beiden Hände wiegen zurück und nach vorne. Schieb, halte hoch, ergreife und lenke, so wie sich der Körper bewegt. Geh vorwärts und bohre mit der Handfläche und schieb mit der Hand nach außen. (Abb. 120 – 121)

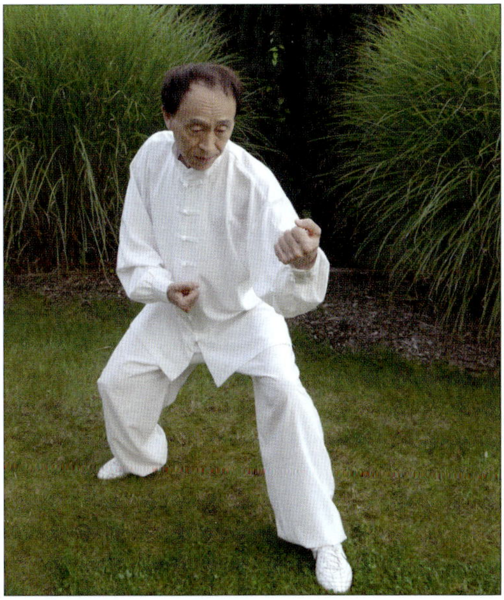

122

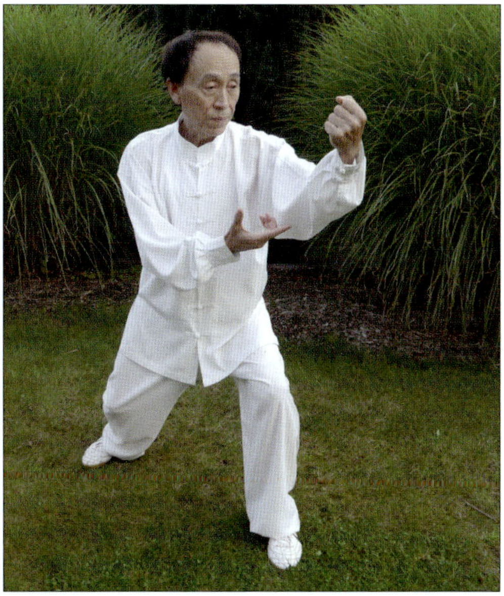

123

7. Geh zurück und lenke das Schaf – Tui Bu Qian Yang

Geh zurück und lenke das Schaf ist ein doppeltes Ziehen. *Tausend Kilo Gewicht fallen auf die Erde* hat viele Wechsel und Formen. Setze die Lendenwirbelsäule und die Leisten ein, um den Wechseln mit Kraft zu folgen. Geh zurück und das doppelte Ziehen ist koordiniert. (Abb. 122)

8. Der starke König schickt seine Gäste fort – Ba Wang Song Ke

In Eile schickt der König seine Gäste fort. Eine zieht und eine schlägt, (den Gegner) vor dir austricksend. Das vordere Bein hakt ein, geh vorwärts mit dem hinteren Fuß. Durchbohre, bewege, blockiere, geh vorwärts und drücke. (Abb. 123)

Vierte Linie

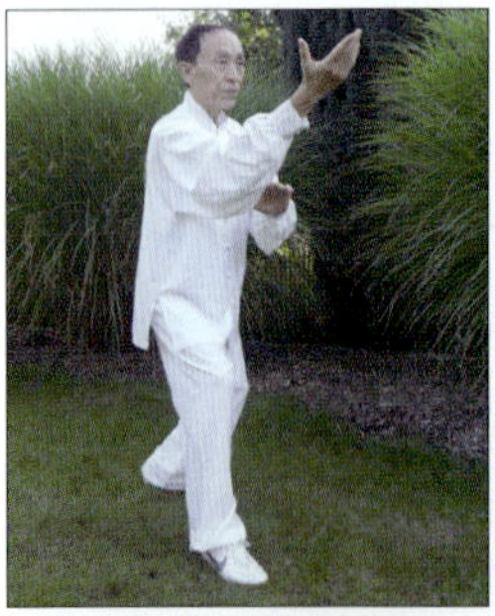
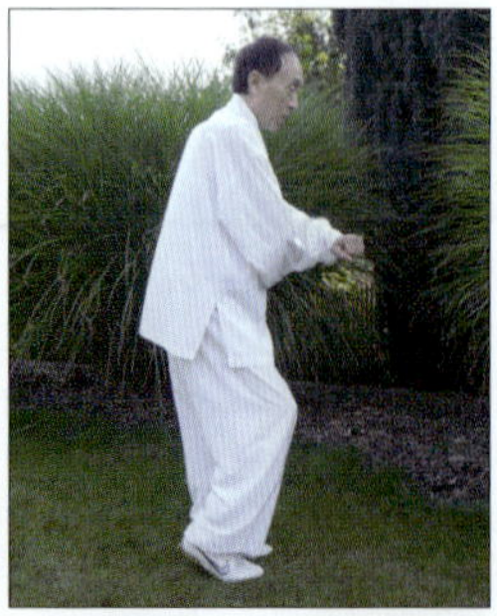
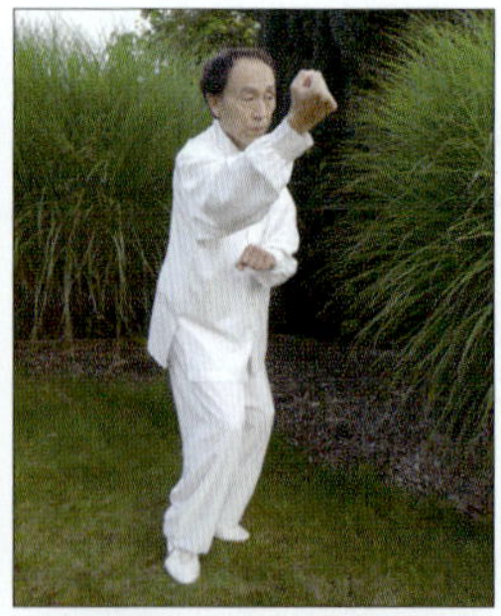
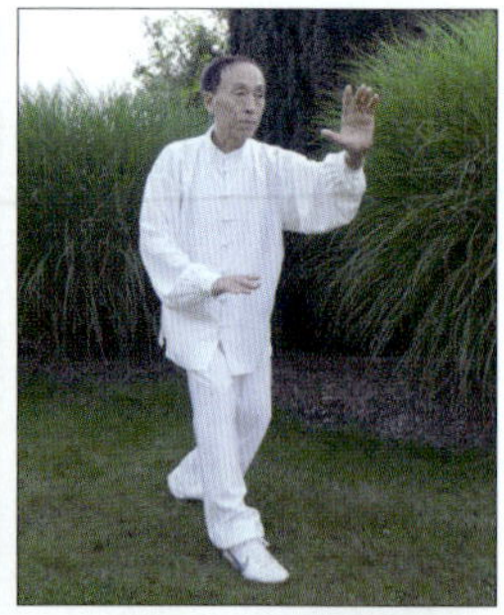
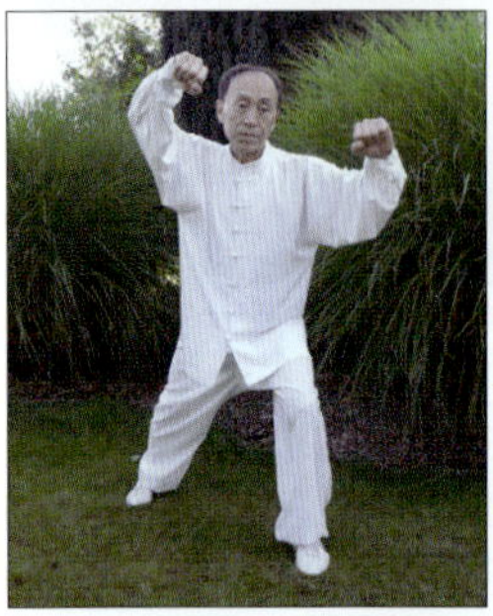
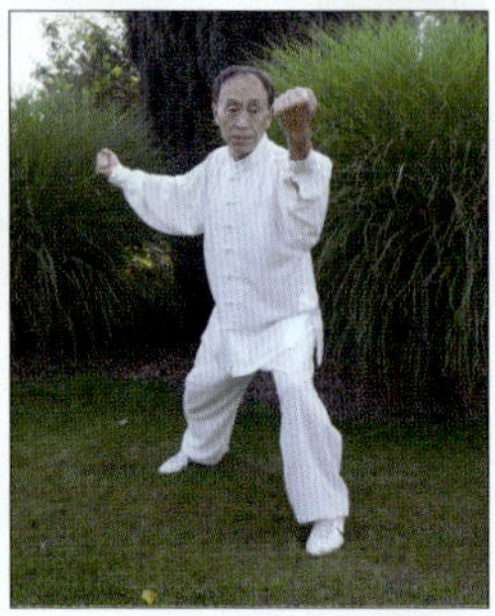
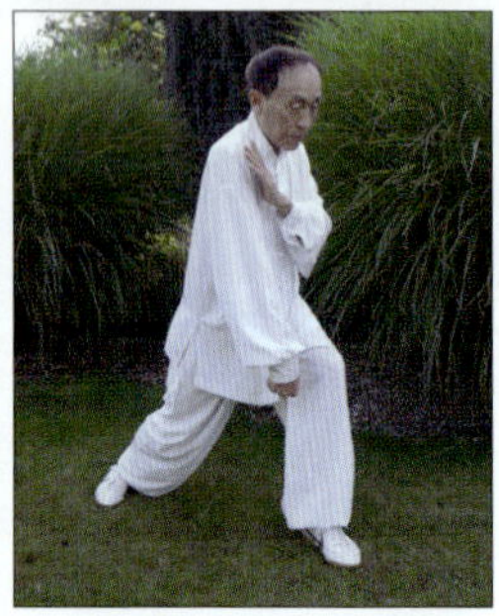
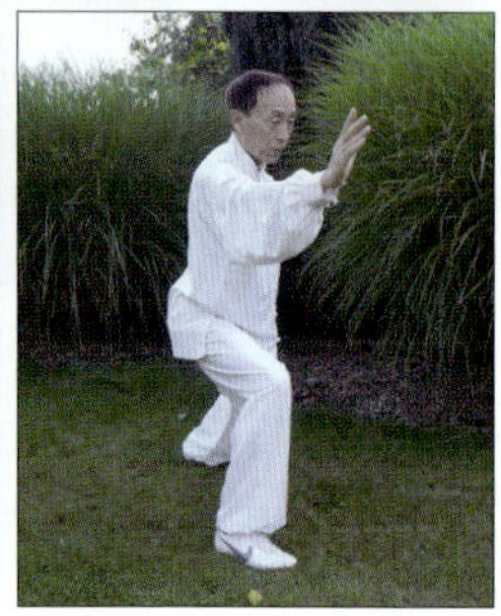
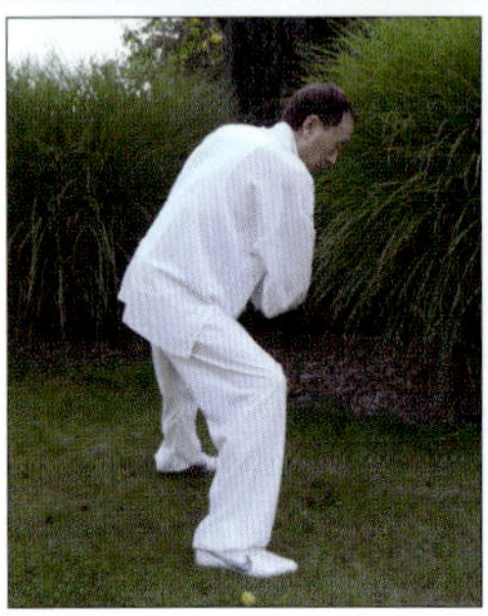
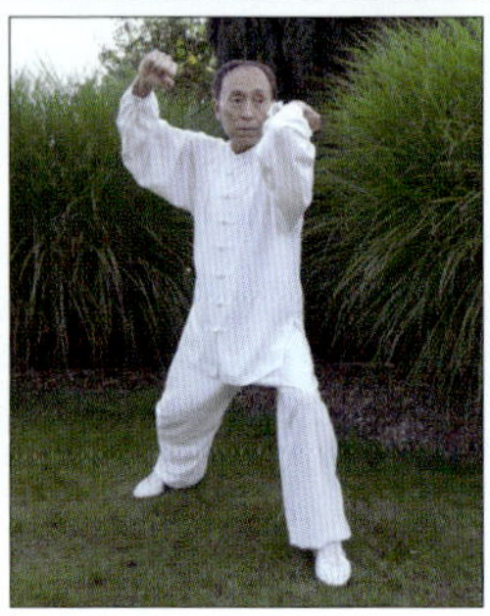
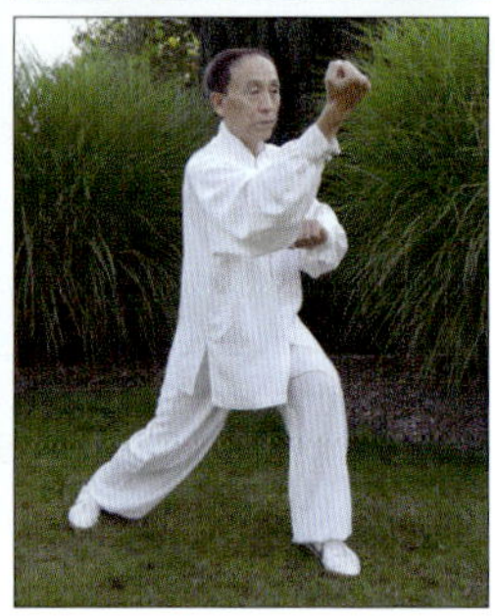

1. Das hinausgehende Pferd kehrt um – Zou Ma Hui Tou

Das hinausgehende Pferd kehrt um mit genauer Gewandtheit. Eine zieht, eine hackt, direkt geradeaus. Hand und Fuß dringen gleichzeitig vor und haken hinter das Bein des Gegners ein. Die Handflächen strecken sich beide zusammen vor und greifen vorne an. (Abb. 124 – 127)

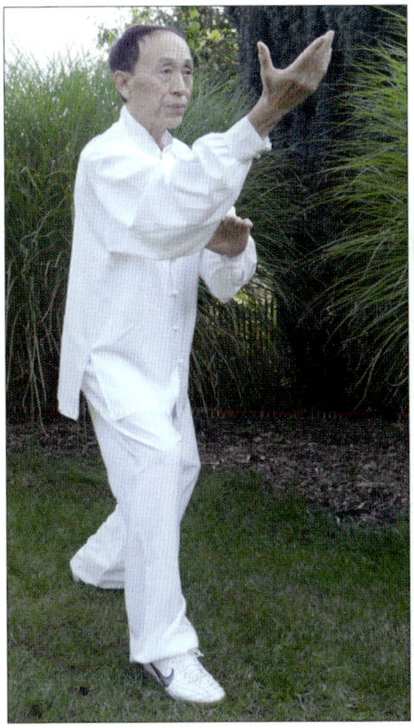

124

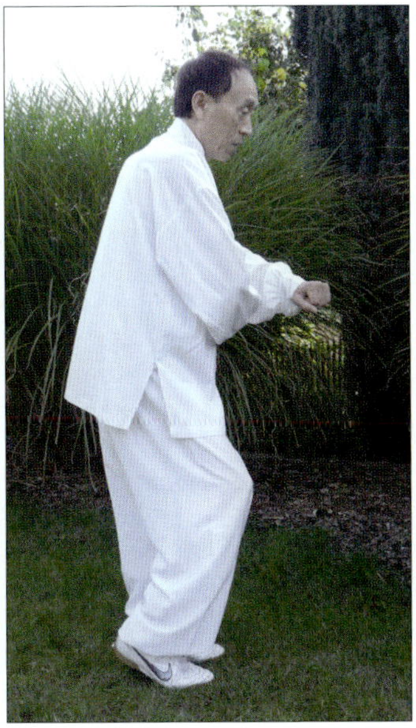

125

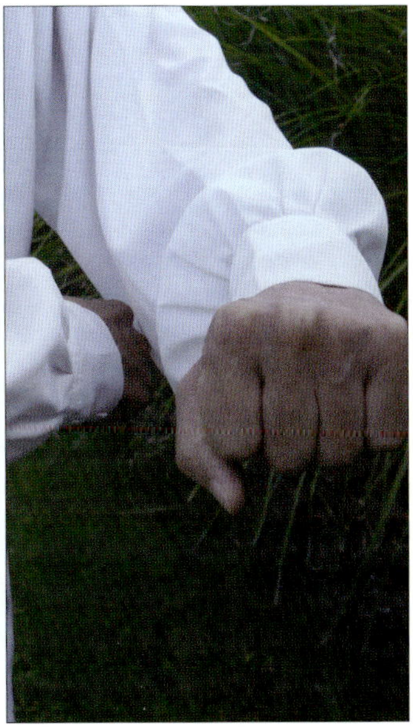

125A

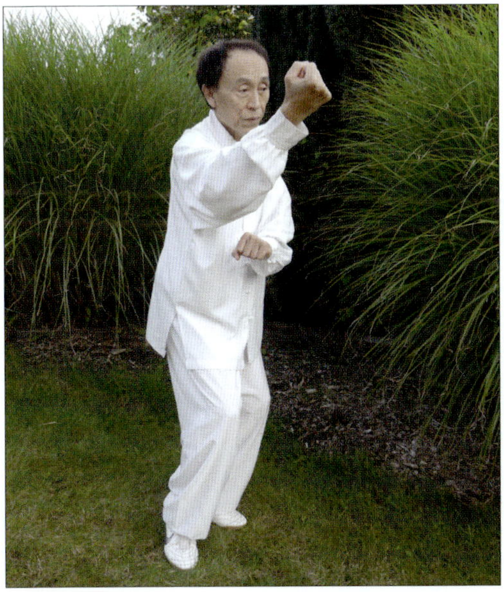

126

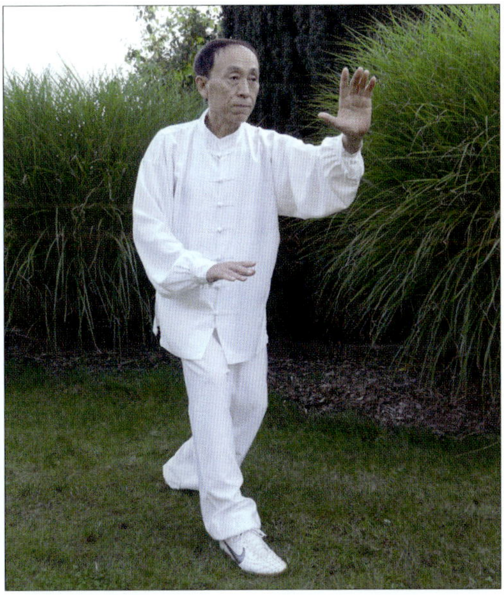

127

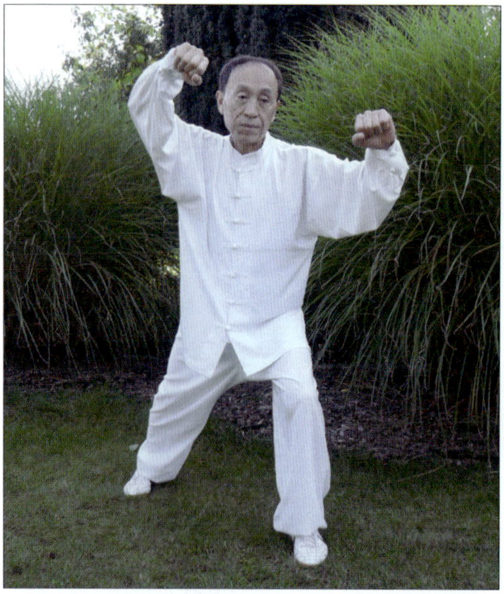

128

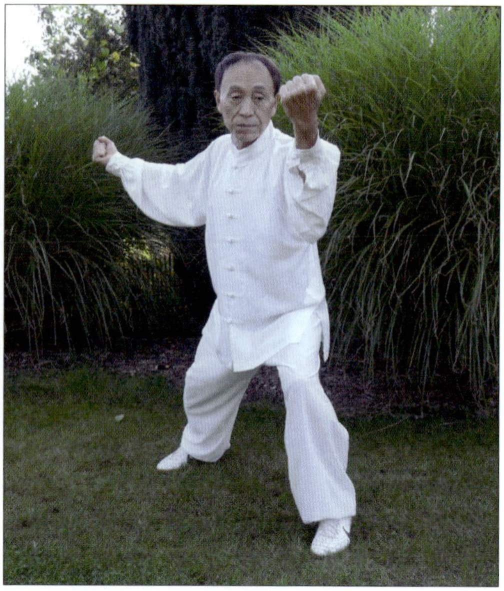

129

2. Zwei Unsterbliche predigen das Dao – Er Xian Chuan Dao

Zwei Unsterbliche predigen das Dao muss gepriesen werden. Halte die beiden Fäuste auseinander und stoße nach unten. Geh vorwärts und schließe die Leiste, um die Kraft zu erhöhen. (Abb. 128)

3. Körper drehender splittender Schlag – Fan Shen Pi Chui

Körper drehender splittender Schlag drehe den Körper schnell. *Kou Bu, Bai Bu* und schwenke die Fäuste. Sitze wie auf einem Pferd, senke den Körper ab und beuge in der Leiste. Links und rechts drehen die beiden Handflächen und schlagen. (Abb. 129)

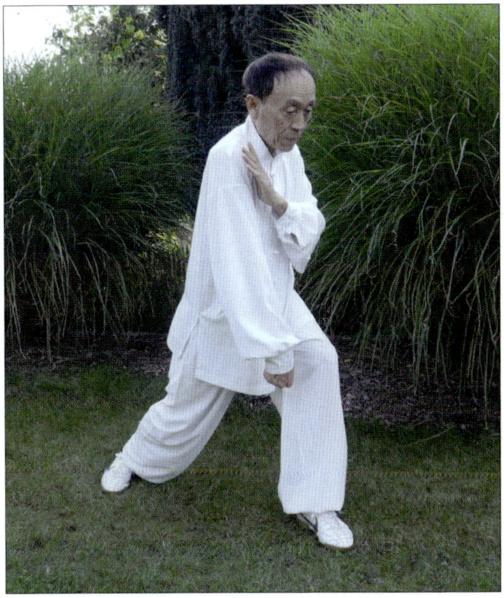

130

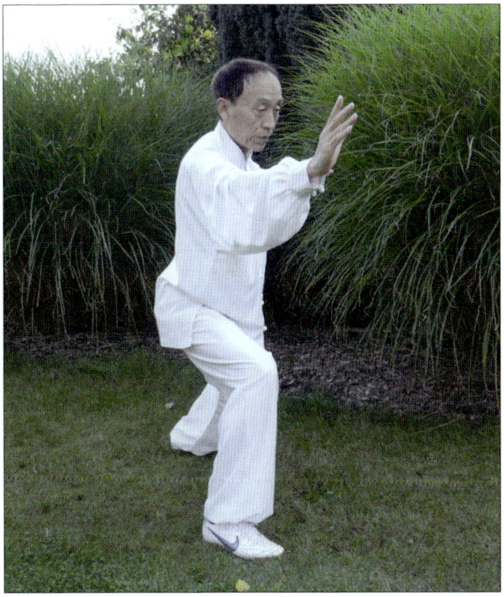

131

4. Das wilde Pferd bricht aus dem Stall aus – Ye Ma Zhuang Cao

Das wilde Pferd bricht aus dem Stall aus, heftig und furios. Hand und Fuß gehen gleichzeitig nach vorne, um die Brust mit der Schulter zu stoßen. Links zieht, rechts stößt und stößt mit dem Kopf das Gesicht. Der vordere Fuß schiebt nach vorne, der hintere Fuß folgt und der Handrücken schlägt in die Leiste. (Abb. 130)

5. Der große Roch breitet seine Flügel aus – Da Peng Zhan Chi

Bei *Der große Roch breitet seine Flügel aus* gehe zur Seite. Eine (Hand) zieht, eine splittet und hackt in den Nacken des Gegners. Geh im *Bogenschritt* (*Gong Bu*) nach vorne, der hintere Fuß stampft auf und es sieht wie Fliegen aus. Entspann die Schulter und lass die Ellenbogen fallen, um die Handtechnik effektiv einzusetzen. (Abb. 131)

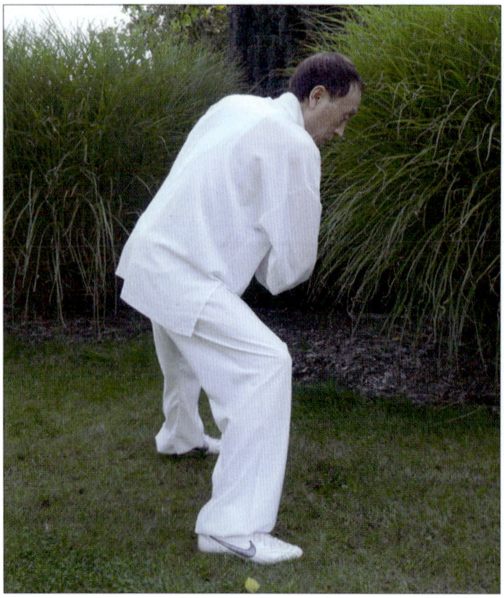

132

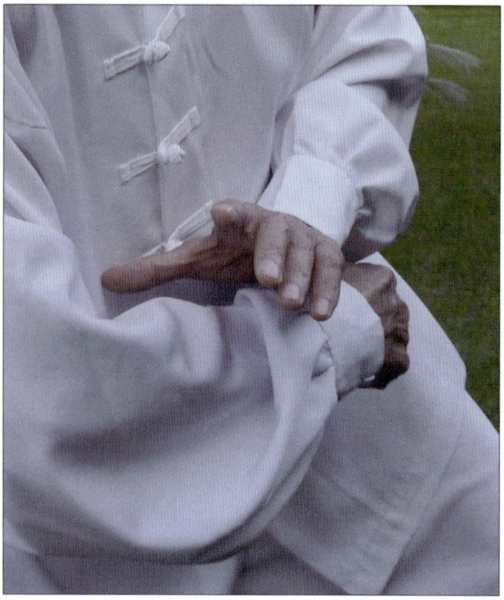

132A

6. **Das weiße Gewand schneidet das Gras – Bai Bao Zha Cao**

Das weiße Gewand schneidet das Gras, presse mit beiden Händen. Das vordere Bein macht einen Satz, der hintere Fuß in Bogenstellung. (*Gong Bu*) und ziehe nach unten. Eine zieht und eine ergreift, um den Ellenbogen (des Gegners) runterzudrücken. Schneide den Gegner, so dass er auf der Erde kriechen muss. (Abb. 132)

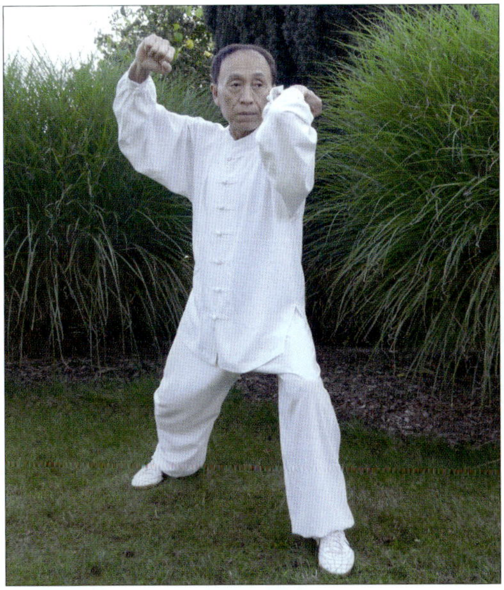

133

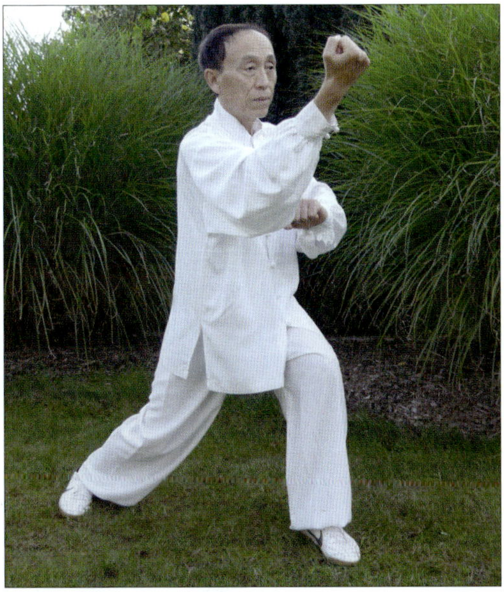

134

7. Zhou Cang nimmt den Säbel auf die Schulter – Zhou Cang Kang Dao

Zhou Cang nimmt den Säbel auf die Schulter und dreh den Körper, *Kou Bu* und verdrehe in der Leiste, um dem Gegner näher zu kommen. Zieh die Hand und winkle den Ellenbogen an, um den Ellenbogen des Gegners tragen zu können. Trage den Gegner auf der Schulter und drehe und gehe weg. (Abb. 133)

8. Liu Quan schiebt den Fisch vor – Liu Quan Jin Gua

Liu Quan schiebt den Fisch vor ist die bohrende Faust. Zieh den Ellenbogen und dreh den Körper, um vor dem Brustkorb des Gegners zu stehen. Geh nach vorne und hake um das hintere Bein des Gegners. Schreite einen Schritt vor und schiebe den Körper vor; setze Ellenbogen, Handgelenk und Faust ein. (Abb. 134)

Fünfte Linie

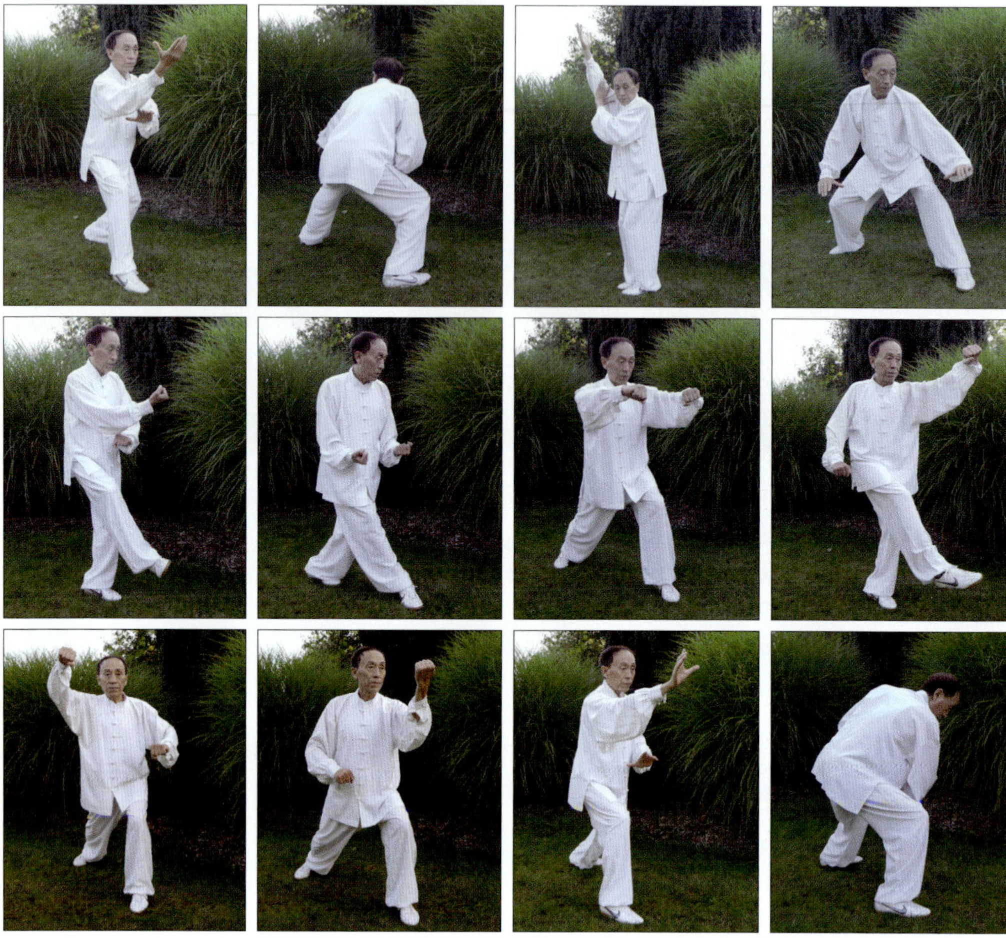

1. Fliehender Körper und wechselnder Schatten – Tuo Shen Hua Ying

Fliehender Körper und wechselnder Schatten, um den Körper zu drehen und zu gehen. Der Falke bohrt in den Himmel und saust abwärts. Geh die Schritte, wechsle die Handflächen, führe sie auseinander und hake ein. Verdreh dich, dreh dich herum, gehe und rotiere, beweg dich wie ein Drache. (Abb. 135 – 138)

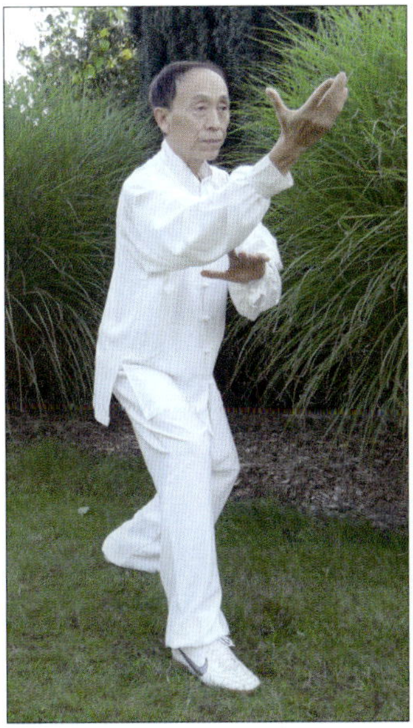

135

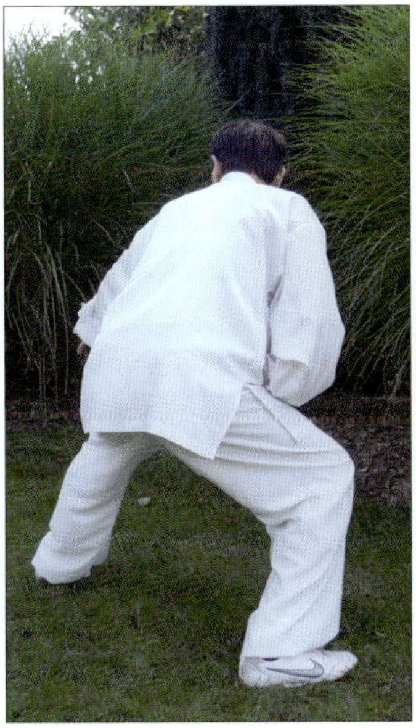

136

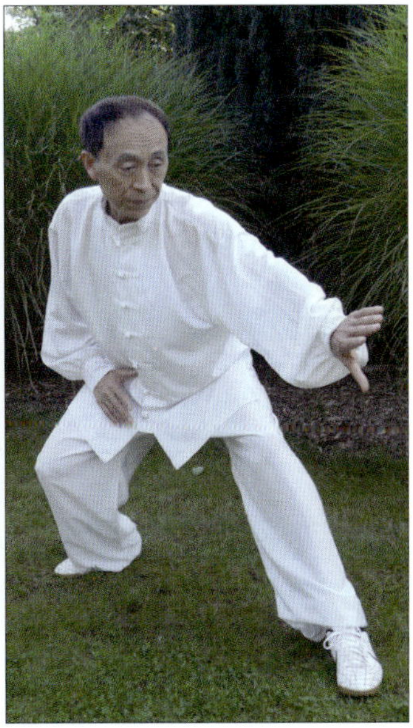

136a

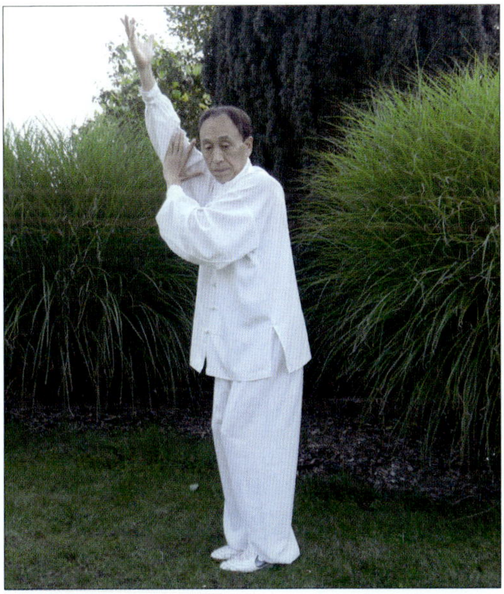

137

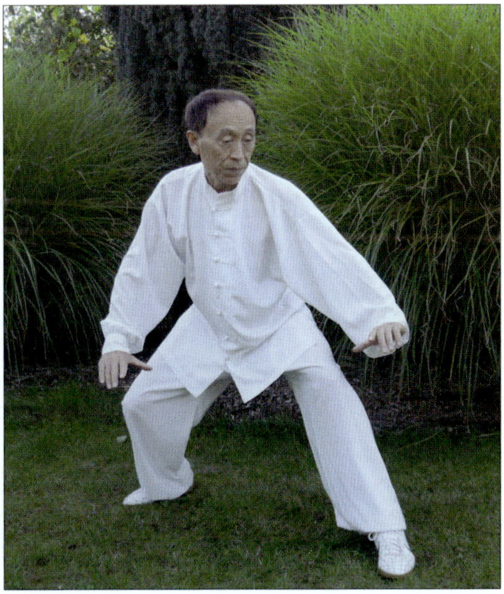

138

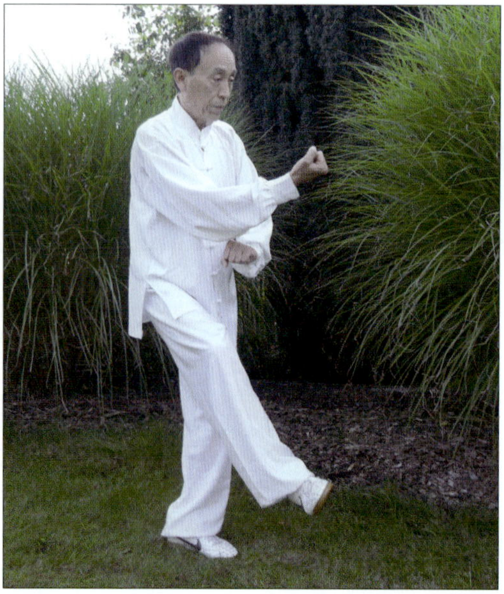

139

2. Streichende Hand, schneidender Tritt und zerstampfen – Luo Shou Bian Cai

Marschier mit dem Fuß vorwärts. Der rechte tritt, der linke Fuß steht kraftvoll hinter dem Körper, sitzend. Zieh das Handgelenk mit der linken Hand und halte mit der rechten Hand hoch. Geh nach unten, schneide und trete auf den Fußrücken. (Abb. 139)

3. Vordringender Schritt stoßender Schlag – Jin Bu Zhuang Chui

Vordringender Schritt stoßender Schlag, um die Brust zu treffen. Schieb den Schritt und schieb den Körper mit beständiger Kraft. Verdrehe die Handflächen und drehe die Fäuste mit spiralförmiger Wirkung. Geh in die Mitte des Tors und stoße im Inneren. (Abb. 140 - 141)

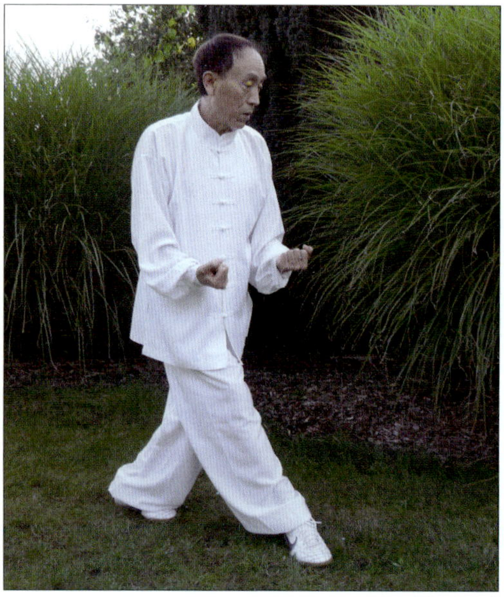

140

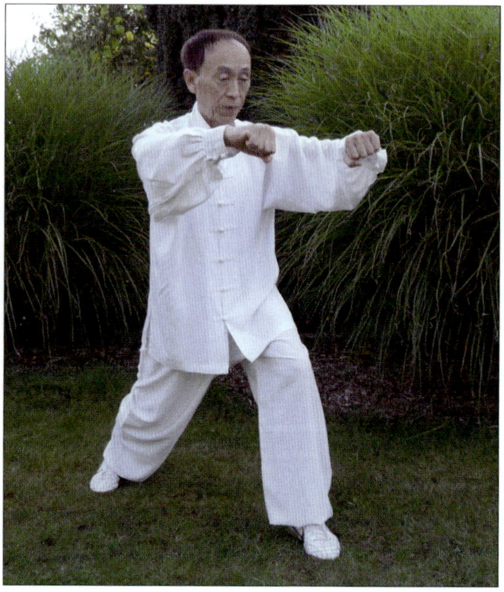

141

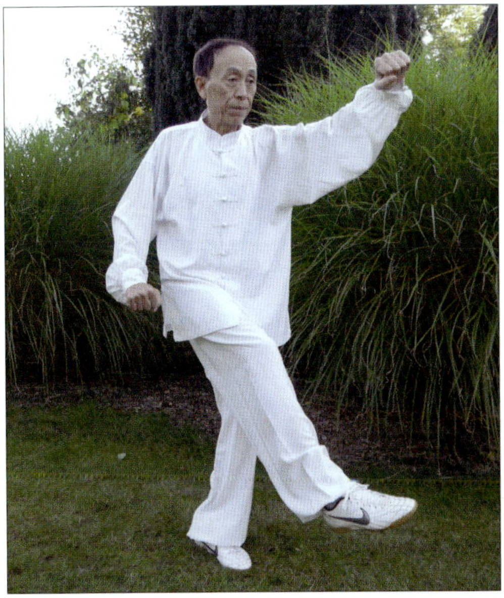

142

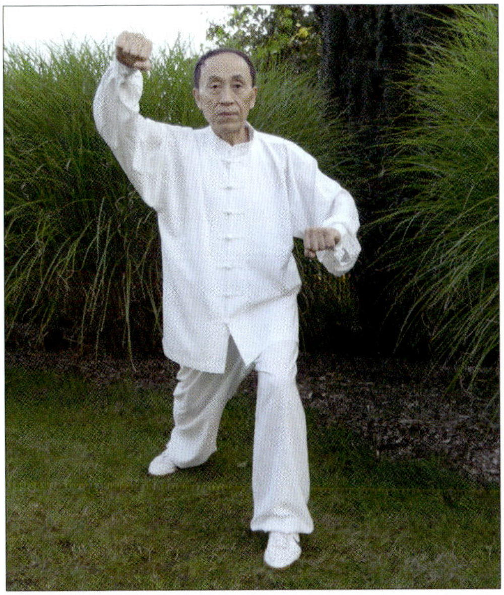

143

4. Frontaler Sprung Kick zum Knie – Ying Mian Tan Xi

Runde bei *Frontaler Sprung Kick zum Knie* die Fußspitze. Steh auf einem Bein wie ein Hahn. Zieh mit der rechten Hand nach unten und lass die linke Faust nach vorne schnellen. Zieh die Brust zurück, festige den Rücken und beuge das linke Knie. (Abb. 142)

5. Fege über das Ohr mit einem Einzelschlag – Sao Er Dan Chui

Setze bei *Fege über das Ohr mit einem Einzelschlag* präzise Handtechniken ein. Geh zurück, um zu erfassen und blockiere mit der Hand. Das vordere Bein in Bogenhaltung, das hintere Bein stampft und der Kopf schiebt nach vorne. Links zieht und rechts fegt; schütze die Brust mit der Hand. (Abb. 143)

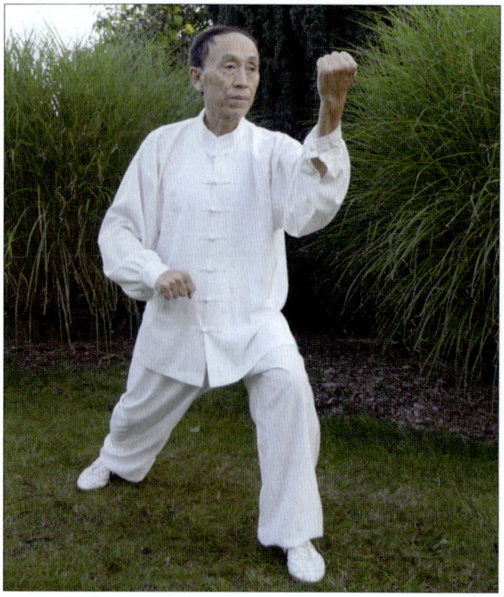

144

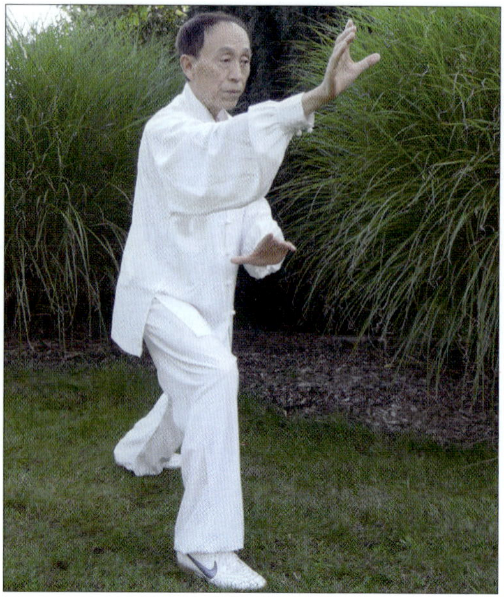

145

6. Umgedrehter Arm angreifender Schlag – Fan Bi Chong Chui

Umgedrehter Arm angreifender Schlag trifft den unteren Kiefer. Schieb den Schritt nach vorne, schieb den Körper nach vorne und verfolge mit dem Ellenbogen vorwärts. Eine direkt gerade, eine horizontal, die Hände bilden eine Triangel. Wechsle die Technik und wechsle die Hände vor dem Brustkorb. (Abb. 144)

7. Der König des Himmels hält die Pagode empor – Tian Wang Tuo Ta

Mit *Der König des Himmels hält die Pagode empor* die Kehle mit der Hand ergreifen. Schieb den Fuß nach vorne und schieb den Körper nach vorne, um das Kinn hochzuhalten, der vordere Fuß in Bogenhaltung und das hintere Bein stampft kraftvoll und zeitgleich. Ergreife den Hals des Gegners und hebe ihn nach hinten. (Abb. 145)

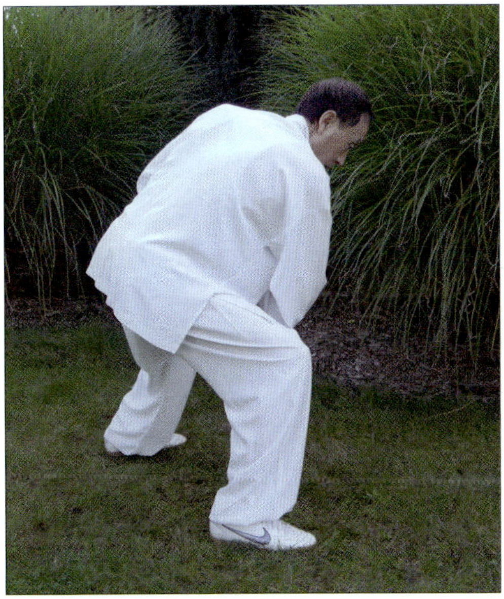

146

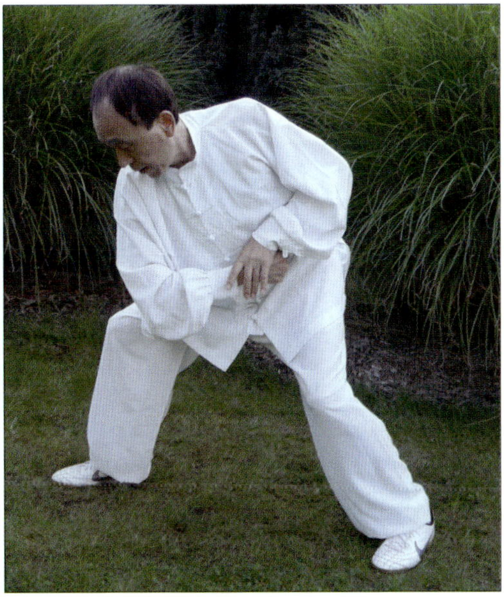

146a

8. Königin Mutter spult den Faden auf – Wang Mu Guai Xian

Mit *Königin Mutter spult den Faden auf* zupacken und einklemmen. Schieb einen Schritt voran, schieb den Körper voran und drücke mit dem Ellenbogen. Durch die das Handgelenk klemmende Vorgehensweise wird der Gegner gewiss gezwungen, auf dem Boden zu kriechen. (Abb. 146)

Sechste Linie

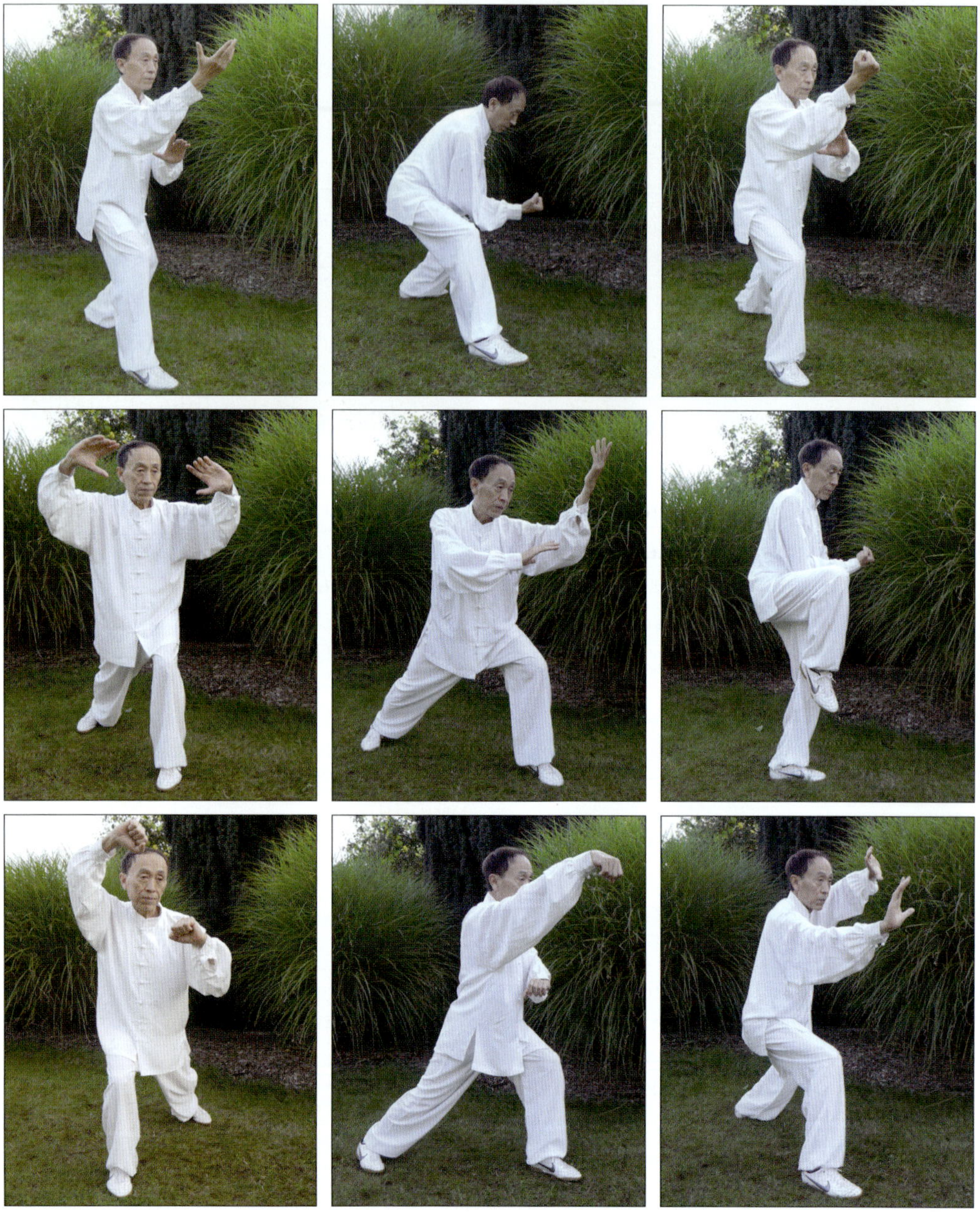

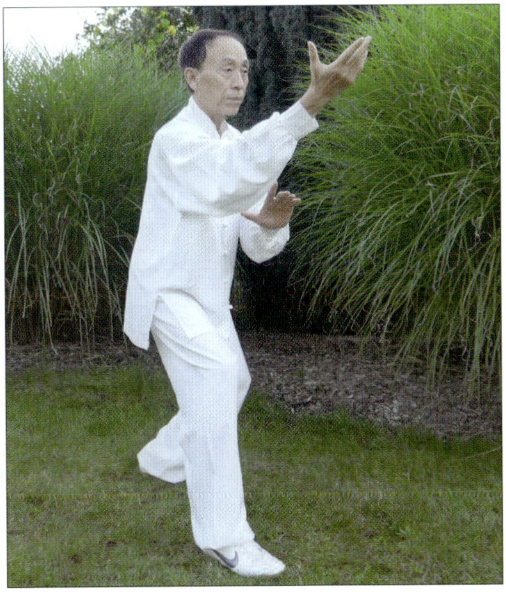

147

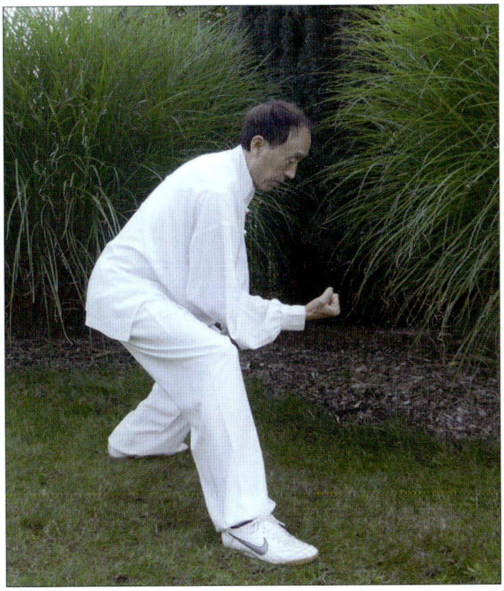

148

1. Tausend Kilo Gewicht fallen auf die Erde – Qian Jin Zhui Di

Tausend Kilo Gewicht fallen auf die Erde hat viele Wechsel und Veränderungen. Senke den Körper ab, beuge in den Leisten und ziehe nach unten. Geh zuerst mit dem hinteren Bein einen Schritt zurück. *Führe eine Ziege im Vorübergehen weg* mit Öffnen und Schließen. (Abb. 147 – 148)

2. Sonne und Mond schieben sich zugleich vor – Ri Yue Bing Xing

Sonne und Mond schieben sich zugleich vor und geh einen Schritt nach vorne in die Bogenhaltung; eine Faust und eine Hand bewegen sich zeitgleich nach vorne. Öffne zuerst den vorderen Fuß und folge mit dem hinteren Fuß. Hand und Fuß gelangen zugleich nach vorne; das ist das eigentliche Geschick. (Abb. 149)

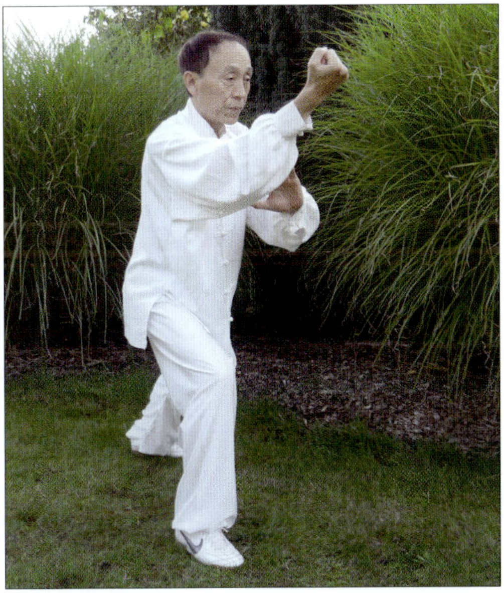

149

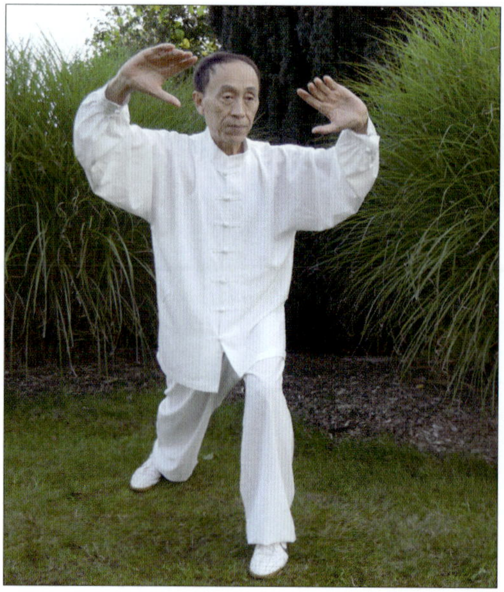

150

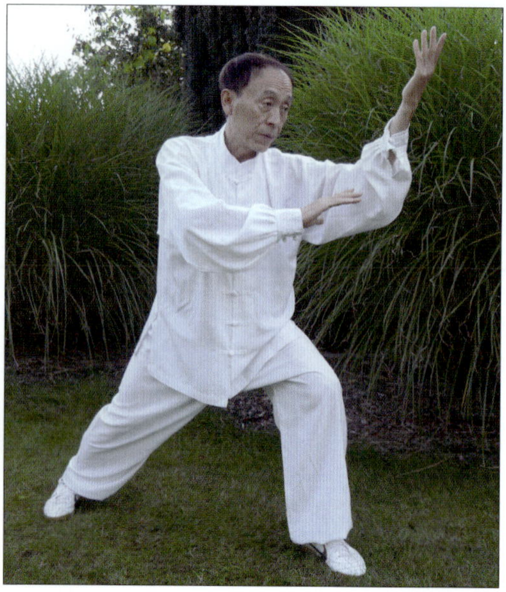

151

3. Goldene Zikade Schuppenhaut – Jin Chan Tuo Qiao

Goldene Zikade Schuppenhaut zusammen mit Blüten steckende Hand. Nimm die beiden Hände auseinander und schüttel vorne. Strecke das linke Bein vorwärts, um hinter den Fuß und das Bein zu haken. Eine drückt, eine hebt hoch, um die Lendenwirbelsäule zu verdrehen. (Abb. 150)

4. Zusammenpressend auf den Berg stützen – Yi Shan Ji Kao

Bei *Zusammenpressend auf den Berg stützen* hafte am Körper an. Bringe die Handfläche vor und durchdringe mit ihr, um mit der Schulter zu attackieren. Schreite nach vorne und hake hinter dem hinteren Bein des Gegners ein. Strecke die Lendenwirbelsäule, entspann die Leisten und bewege dich vorwärts. (Abb. 151)

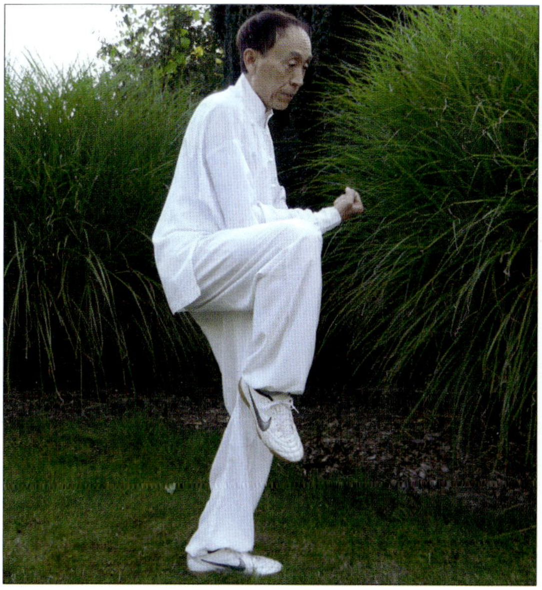

152

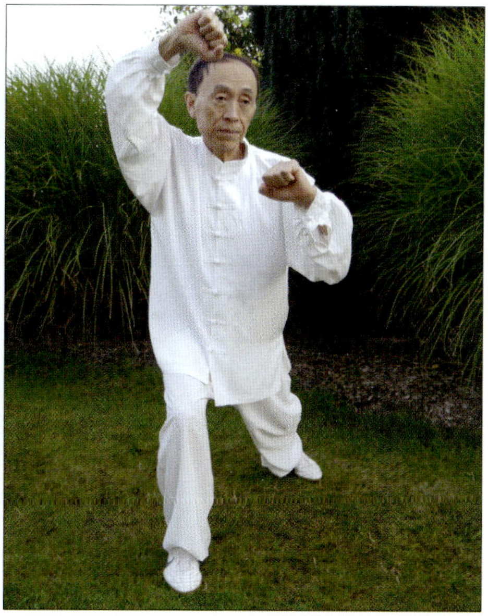

153

5. Zieh die Hand und stoße mit dem Knie – Lu Shou Zhuang Xi

Zieh die Hand und stoße mit dem Knie und gehe sofort vorwärts. Ein Bein steht und eins zieht nach oben wie die Form des Hahnes. Hebe das Knie hoch und schlage nach oben auf den lebenswichtigen Punkt. Unterhalb schädigen die beiden Füße, ohne zu zögern. (Abb. 152)

6. Der träge Drachen liegt auf dem Kissen – Lan Long Wo Zhen

Der träge Drachen liegt auf dem Kissen und gehe dann seitwärts. Geh vorwärts, hake und schlage den Hals des Gegners. Hand, Fuß, Lendenwirbelsäule und Bein kommen zeitgleich an. Während der Bewegung nach vorne kommen Oberes und Unteres zeitgleich an. (Abb. 153)

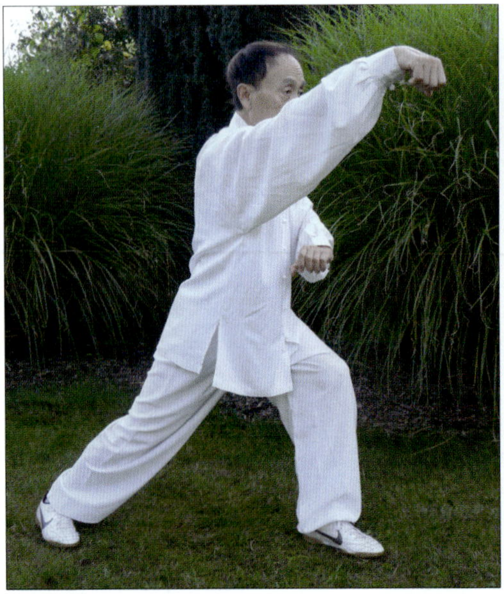

154

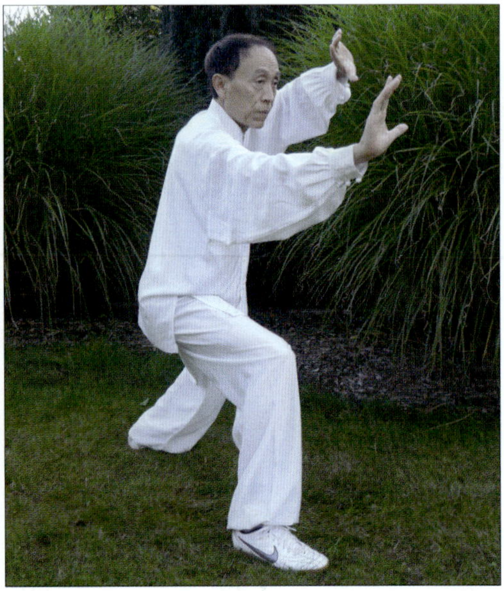

155

7. Dreh und heb die Hand hoch, um nach oben zu schlagen – Niu Shou Ti Liao

Der träge Drachen liegt auf dem Kissen, wache mit den Augen. Eine Hand zieht und eine Hand hebt in Form der Hakenhand an. Geh zuerst mit dem vorderen Bein vorwärts und folge mit dem hinteren Fuß; die beiden Hände ergreifen das Handgelenk hebender Faust. (Abb. 154)

8. Geh vorwärts mit nach unten drückender Hand – Jin Bu Ta Zhang

Geh vorwärts mit nach unten drückender Hand, um den Gegner vor die Brust zu schlagen. Schreite mit einem Schritt und dem Körper nach vorne, um seitwärts zu attackieren. Die linke Hand unterstützt und die rechte stanzt mit der gegensätzlichen Kraft. Beuge die Leisten, nimm die Pferdehaltung ein und streck den Arm aus, um zu attackieren. (Abb. 155)

Siebte Linie

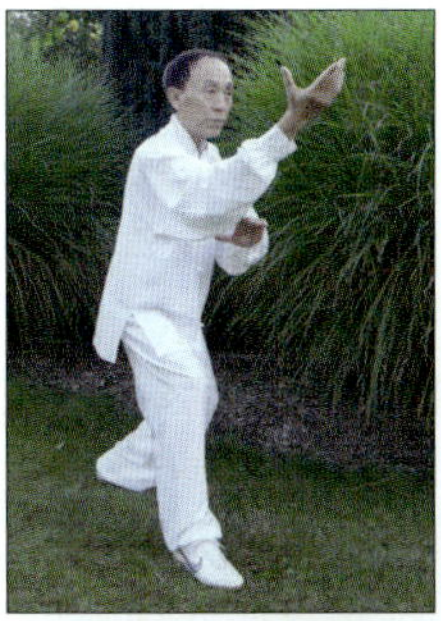
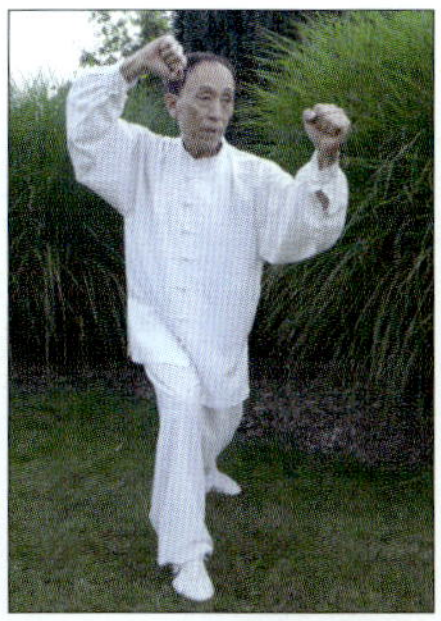
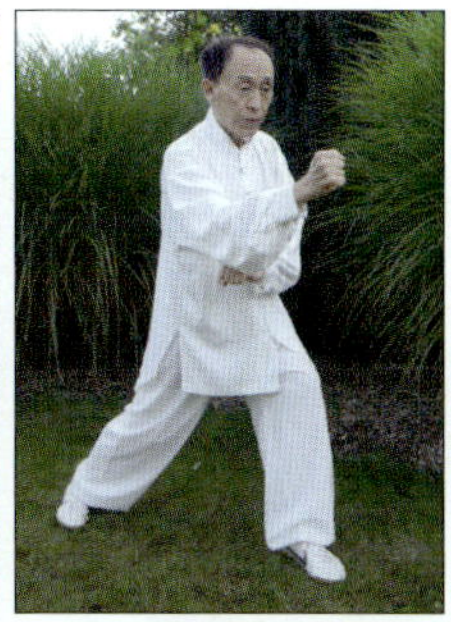
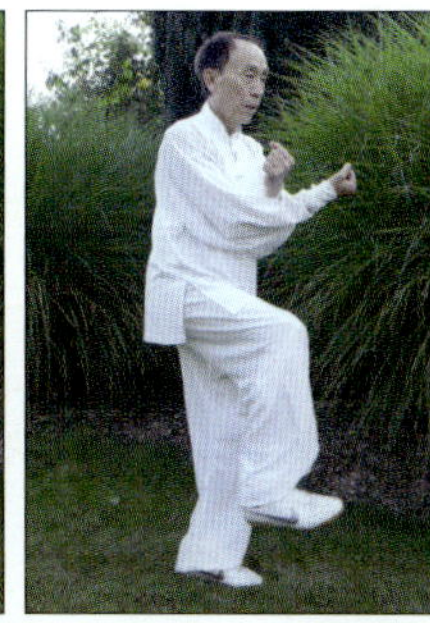
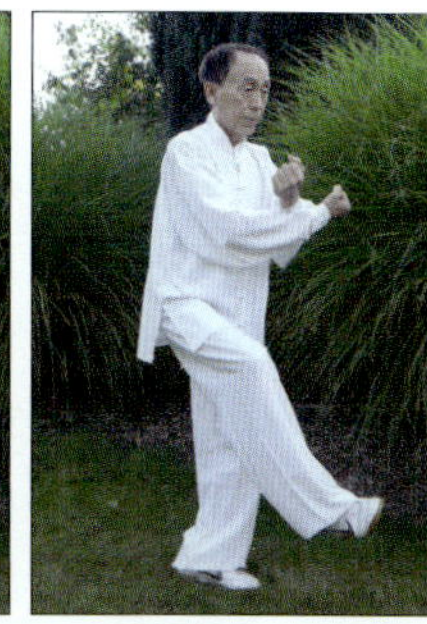
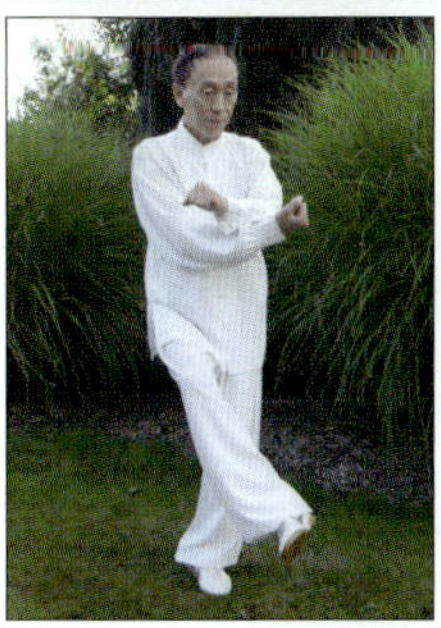
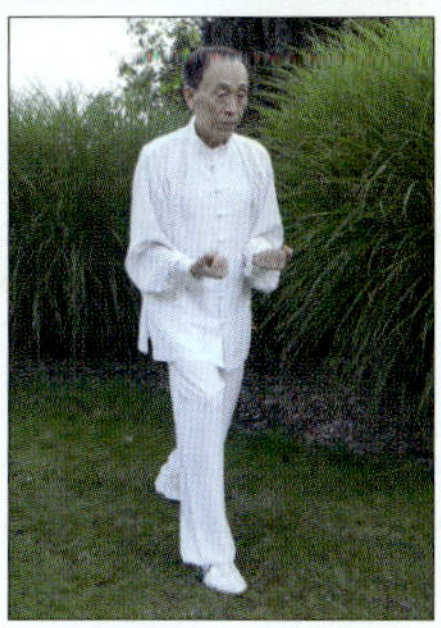
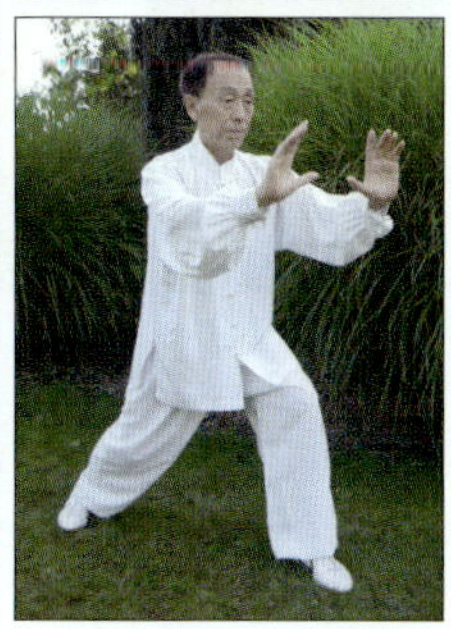
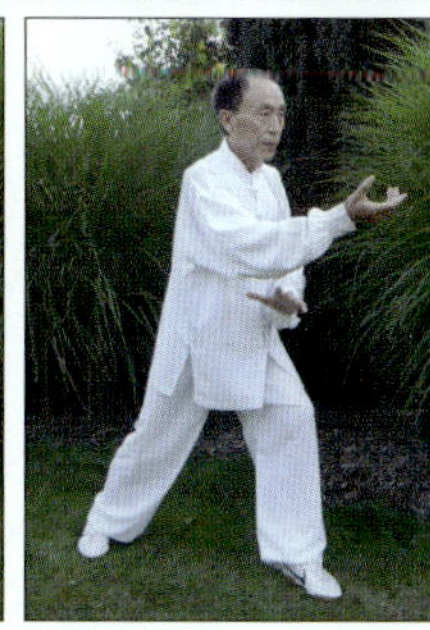
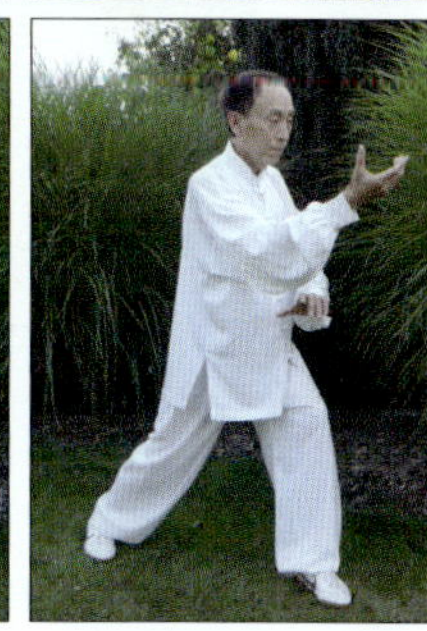
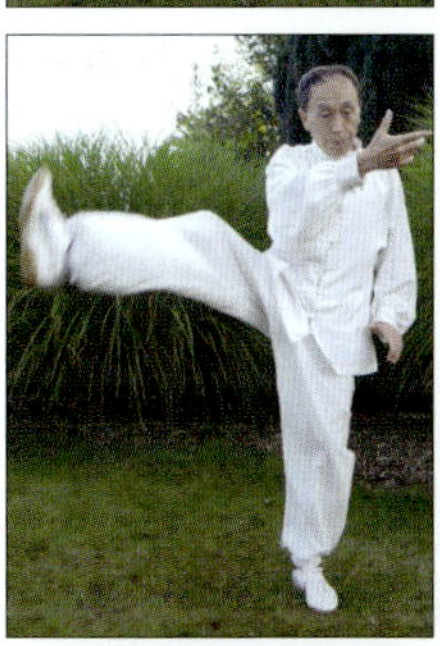
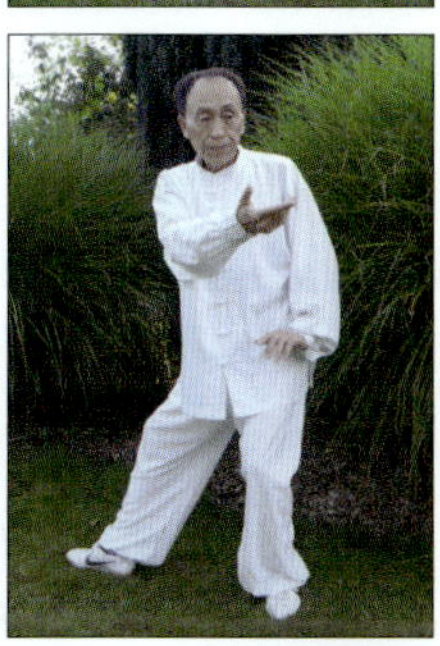
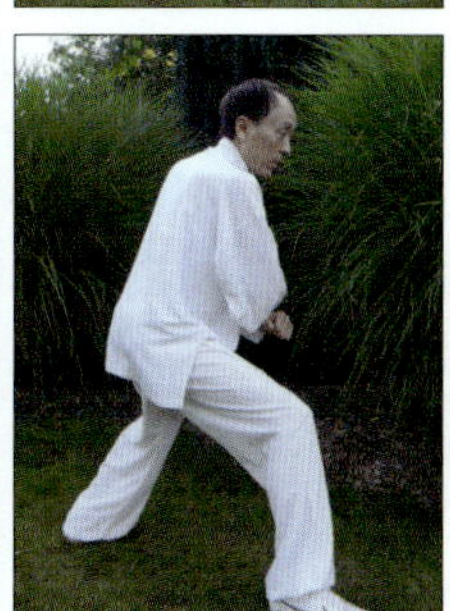
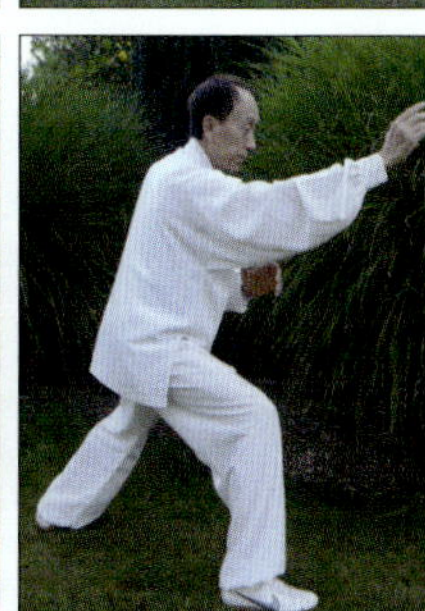
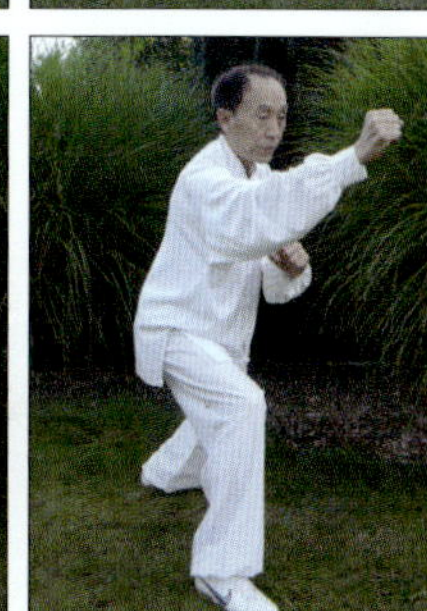
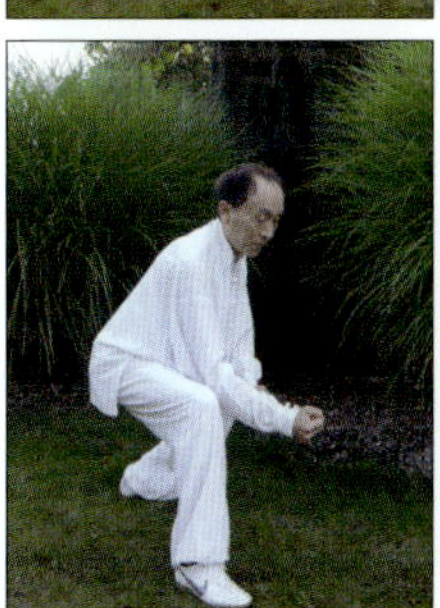
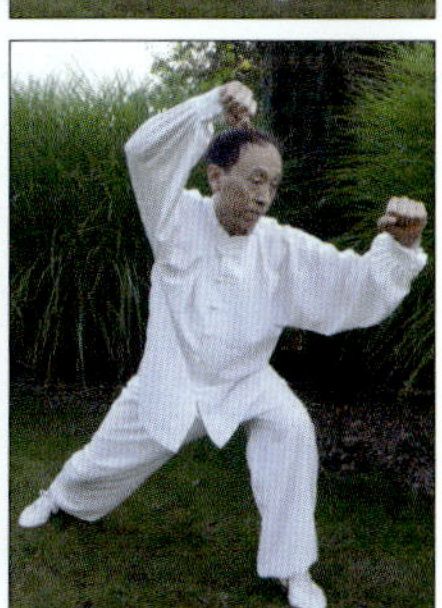

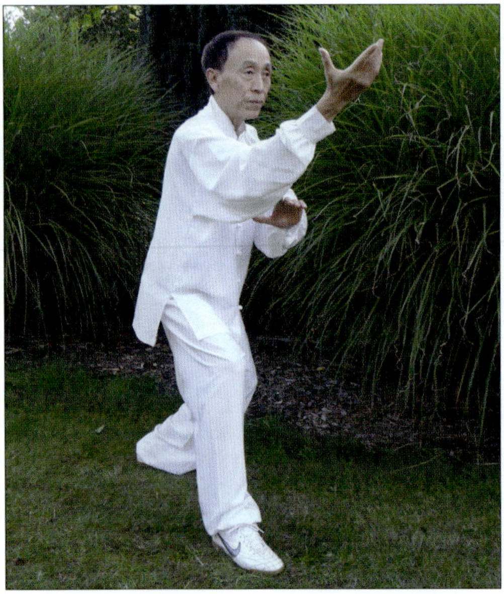

156

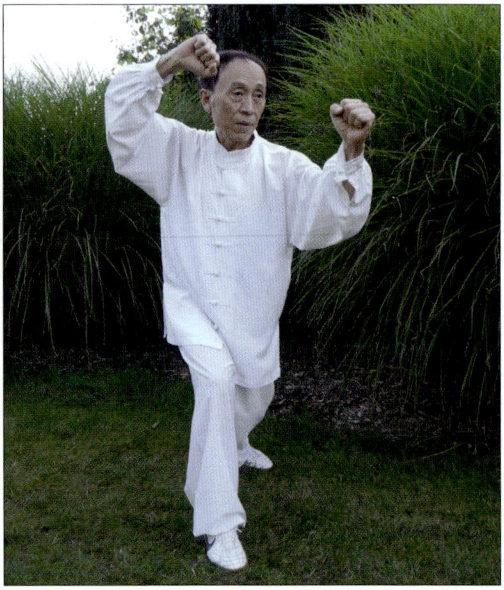

157

1. Stecke die Blüte unter den Ellenbogen (Stecke die Blüte in die Rippe) – Cha Hua Ye Zhou

Beginne *Stecke die Blüte unter den Ellenbogen* mit dem seitwärts gedrehten Körper, setze den Schritt um den Fuß des Gegners und schlage mit der Faust nach unten in die Mitte. Schlage mit der Faust und folge der Absicht nach. Hand, Nase und Fuß sind auf der gleichen Linie. (Abb. 156 – 157)

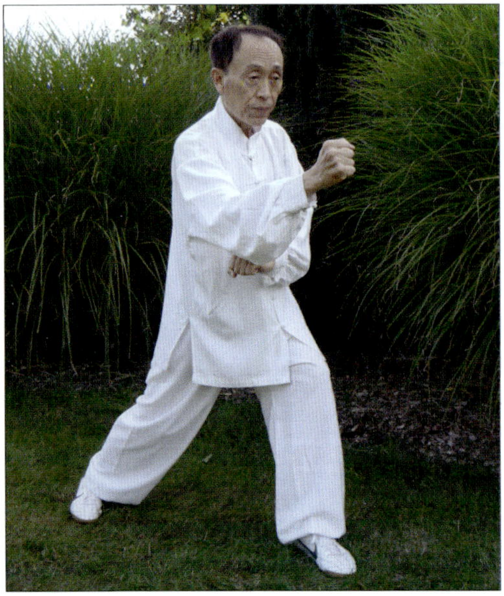

158

2. Der einzelne Phönix betritt das Nest – Dan Feng Tou Chao

Der einzelne Phönix betritt das Nest geh vor und folge mit dem hinteren Fuß nach. Die Faust schlägt wie der Tritt des Habichts. Ergreife mit den beiden Ellenbogen das Handgelenk und beuge die Leisten. Mit gebeugten Leisten und gerader Lendenwirbelsäule schlag mit dem waagerechten Arm, dem Ellenbogen und der Faust. (Abb. 158)

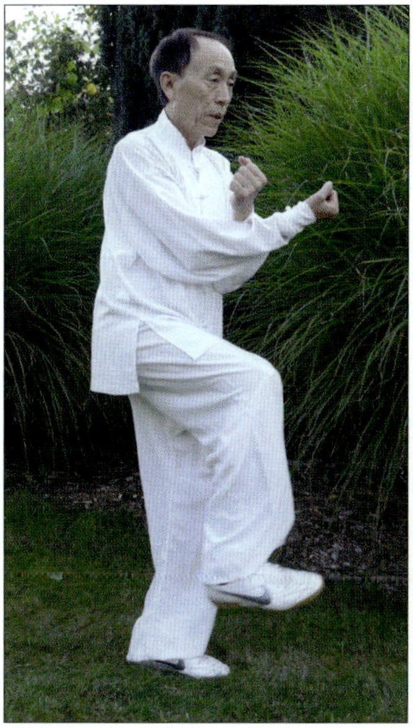

159

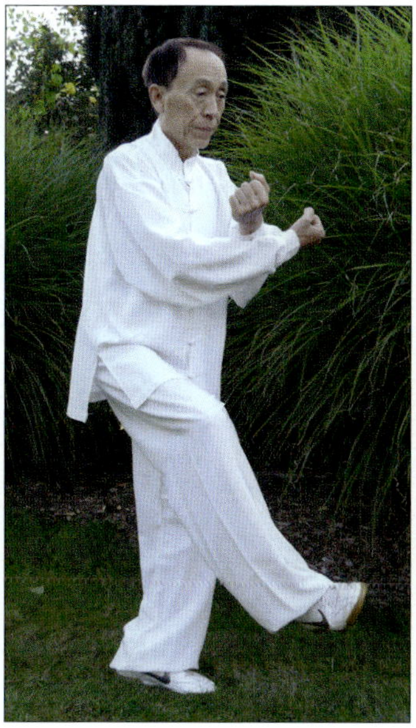

160

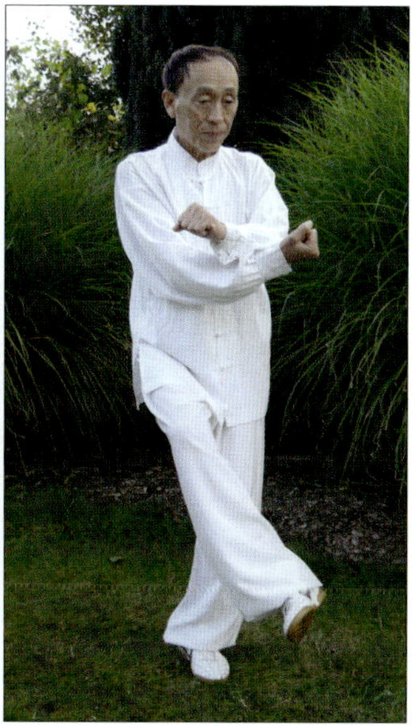

161

3. Marschier einwärts und stampfe auswärts – Li Cuo Wai Duo

Marschier einwärts und stampfe auswärts und ziehe mit beiden Händen. Hebe das Bein hoch und drehe den Fuß waagerecht, um vorwärts zu gehen. Verdreh die Lendenwirbelsäule und die Leisten, um den Fuß zu drehen und zu stampfen. Geh mit dem waagerecht gedrehten Fuß nach unten, um auf den Fußrücken zu stampfen. (Abb. 159 – 161)

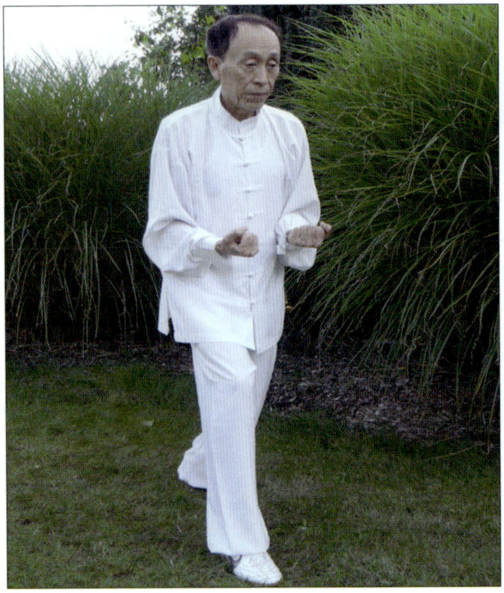

162

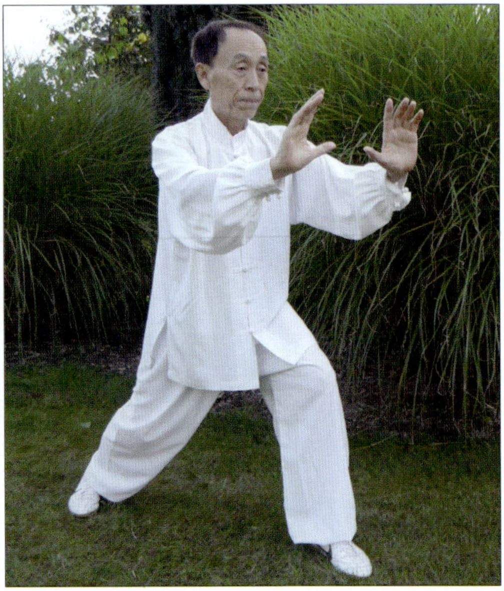

163

4. Verdeck den Ellenbogen und schiebe den Berg – Yan Zhou Tui Shan

Verdeck den Ellenbogen und schiebe den Berg, schütze mit dem Ellenbogen den Brustkorb. Umschließe die Rippen mit den beiden Ellenbogen und greife nach vorne an. Dringe mit einem Schritt vor, dringe mit dem Körper vor und stoße mit den beiden Handflächen. Geh mit dem vorderen Fuß zuerst nach vorne und stampfe mit dem hinteren Fuß. (Abb. 162 – 163)

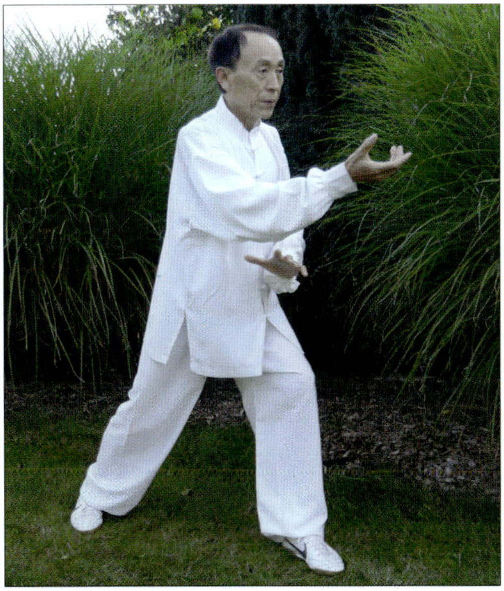

164

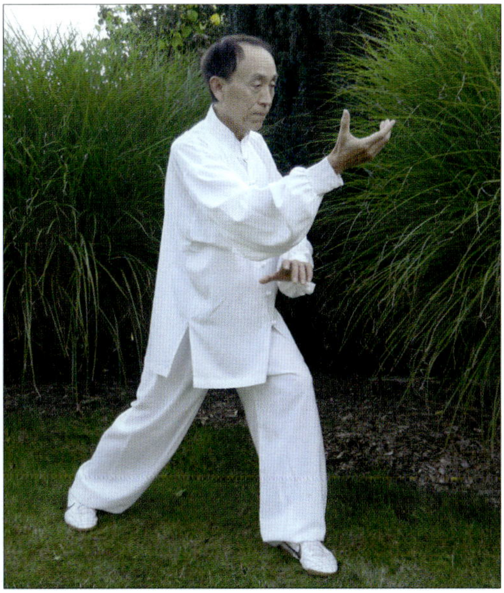

165

5. Dreh den Ellenbogen und winke mit der Lotusblüte – Chan Zhou Bai Lian

Dreh den Ellenbogen und winke mit der Lotusblüte, um den Ellenbogen zu umschlingen. Heb das Knie hoch, schlag in die Leiste und ergreife vor der Brust. Stehe auf dem linken Fuß und stoße mit dem rechten Knie, geh nach unten, drehe den Körper und wechsle. (Abb. 164 – 166)

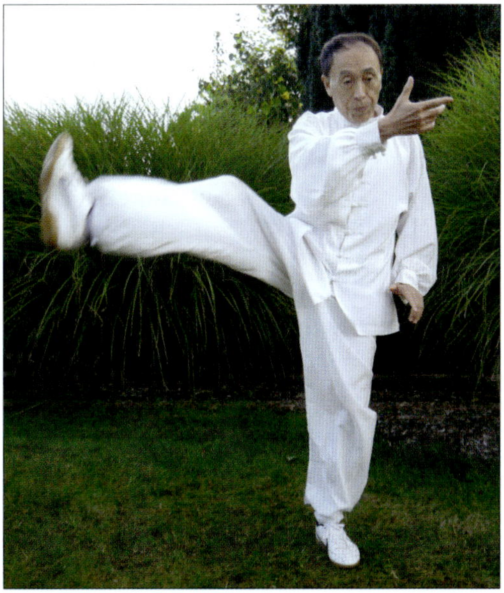

166

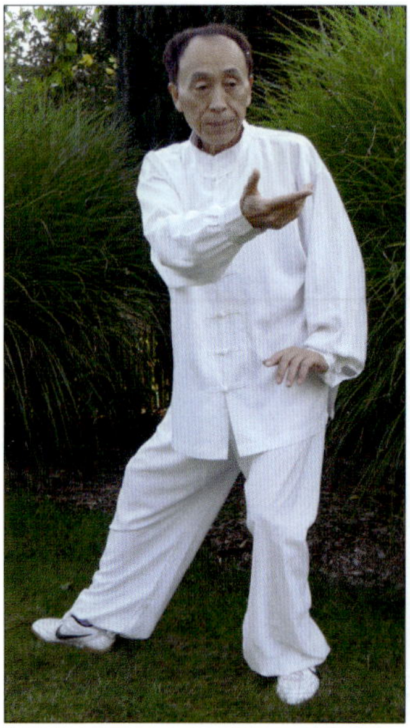

167

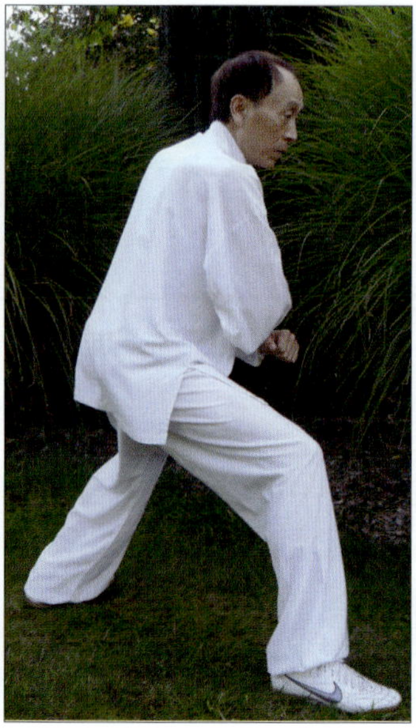

168

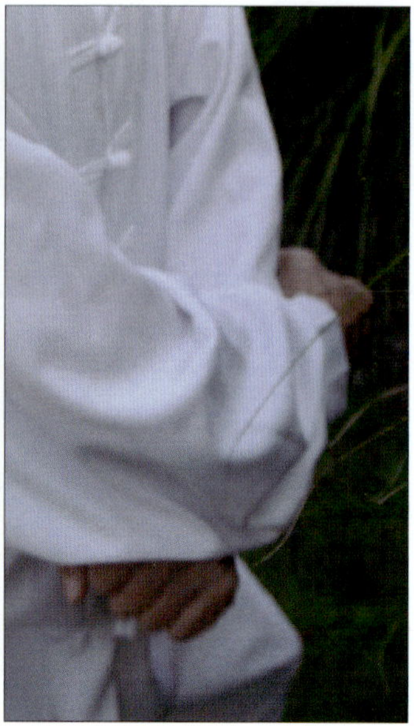

168a

6. Dreh herum schlag Hüfte – Zhuan Shen Lei Yao

Dreh herum schlag Hüfte ist wie ein Wirbelwind. *Kou Bu, Bai Bu* und dreh den Körper, um einen Schritt zu machen. Senke dich ab und hocke in der Position des Reitens. Die Linke unterstützt und die Rechte schwingt durch, um die Lendenwirbelsäule zu schlagen. (Abb. 167 – 168)

7. Der Affe klettert auf den Pfahl – Yuan Hou Pa Gan

Der Affe klettert auf den Pfahl und springt gewandt. Zieh mit beiden Händen das Handgelenk, senk den Körper nach unten und gehe. Linke Hand und rechte Hand stoßen wellenartig nach oben und unten, als würde ein Affe mit einem Tau spielen. (Abb. 169 – 171)

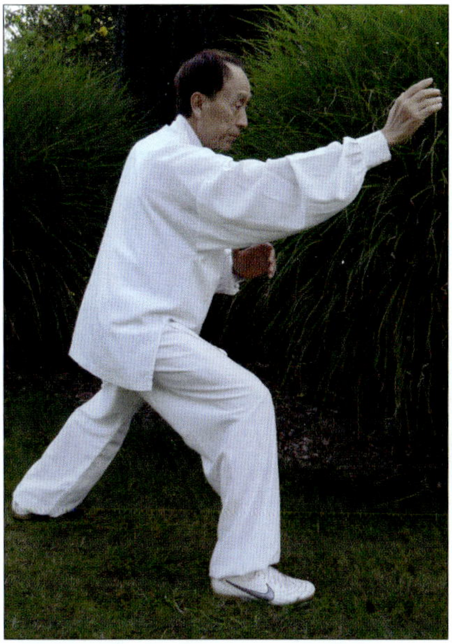

169

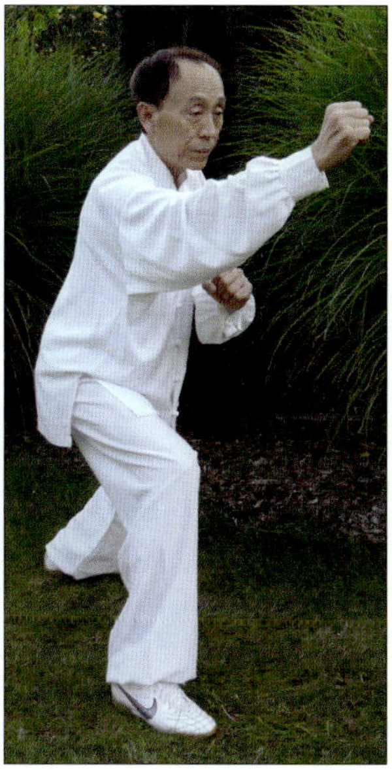

170

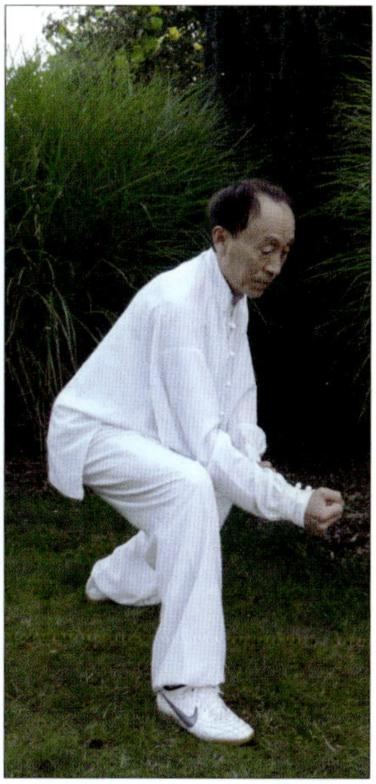

171

8. Spanne den Bogen, um den Tiger zu schießen – Wan Gong She Hu

Bei *Spanne den Bogen, um den Tiger zu schießen* heb hoch, geh einen Schritt voran, schieb den Körper vor und greife seitwärts an. Die linke Faust steigt am Körper hoch und die rechte Faust greift an. Strecke die Lendenwirbelsäule, entspanne die Leisten und stampfe mit dem hinteren Fuß auf. (Abb. 172)

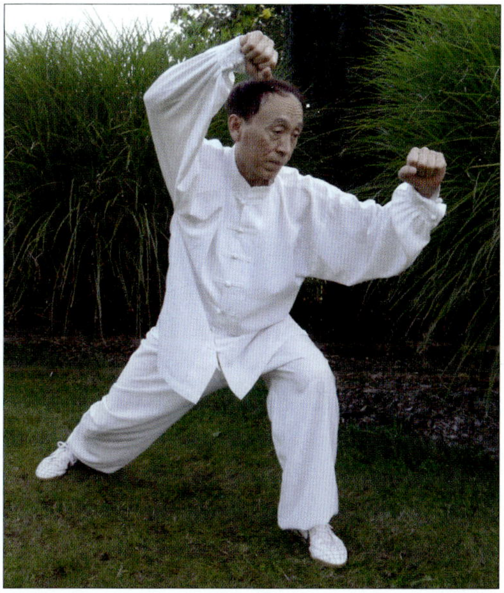

172

Achte Linie

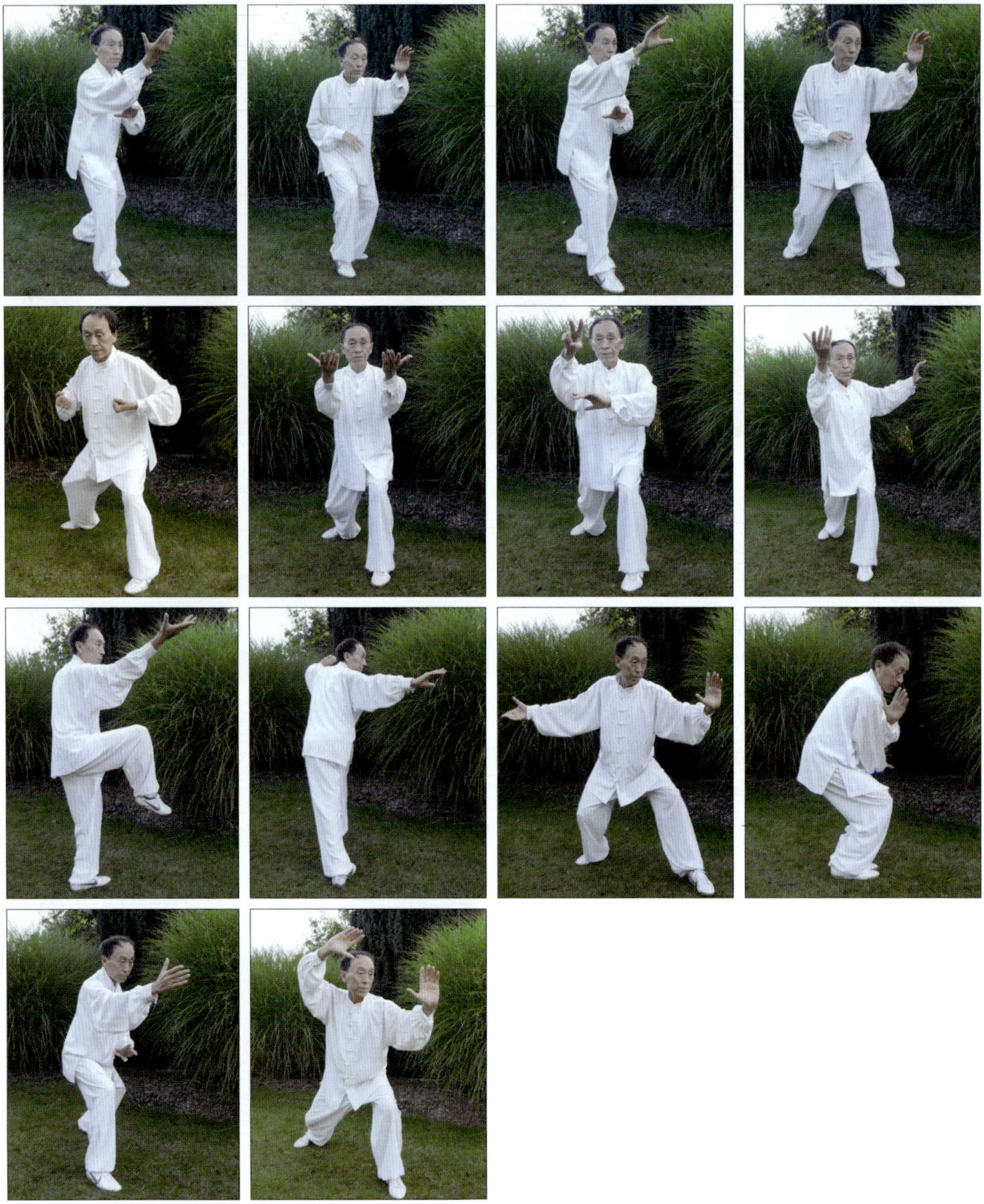

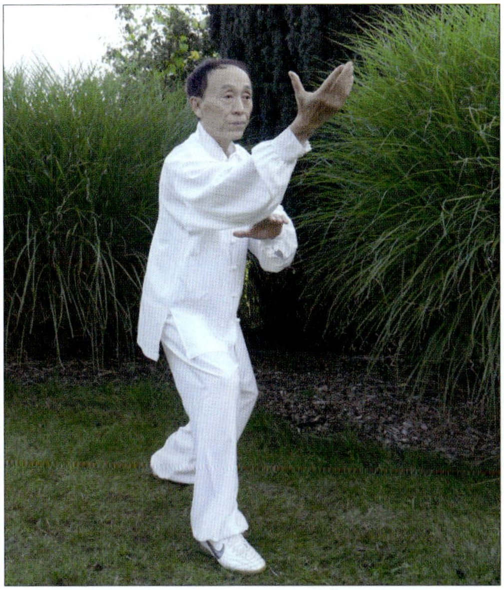

173

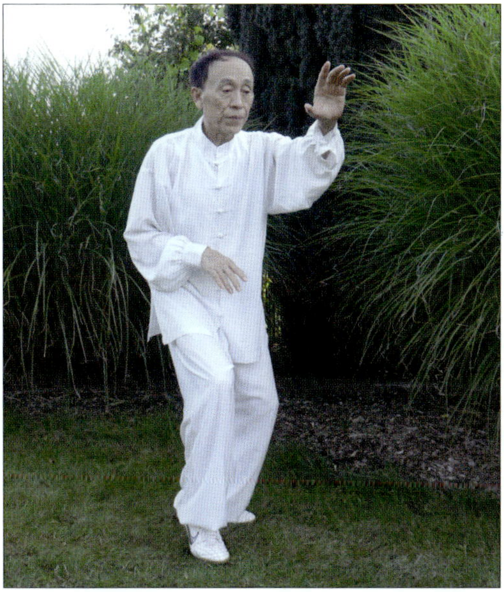

174

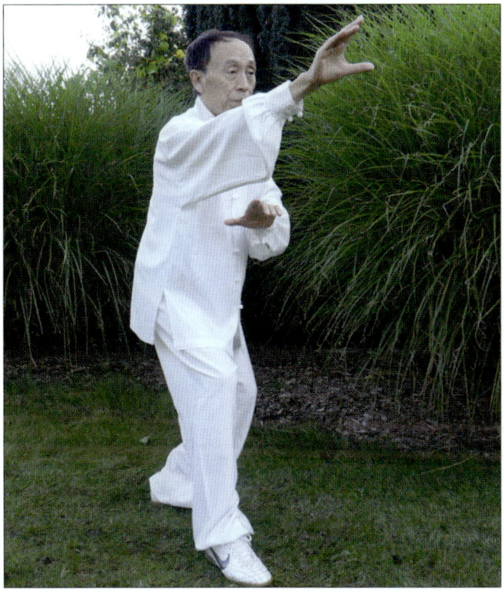

175

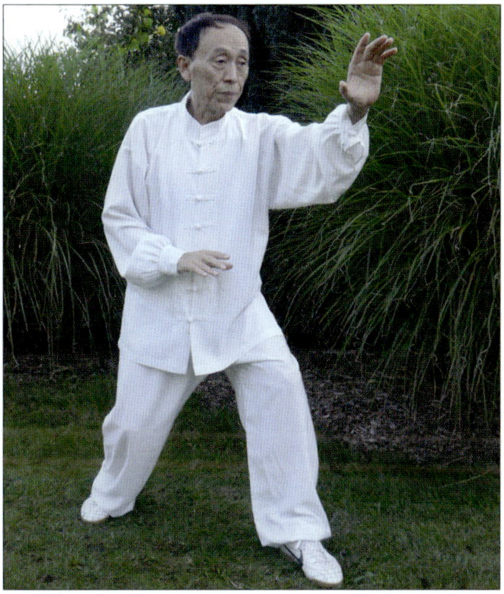

176

1. Die vier Drachen steigen in das Wasser – Si Long Qu Shui

Streck die Hand bei *Die vier Drachen steigen in das Wasser* nach vorne aus. Die rechte und linke durchbohrende Hand stoßen in die Augen des Gegners. Geh vorwärts und rückwärts ohne Vorbehalte. Mache ausgreifende Schritte, durchbohre mit der Hand und weiche dem mittleren Tor aus. (Abb. 173 – 176)

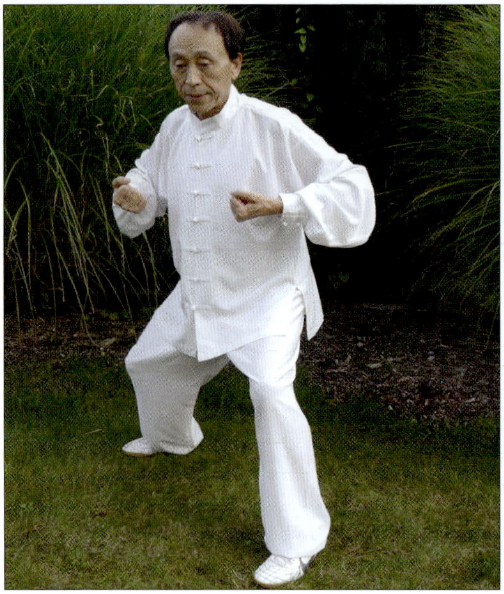

177

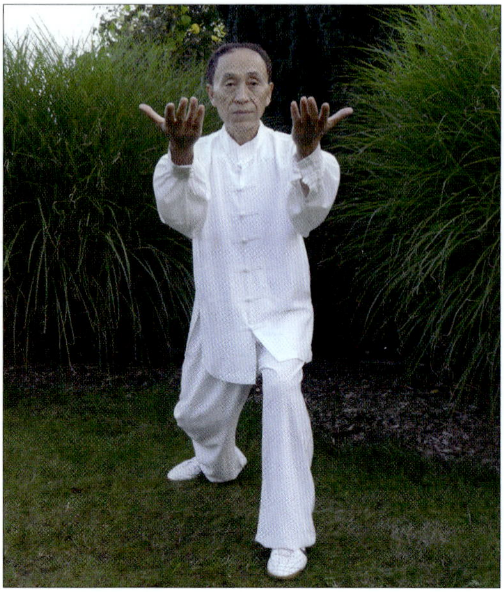

178

2. Umarme den Mond in Brusthöhe – Huai Zhong Bao Yue

Umarme den Mond in Brusthöhe gleicht dem Halten eines Babies. Umschlinge die Arme fest, beuge in den Leisten, begradige die Lendenwirbelsäule und richte dich nach oben auf. Nimm die beiden Fäuste auseinander, um die Brust des Gegners zu schlagen. (Abb. 177)

3. Der Unsterbliche siebt den Reis – Xian Ren Bo Mi

Der Unsterbliche siebt den Reis, um hoch zu heben. Geh einen Schritt nach vorne, schiebe den Körper nach vorne und reihe dich nach vorne ein. Geh zuerst mit dem vorderen Fuß vorwärts und richte kraftvoll die Lendenwirbelsäule auf. Siebe, indem du kräftig die beiden Hände nach oben stößt. (Abb. 178)

4. Die streichende Hand spielt mit den Perlen – Luo Shou Xi Qiu

Die streichende Hand spielt mit den Perlen und stampfe kräftig auf. Ergreife das Handgelenk des Gegners, um ihm in die Augen zu stechen. Hake dich mit dem vorderen Bein hinter das Bein des Gegners ein, stoße nach oben, geh anschließend weiter und greife nach vorne an. (Abb. 179)

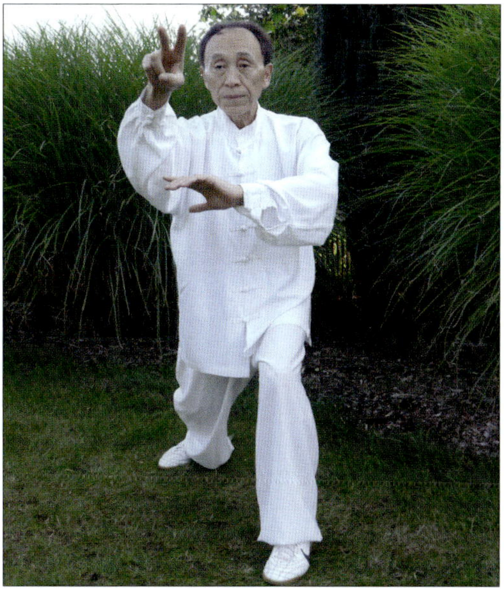

179

5. Zhang Fei steigt auf ein Pferd – Zhang Fei Pian Ma

Zhang Fei steigt auf ein Pferd, um seitwärts zu stampfen. Zieh das Bein heran, hebe das Knie hoch und schlage in die Leiste. Durchbohrende Hand und stecke die Blüte, um den Hals des Gegners zu hacken. Trete zurück und drehe den Körper, um ein Windrad zu werden. (Abb. 180 – 181)

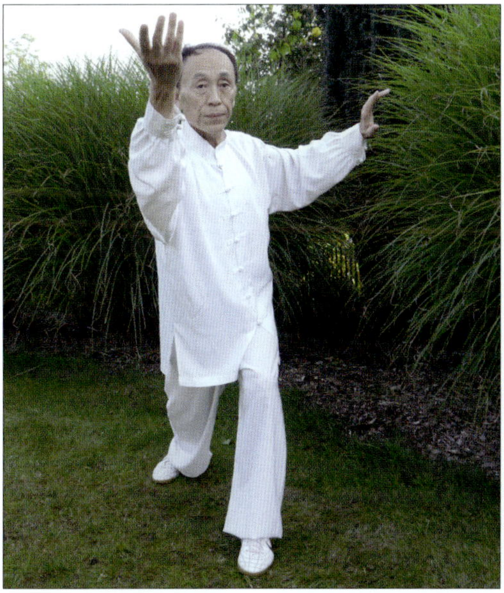

180

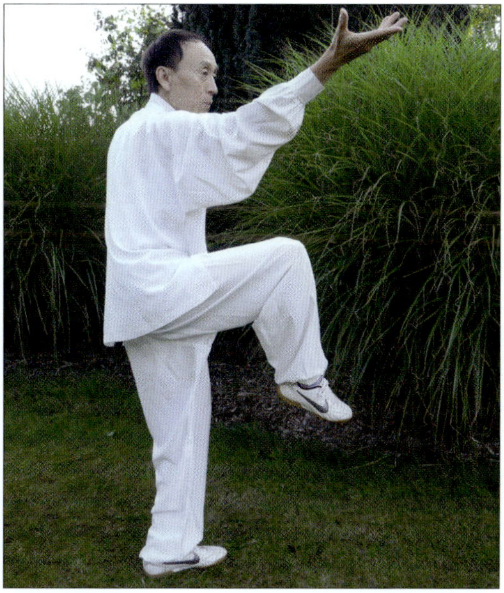

181

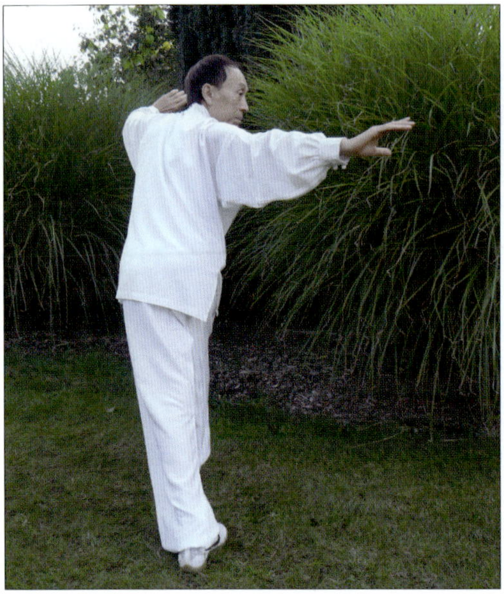

182

6. Teile zwei drehende Türen – Pian Xuan Liang Men

Übe Teile zwei drehende Türen mit Blüte steckender Hand aus. Hacke innen, schneide außen und gehe mit watendem Schritt. Durchbohre, bewege dich, schneide, blockiere, dreh den Körper und gehe. Verdrehe dich, dreh dich herum, gehe und rotiere wie ein Wirbelwind. (Abb. 182)

7. Windrad spaltende Hand – Feng Lun Pi Zhang

Windrad spaltende Hand gleicht einem Rad. Dreh den Körper, zieh die Hand, splitte, heb empor und biege dich. Führe die Schritte zusammen, dringe mit dem Körper vor und geh seitwärts. Öffne den Schritt, um zu stampfen, und heb den Kiefer hoch. (Abb. 183 – 185)

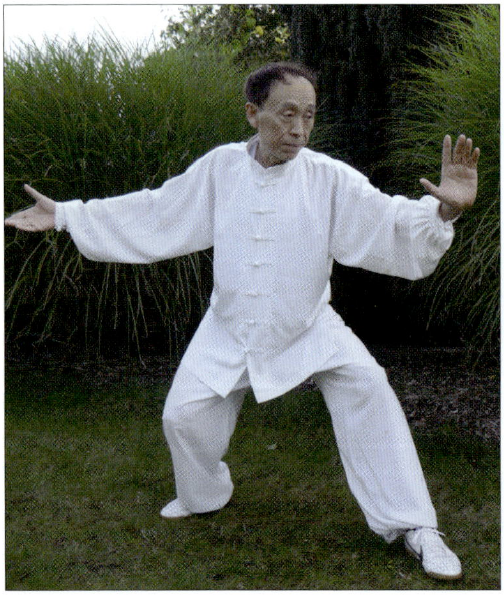

183

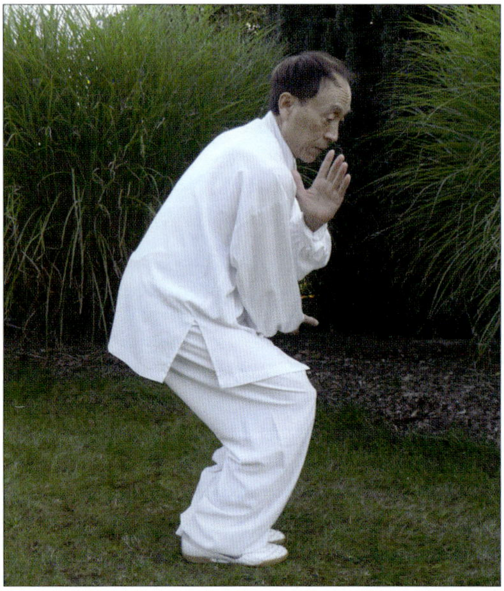

184

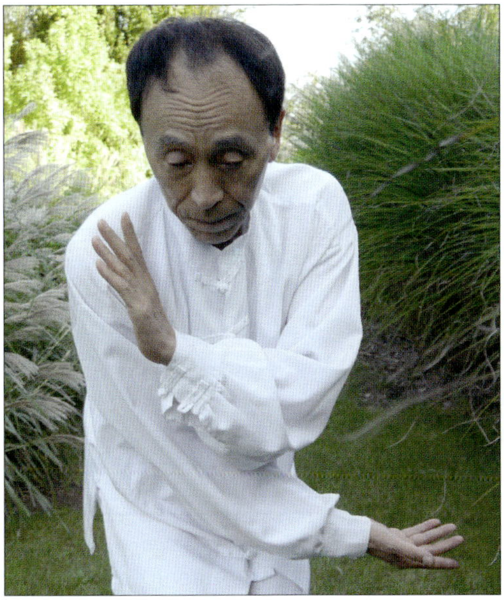

184a

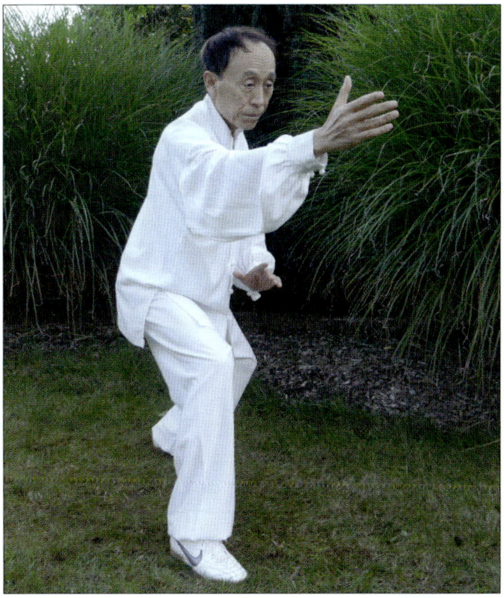

185

8. Die einzelne Gans verlässt die Schar – Gu Yan Chu Qun

Die einzelne Gans verlässt die Schar, geh seitwärts, geh einen Schritt voran, bring die Hand und bring den Körper schnell nach vorne. Vorderer Fuß in Bogenhaltung und der hintere Fuß stampft. Stampfe mit dem Knie und dem Bein. Hake hinter das Bein des Gegners ein, um nach vorne anzugreifen. (Abb. 186)

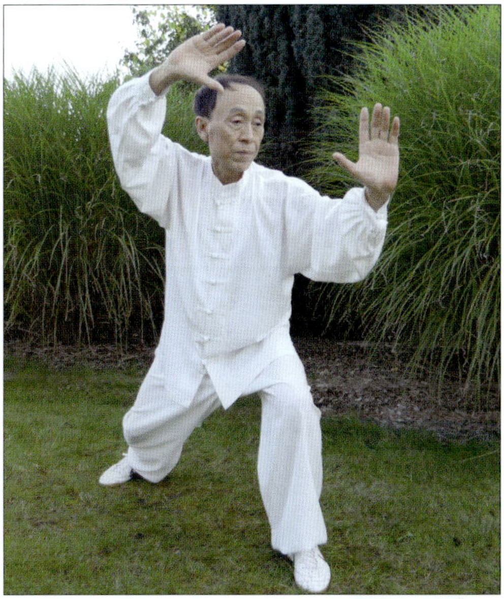

186

Anhang

Die historische Entwicklung des Beijing Gao Familien Ba Gua Zhang

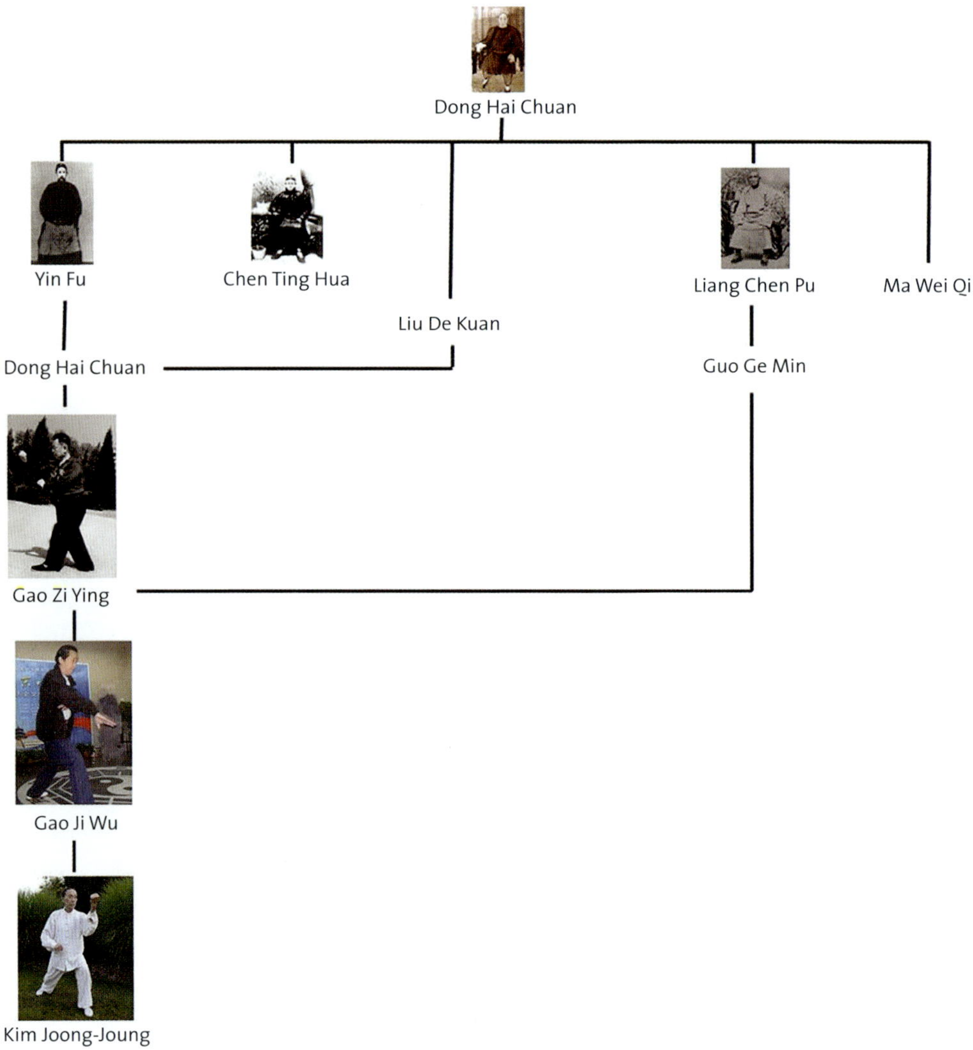

Zertifikat / Fotos

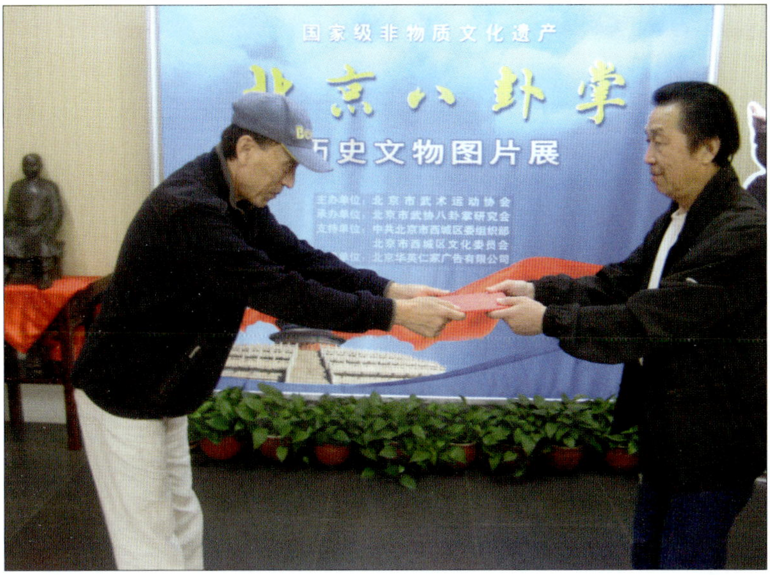
国家级非物质文化遗产
北京八卦掌
史文物图片展

187 Zertifizierung in Beijing Oktober 2013

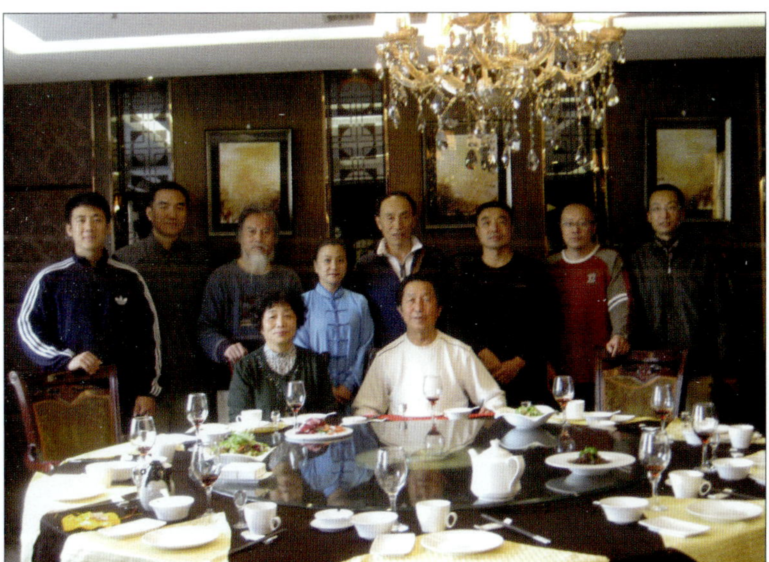

188 Meister mit Familie und Schülern

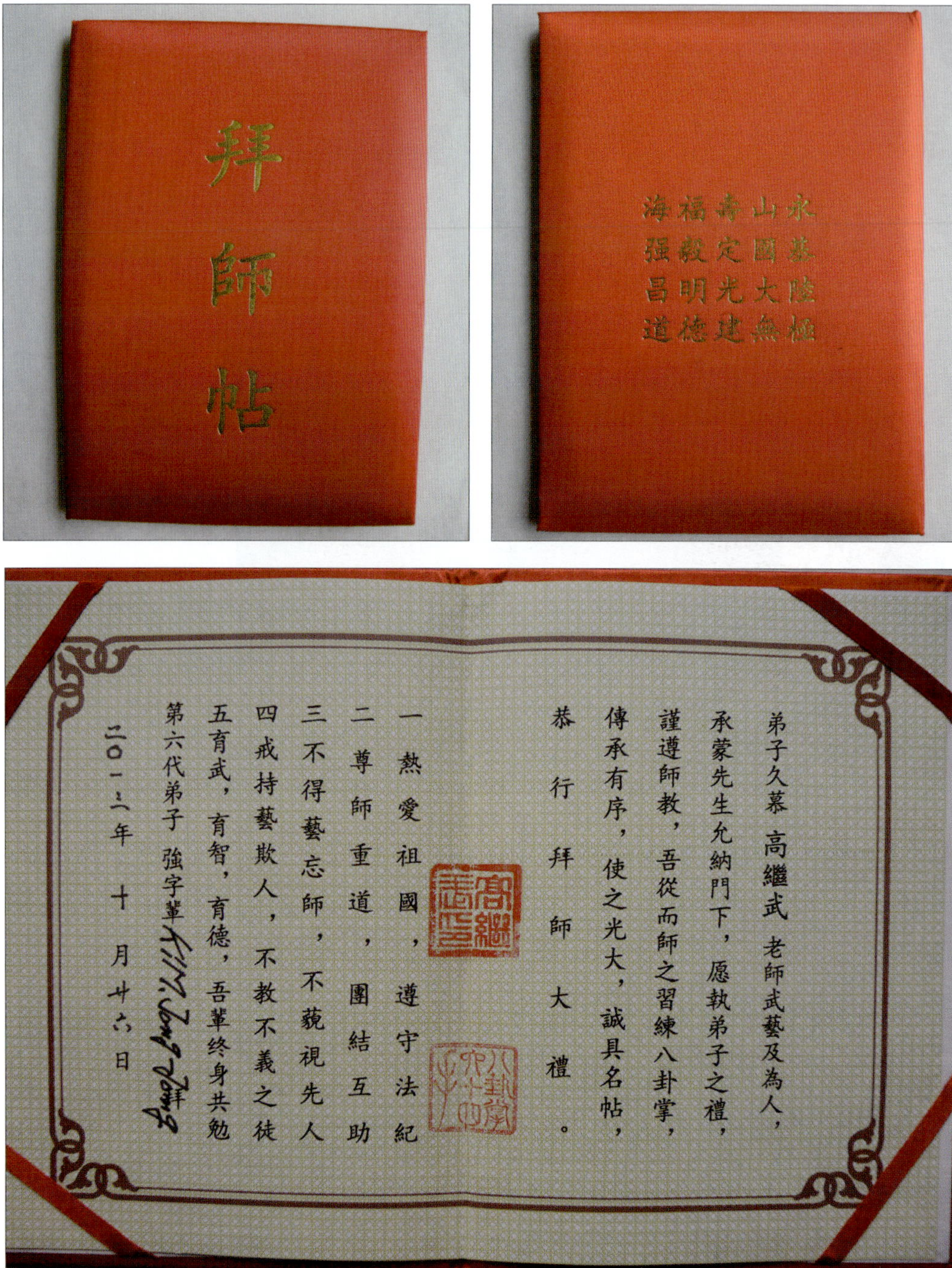

189 Zertifikat für den Meisterschüler,
in dem seine Disziplin für das Lehren vorgegeben wird

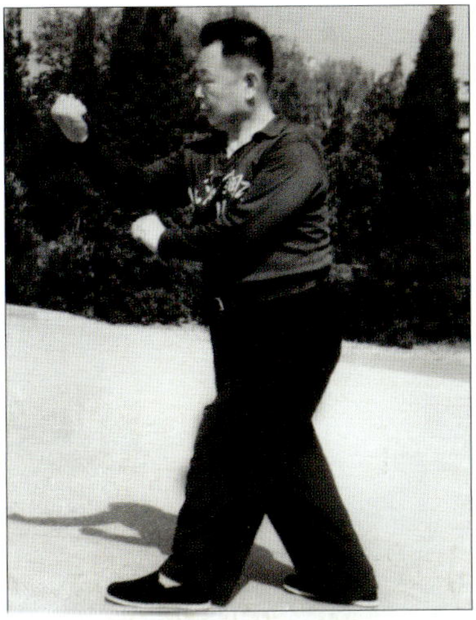
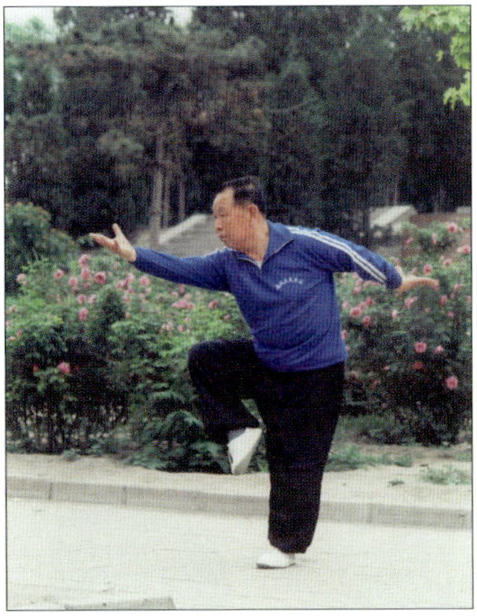
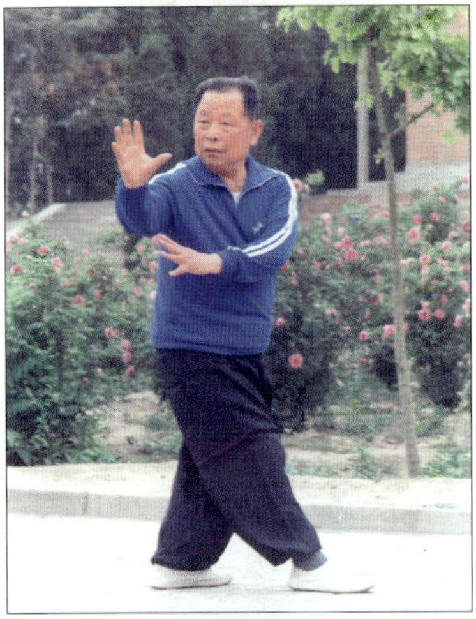
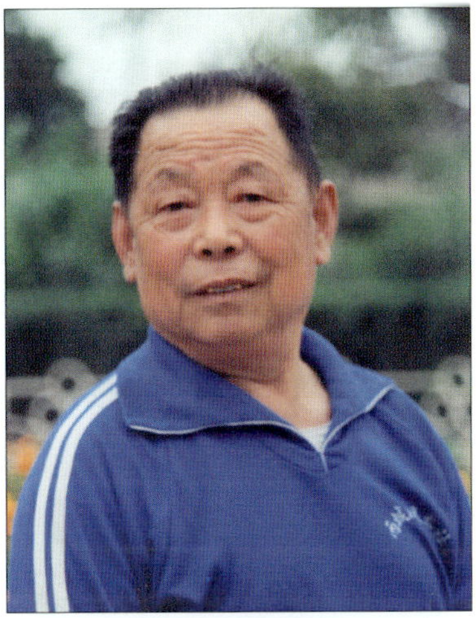
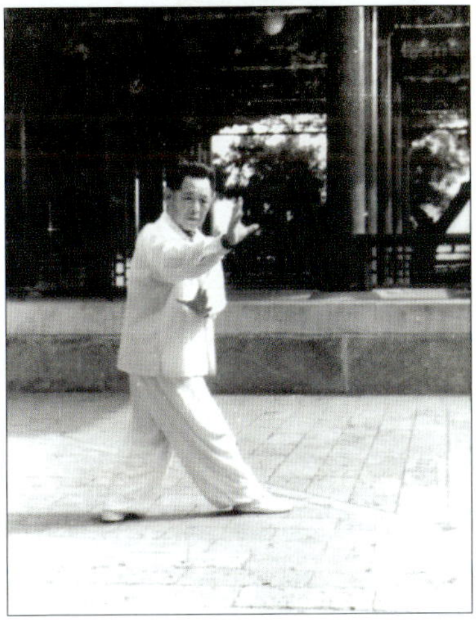
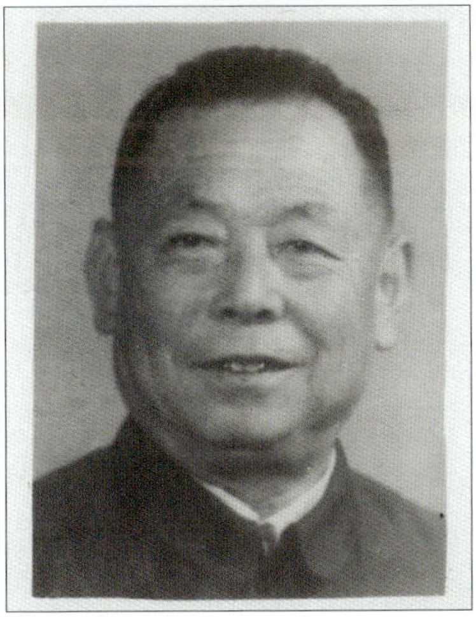

Gao Zi Ying, 1908-1996,
Vater von Gao Ji Wu

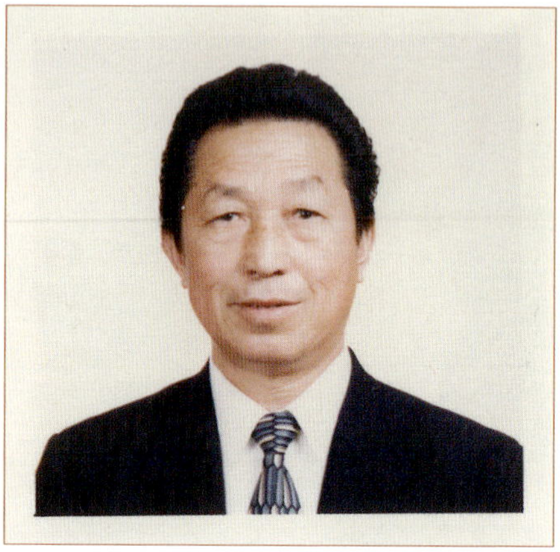

190 Gao Ji Wu, * 1942, derzeitiger Linienhalter, Beijing[30]

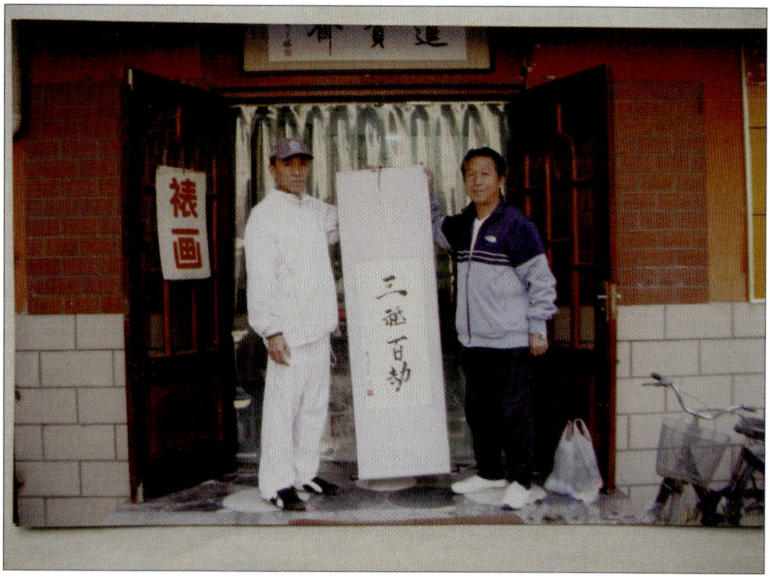

191 Treffen in Beijing 2007

30 Foto von Gao Ji Wu und alle Fotos seines Vaters Gao Zi Ying mit freundlicher Überlassung der Familie Gao

Bedeutung der Kalligraphien in der Reihenfolge ihres Erscheinens:

Qigong Ba Gua Zhang
Daoismus
Yin und Yang
Qi
I Ging

Glossar

Acht festen Positionen	einfachste Form des Kreisgehens mit einfachem Wechsel und acht vorgegebenen Armpositionen
Acht Mutterhände, Acht Hände, Acht Alten Hände	klassische Form im Ba Gua Zhang
Äußere Kampfkunst	Kampfkunst, die eher die Muskeln, Sehnen und Knochen trainiert
Ba	acht
Ba Da Mo Zhang	siehe *Acht Mutterhände*
Ba Gua	acht Trigramme, kreisförmig angeordnet
Cheng Ting Hua	(1848-1900), Schüler von Dong Hai Chuan
Dan Huan Zhang	siehe *Erste Hand*
Dantian	Energiezentren des Körpers
Daoismus	neben dem Buddhismus und dem Konfuzianismus die dritte Philosophie, auf deren Kerngedanken vor allem China seine Weltanschauung stützt
Daodejing	klassischer chinesischer, daoistischer Text
Ding Shi	einfaches Kreisgehen
Dong Hai Chuan	(1797-1882) Begründer des Ba Gua Zhang
Dschuang Dsi	Klassiker der chinesischen, daoistischen Literatur, nach seinem Verfasser benannt, andere Schreibweise Zhuangzi
Du Mai	Hauptmeridian, auf dem Rücken und Kopf mittig verlaufend
Dui	Trigramm mit zwei durchgezogenen Strichen (Yang) unten und einem geteilten (Yin) darüber ☱
Elsterbrücke	Position der Zunge am oberen Gaumen, um den Qi-Fluss des Ren Mai und Du Mai zu verbinden
Erste Hand	erster Handwechsel beim Kreisgehen
Fu Xi	Kaiser, der ca. 3000 v. Chr. lebte, Ideengeber des Trigramms in Anlehnung an Himmel, Mensch, Erde

Gao Ji Wu	geboren 1942, Linienhalter des Gao Familien Ba Gua Zhang, Beijing
Gao Wen Cheng	Großvater von Gao Ji Wu, direkter Schüler von Yin Fu und Liu De Kuan
Gao Zi Ying	Vater von Gao Ji Wu, Schüler seines Vaters Gao Wen Cheng und Guo Ge Min
Gen	Trigramm mit einem durchgezogenen Strich (Yang) ober und zwei geteilten (Yin) darunter ☶
Gua	Trigramm
He Bu	siehe *Kranich-Schritt*
Hexagramm	sechs Linien übereinander, die durch den dargestellten Yin- und Yangzustand sämtliche Lebenssituationen ordnen
I Ging	chinesischer, klassischer Text, auch «Buch der Wandlungen» genannt
Innere Kampfkunst	Kampfkunst, die hauptsächlich auf den Qi-Fluss und die innere Alchemie gerichtet ist
Jin	die Kraft im Kampf
Jing	Essenz des Körpers, Sitz in den Nieren
Kan	Trigramm mit jeweils einem geteilten Strich (Yin) oben und unten und einem durchgezogenen (Yang) in der Mitte ☵
Kranich-Schritt	Schritttechnik, bei dem der Oberschenkel hüfthoch gezogen wird
Kou Bu	hakenförmiger Schritt
Kun	Trigramm mit drei geteilten Strichen (Yin) übereinander ☷
Lao Ba Zhang	siehe *Acht Mutterhände*
Laozi	chinesischer Weiser, Verfasser des *Daodejing*
Li	Trigramm mit einem durchgezogenen Strich (Yang) oben und unten und einem geteilten (Yin) dazwischen ☲
Liang Yi	Phase, die nach Yin und Yang aufteilt, siehe auch *Si Xiang*
Liang Zhen Pu	(gestorben 1900), Schüler von Dong Hai Chuan
Liu De Kuan	Schüler von Dong Hai Chuan, Entwicklung der *64 Hände*

Ma Wei Qi	(1851-1880), Schüler von Dong Hai Chuan
Mingmen	Akupunkturpunkt auf dem Du Mai unterhalb des 2. Lendenwirbels
Meridiane	Energiebahnen, die den Körper durchziehen, den Organen zugeordnet sind und durch die das Qi fließt
Nachgeburtliches Ba Gua	Kreisförmig angeordnete acht Trigramme, die nach dem irdischen Ordnungssystem aufgestellt sind; Li im Süden beginnend
Nei Gong	Übungen, die die inneren Prozesse des Körpers verfeinern; dazu gehören Qigong und alle inneren Kampfkünste
Neun Paläste	Bewegungsübung mit acht im Kreis angeordneten Positionen und einer in der Mitte
Qi	Lebensenergie und –kraft
Qian	Trigramm mit drei durchgezogenen Strichen (Yang) übereinander ☰
Qigong	chinesische Bewegungsformen, die vor allem die Gesundheit fördern und auch Bestandteil der TCM sind
Ren Mai	Hauptmeridian auf der Körpervorderseite, mittig verlaufend
Schlamm-Schritt	Schritttechnik, bei dem der Fuß dicht über dem Boden gleitet
Shen	Geist
Shuang Huan Zhang	siehe *Zweite Hand*
Si Xiang	Status der vier Phasen, Vorstellungen der Daoisten, der Weltentwicklung; aufeinanderfolgende Phasen: Wuji, Taiji, Liang Yi, Si Xiang
Tai Chi Chuan	innere Kampfkunstart
Taiji	Zustand der Welt im gerade ausdifferenzierten Yin-Yang-Kräftezustand, siehe auch *Si Xiang*
Tang Ni Bu	siehe *Schlamm-Schritt*
TCM	Traditionelle Chinesische Medizin
Tiger-Maul	Handhaltung, bei der der Daumen von den übrigen Fingern etwas weiter abgespreizt ist, die Hand ist gerundet

Trigramm	drei Linien übereinander liegend, die durch den dargestellten Yin- und Yangzustand sämtliche Lebenssituationen ordnen
Vorgeburtliches Ba Gua	kreisförmig angeordnete acht Trigramme, die nach dem vorweltlichen Ordnungssystem aufgestellt sind; Qian im Süden beginnend
Wen	König Wen, ca. 1100 v. Chr., er verdoppelte die einfachen Trigramme und ordnete sie in eine andere Reihenfolge von vorgeburtlich zu nachgeburtlich
Wuji	Zustand des Universums, in dem sich noch keine Kräfte manifestieren, siehe auch *Si Xiang*
Wushu	Gesamtheit aller Kampfkünste
Wu Wei	Tun ohne willentliches Tun; sich einfügen in den vom Dao gegebenem Lebenfluss
Xin	Wahrnehmung der Kampfsituation, emotionaler Geist, stößt Yi an
Xing Yi Chuan	innere Kampfkunstart
Xun	Trigramm mit zwei durchgezogenen Strichen (Yang) oben und einem geteilten (Yin) darunter ☴
Yang	ordnender Begriff, Kräftepol, steht u. a. für warm, links, hell, hart, männlich
Yi	Kampfabsicht, angestoßen durch Xin, setzt Qi für die Kampfhandlung in Bewegung
Yin	ordnender Begriff, Kräftepol, steht u. a. für kalt, rechts, dunkel, weich, weiblich
Yin Fu	(1842-1911), erster Schüler Dong Hai Chuans
Yongquan	erster Punkt des Nierenmeridians an der Vertiefung der Fußsohle zwischen den Zehenballen
Zhang	Handfläche
Zhan Zhuang	auch stehende Säule genannt, meditative Übung des Qigong
Zhen	Trigramm mit zwei geteilten Strichen (Yin) oben und einem durchgezogenen (Yang) darunter ☳
Zweite Hand	zweiter Handwechsel beim Kreisgehen
64 Hände	Kampfform, die in gerader Linie gelaufen wird

Bibliographie

Chinesische Primärquellen in deutscher Übersetzung

Der gelbe Kaiser, Das Grundlagenwerk der Traditionellen Chinesischen Medizin, hrsg. von Maoshing Ni, Knaur Verlag, München 2011

Dschuang Dsi, Das wahre Buch vom südlichen Blütenland, übersetzt und erläutert von Richard Wilhelm, Anaconda Verlag, Köln 2007

I Ging, Das Buch der Wandlungen, Originalübersetzung von Richard Wilhelm, Marix Verlag, Wiesbaden 2004

Lü Schi Tschun Tsiu, Frühling und Herbst des Lü Bu We, Das Weisheitsbuch der alten Chinesen, übersetzt und erläutert von Richard Wilhelm, Anaconda Verlag, Köln 2006

Tao Teh King, Laotse, Wegweisung zur Wirklichkeit, hrsg. von K. O. Schmidt, Drei Eichen Verlag, Hammelburg 1996

Sekundärquellen und weiterführende Literatur

Bauer, Wolfgang, Geschichte der chinesischen Philosophie, Verlag C. H. Beck, München 2006

Bisio, Tom, Ba Gua Circle Walking Nei Gong: The Meridian Opening Palms of Ba Gua Zhang, Outskirts Press, USA 2012

Cleary, Thomas (Hrsg.), Die Drei Schätze des Dao, edition steinrich, Berlin 2012

Cooper, J. C., Der Weg des Tao, Otto Wilhelm Barth Verlag, Bern München Wien 1977

Edde, Gérard, Das Tao-Handbuch, Windpferd Verlag, Aitrang 2006

Fiedeler, Frank, Yin und Yang, Heinrich Hugendubel Verlag, Kreuzlingen/München 2003

Frantzis, Bruce, Die Kraft der inneren Kampfkünste und des Chi, Windpferd Verlag, Juli 2010

Geldsetzer, Lutz, Hong, Han-Ding, Grundlagen der chinesischen Philosophie, Reclam, Stuttgart 1998

Heider de Jahnsen, Manuela, Das große Handbuch der Chinesischen Ernährungslehre, Windpferd Verlag, Aitrang 2007

Gao Ji Wu, Bisio, Tom, The Attacking Hands of Ba Gua Zhang, Trip Tych Enterprises LLC, USA 2010

Gao Ji Wu, Bisio, Tom, The Essentials of Ba Gua Zhang, Trip Tych Enterprises, USA 2007

Kang, Gewu, Spring Autumn: The Spring and Autumn of Chinese Martial Arts – 5000 Years, Plum Publishing, 1995

Kaptchuk, Ted J., Das große Buch der chinesischen Medizin, O. W. Barth Verlag, Frankfurt a. M. 2005

Liang, Shou-Yo, Yang, Jwing-Ming, Baguazhang, YMAA Publication Center, Boston 2008

Liu, Qingmei, Qi Gong, Heinrich Hugendubel Verlag, Kreuzlingen/München 2007

Miller, Dan, Pa Kua Chang Journal, Vol.1-7 1990-1997 High View Publications

Mitchell, Damo, Daoist Nei Gong, Singing Dragon, London 2011

Needham, Joseph, Science and Civilisation in China, Volume 2, University Press, Cambridge 1969

Porkert, Manfred, Die chinesische Medizin, Econ Verlag, Düsseldorf 1989

Redl, Franz P., Die Welt der fünf Elemente, Bacopa Verlag, Schiedlberg/Austria 2000

Runjin, Wu, Die Vielfalt des Tai Chi Chuan und seine Verankerung in der Traditionellen Medizin, Bacopa Verlag, Schiedlberg/Austria 2008

Watts, Alan, Der Lauf des Wassers, Insel Verlag, Frankfurt a. M. 2003

Wilhelm, Hellmut, Die Wandlung, Suhrkamp Verlag, Frankfurt a. M. 1985

Yutang, Lin, Die Weisheit des Laotse, Fischer Verlag, Frankfurt a. M. 1996

Zhang, Tina Chunna, Allen, Frank, The Whirling Circles of Ba Gua Zhang, Blue Snakes Books, Berkeley 2007

Über die Autoren

Kim Joong-Joung, 1950 in Korea geboren, begeisterte sich bereits als Junge für die Kampfkünste. Schnell erreichte er den schwarzen Gürtel im Tae Kwon Do und widmete sich alsbald Tai Chi Chuan, Xing Yi Chuan und Ba Gua Zhang.

Als er 1974 nach Deutschland kam, führte ihn sein Weg immer wieder nach China, um dort von verschiedenen namhaften Meistern zu lernen.

Von Meister Chang Shin erhielt er seine Lehrerlaubnis und gab dann in Deutschland sein Wissen an viele Schüler weiter. Zunächst vertiefte er seine Kenntnisse im Tai Chi Chuan und erlernte neben dem Chen- und Yang-Stil weitere. Durch die Unterweisungen Chen Xiao-Sungs intensivierte er seine Kenntnisse im Chen-Stil direkt bei der Chen-Familie, um die originale Form in seiner eigenen Schule vermitteln zu können.

Danach begann eine intensive Phase des Ba Gua Zhang in Beijing. Er traf auf Meister Gao Ji Wu und erweiterte seine Fähigkeiten um das ursprüngliche Beijing Ba Gua Zhang. Nach vielen Jahren Training ist er Meisterschüler von Meister Gao und darf als Einziger in Deutschland in sechster Generation die Linie des bekannten, authentischen Ba-Gua-Zhang-Stils der Familie Gao weitergeben.

Meister Kim unterrichtet seit vielen Jahren in seiner eigenen Schule und gibt Kurse und Workshops in diversen Institutionen im In- und Ausland.

Ulrike Hermanns wurde 1961 in der Nähe von Düsseldorf geboren. Nach der Promotion in Soziologie und Germanistik und Lehraufträgen an der Heinrich-Heine-Universität zu Düsseldorf gründete sie ihr eigenes Unternehmen. Kommunikationsberatung, Coachings und Seminare auch für Dozenten aus dem Ausland lenkten das Interesse unter anderem auf interkulturelles Dasein. Damit war der Weg speziell für die asiatische Philosophie und Kultur bereitet. Der Schritt zu den Kampfkünsten Chinas folgte und so begann eine Passion zum Tai Chi Chuan und Ba Gua Zhang. Sie ist langjährige Schülerin von Meister Kim.

Dank

Bekanntlich liegt am Anfang eines Buches vor den Augen eines jeden Autors zunächst ein leeres Blatt. Die Herausforderung an uns bestand darin, dieses Weiß mit der ungeordneten Flut unserer Ideen und Gedanken zu füllen. Unser Interesse und auch die Freude, Ba Gua Zhang möglichst vielen schriftlich und fotografisch näher zu bringen, wurde im Schaffensprozess immer von Menschen unterstützt, die wir besonders schätzen. Ihr Einfluss hat sich in unserem Buch niedergeschlagen und wir möchten ihnen hier an dieser Stelle besonders danken.

Sung-Ai und Achim, ihr habt uns mit vielschichtigen Anregungen und Hilfen weitergeholfen und habt den Schaffensprozess auch durch euren Einfluss wachsen sehen. Danke, dass ihr immer zur Stelle wart.

Reflektion und Rezeption sind unentbehrliche Dinge für ein Buch. Manuela, wir danken dir sehr herzlich, dass du mit deinem Lesefleiß und Interesse uns immer sehr wertvolle und fundierte Feedbacks gegeben und neue Ideen angeregt hast. Deine detailtreue Wahrnehmung und deine Fragestellungen an uns waren immer eine außergewöhnliche Bereicherung.

Meister Gao Ji Wu danken wir, dass er uns aus seiner privaten Bildersammlung Fotos überlassen hat. Wir freuen uns ganz besonders, die Fotos seines Vaters aus unterschiedlichen Phasen seines Lebens als Meister veröffentlichen zu dürfen.

Henning – was hätten wir ohne dein professionelles Know-how in Sachen Grafik gemacht. Danke, dass du durch deine Kreativität die Leser bereicherst und ihnen unsere niveaulosen Strichmännchen erspart hast.

Zuletzt möchten wir I-Shu Chen danken. Er hat sich viel Zeit genommen, um mit seiner Kunstfertigkeit der Kalligraphie unserem Buch ein wenig chinesisches Flair zu verschaffen.